GANGCHANGWAIKE JIBING SHOUSHU ZHILIAO CELUE

肛肠外科疾病手术治疗策略

主 编 吴作友 潘平东 黄 林 等

河南大学出版社
HENAN UNIVERSITY PRESS
·郑州·

图书在版编目（CIP）数据

肛肠外科疾病手术治疗策略 / 吴作友等主编 .— 郑州 ：河南大学出版社，2019.11
ISBN 978-7-5649-4018-8

Ⅰ .①肛… Ⅱ .①吴… Ⅲ .①肛门疾病 – 外科手术②直肠疾病 – 外科手术 Ⅳ .① R657.1

中国版本图书馆 CIP 数据核字（2019）第 259138 号

责任编辑： 聂会佳
责任校对： 阮林要
封面设计： 卓弘文化

出版发行： 河南大学出版社
地址：郑州市郑东新区商务外环中华大厦 2401 号
邮编：450046
电话：0371–86059750（高等教育与职业教育出版分社）
0371–86059701（营销部）
网址：www.hupress.com

印　　刷： 北京虎彩文化传播有限公司
版　　次： 2019 年 11 月第 1 版
印　　次： 2019 年 11 月第 1 次印刷
开　　本： 880 mm × 1230 mm　1/16
印　　张： 11.25
字　　数： 365 千字
定　　价： 68.00 元

编 委 会

主　编　吴作友　潘平东　黄　林　鲁珏
　　　　　胡春阳　吴东杰　杨建玲

副主编　梁　丽

编　委　（按姓氏笔画排序）

杨建玲　中国人民解放军联勤保障部队第九八〇医院
吴东杰　深圳市龙华区中心医院
吴作友　南京医科大学附属逸夫医院
胡春阳　甘肃中医药大学附属医院
黄　林　深圳市人民医院龙华分院
梁　丽　昆明市中医医院
鲁　珏　广东医科大学附属医院
潘平东　深圳市盐田区人民医院

前 言

临床学科细分并专业化是世界各国医学发展的必然趋势。中国肛肠外科也在经历了外科、普通外科、胃肠外科专科化后，逐渐成为独立的专科。我国在肛肠外科疾病治疗方面有着悠久的历史，尤其是中医中药在此领域曾做出极大贡献，相比之下，肛肠外科的现代外科基础相对薄弱。目前，国内外在这一领域的发展十分迅速，新理论、新技术不断涌现，新的医疗设备及治疗手段逐渐应用于临床，使肛肠病的临床诊断方法和治疗措施发生了翻天覆地的变化，这对工作在临床一线的肛肠科医生提出了更高的要求。

本书从基础出发，首先介绍了肛肠解剖学、肛肠疾病常用检查方法，其次阐述了痔、肛裂、便秘、小肠疾病、炎症性肠病及染性直肠疾病等内容，最后讲述了结梗阻手术、肛门失禁手术腹腔镜技术及应用和肛肠科疾病护理的内容。全书内容丰富、资料翔实、图文并茂，集科学性、先进性、实用性于一体，较全面地反映了肛肠外科手术学的发展水平。

本书的每一章都是学者们在临床医疗实践中潜心研究和总结的结晶，极具临床指导价值，参考了国内外本专业重要参考书以及大量文献，将各种术式和诊治的最新进展融合在本书之中。谨希望本书能对广大医务从业人员提高临床诊治水平起到积极的作用。

在编写过程中，由于编者较多，写作风格不尽一致，知识和经验的局限，本书中难免有疏漏不妥之处，敬请广大读者予以批评指正，以便再版时修订。

编 者

2019 年 11 月

目 录

第一章　肛肠解剖学......1
第一节　结肠的外科解剖......1
第二节　肛管直肠的外科解剖......5
第三节　与肛肠手术有关的毗邻脏器解剖......13
第二章　肛肠疾病常用检查方法......20
第一节　便血......20
第二节　肿痛......22
第三节　流脓......23
第四节　便秘......24
第三章　痔......29
第一节　概述......29
第二节　临床表现......31
第三节　诊断与鉴别诊断......32
第四节　痔非手术治疗......33
第五节　痔手术疗法......36
第四章　肛裂......51
第一节　病因病理......51
第二节　临床表现与诊断......53
第三节　治疗及预后......55
第五章　便秘......59
第一节　慢性顽固性便秘......59
第二节　习惯性便秘......62
第三节　结肠慢传输型便秘......63
第六章　小肠疾病......66
第一节　肠梗阻......66
第二节　小肠憩室病......74
第三节　小肠肿瘤......76
第七章　炎症性肠病......81
第一节　溃疡性结肠炎......81
第二节　克罗恩病......89

第八章　感染性结直肠疾病 105
第一节　感染性结肠炎 105
第二节　结直肠肛管结核 109
第三节　暴发性结肠炎 112
第九章　结肠梗阻手术 115
第一节　梗阻性结肠癌手术 115
第二节　乙状结肠扭转手术 124
第三节　结肠损伤手术 131
第十章　肛门失禁手术 136
第一节　肛门括约肌修补术 136
第二节　直肠阴道隔修补术（会阴缝合术） 139
第三节　肛门后方盆底修补术 141
第四节　肛门括约肌折叠术 144
第五节　肛门括约肌成形术 146
第十一章　腹腔镜技术及应用 151
第一节　小肠镜检查 151
第二节　结肠镜检查 154
第十二章　肛肠科疾病护理 163
第一节　炎症性肠病 163
第二节　肠结核 168
第三节　肠易激综合征 171
第四节　缺血性肠炎 173
参考文献 175

第一章

肛肠解剖学

肛肠外科解剖学对于肛肠外科医生非常重要。专业医生不仅应熟练掌握肛肠的位置、形态、解剖结构、毗邻关系、血管分布、神经支配、淋巴引流及其变异、畸形等情况，还应掌握其解剖特点与疾病发生发展、诊断、治疗的关系。

第一节　结肠的外科解剖

结肠包括盲肠、升结肠、横结肠、降结肠及乙状结肠，成人平均长为1.5m，约为小肠的1/4。结肠的解剖特点有：①结肠带：为肠壁纵肌纤维形成的3条狭窄的纵行带，其中的一条位于横结肠系膜附着处，称系膜带；另一条位于大网膜附着处，称网膜带；二者之间的1条为独立带。结肠带在盲肠、升结肠及横结肠较为清楚，从降结肠至乙状结肠逐渐不甚明显。②结肠袋：由于结肠带比附着的肠管约短30cm，因而结肠壁缩成了许多囊状袋，称为结肠袋。膨胀的结肠在腹部X线平片上的特点是：肠腔内各囊袋之间呈现一些不完整的隔，突向气体的阴影之中，可借此与小肠相鉴别。③肠脂垂：系由肠壁浆膜下的脂肪组织集聚而成，在结肠壁上，尤其是在结肠带附近有肠脂垂，在近端结肠较为扁平，在乙状结肠则多呈带状。肠脂垂的外面为腹膜所包裹，有时内含脂肪量过多，可发生扭转，甚或陷入肠内，引起肠套叠。

1. 结肠的位置、形态及分部

（1）盲肠与阑尾：盲肠是大肠的起始端，上界以结肠瓣为界，下端是1个盲端，平均长6.25cm，宽7.5cm。

盲肠位于右髂窝内，前方和外侧覆有腹膜，前面与大网膜及前腹壁相邻，后面与髂肌和腰大肌相邻，其位置极不恒定，可高至肝下或低至盆腔内，有时因有系膜形成活动性盲肠，也可向内移至腹腔中部或下滑至腹股沟形成腹股沟疝。

盲肠的内后方与回肠末端相结合，此处称为回盲结肠口，在回肠进入盲肠壁的入口处有回盲瓣，回盲瓣由上下两个唇状皱襞组成，上唇略呈水平方向，边缘呈弧状，下缘则稍长而稍圆，上下唇在回盲结肠口两端相连，呈狭细的膜性嵴而移行于盲肠黏膜。Vlin和Cantor等认为，瓣两端与回肠和盲肠的环状括约肌所形成的系膜相连续，这些环形肌进入上下两瓣中使回盲瓣具有括约肌功能，可防止大肠内容物反流进入小肠，也可控制食糜不致过快地进入大肠，使食物在小肠内得以充分消化和吸收。

阑尾是起自盲肠末端内侧面的一细长盲管，平均长度7～9cm，可长至20cm，短至几厘米，直径0.5～1cm。阑尾的位置极不恒定，根据其尾体尖所处的位置而分为：①盲肠后位或结肠后位最多见，占64%。②盆位次多见，为32%。③盲肠下位为2%。④回盲前位为1%。⑤回盲后位为0.5%。⑥其他异常位置为 0.5%。另外，阑尾的位置依盲肠位置的变化而变化。

阑尾为腹膜内位，并被一三角形的腹膜皱襞限制于原位，此即阑尾系膜。

（2）升结肠：升结肠下端与盲肠相续，上缘在肝下与横结肠相连，长 15 ~ 20cm，为腹膜间位；后方借疏松结缔组织与腹后壁相贴。与其相接触的组织器官有髂肌、腰方肌、腹横肌、右肾下极、肝脏面、胆囊、十二指肠等。升结肠发生肿瘤时常可侵及上述肌肉和器官。

（3）横结肠：长 40 ~ 50cm，结肠肝曲位于肝及胆囊下方，为升横结肠交界处，其位置常随肝脏的位置有所变化，但一般较恒定；横结肠与降结肠相连处邻近脾脏，称为结肠脾曲。脾曲的位置一般较肝曲为高。脾肿大时可使之下移，肝脾曲之间的结肠其长度差异较大，后方借横结肠系膜附着于胰腺前方为大网膜所覆着，上方为胃，下方为小肠，活动度较大，有时可降至盆腔，当大网膜与某些器官发生粘连时，常将横结肠拉向该器官，甚至成角。

（4）降结肠：长约 20cm，与升结肠相似，前方和两侧覆有腹膜，后方借助疏松结缔组织与左肾下外侧、腹横肌腱膜起点及腰方肌相接触。自左季肋部及腰部沿左肾外侧缘向下，至左肾下极，略转向内侧至腰肌侧缘，然后在腰肌和腰方肌之间下行至髂骨骨嵴水平而移行为乙状结肠。

（5）乙状结肠：长度差异很大，为 20 ~ 70cm，多呈“乙”字形弯曲，故得此名。短者常较平直，降于盆腔；长者可卷曲数圈后与直肠相续。该段结肠为腹膜内位，系膜多较长，活动度大，有时可发生扭转引起肠梗阻。在行纤维结肠镜检查时尤其应该注意其形态变化，顺其自然弯曲进镜。系膜的后面附着于腹后壁，后面有开口向下的乙状结肠间隐窝。

2. 结肠的血管

（1）结肠的动脉：结肠的血液供应主要来自肠系膜上下动脉。

①肠系膜上动脉：在第 1 腰椎水平、腹腔动脉的稍下方起于腹主动脉前壁，经脾静脉和胰颈的后方下行，至胰勾突的前面，然后穿过胰下缘与十二指肠下部之间进入小肠系膜根，呈稍凸向左侧的弓状。沿系膜根继续向右下，至右髂窝，其末端与回结肠动脉的回肠支吻合。从弓的突侧自上而下依次分出胰十二指肠下动脉、肠动脉中结肠动脉、右结肠动脉和回结肠动脉。

胰十二指肠下动脉：很细小，当肠系膜上动脉出现于胰下缘时自其发出，行至肠系膜上静脉的后方，分为前后两支。

肠动脉：自肠系膜上动脉的左侧缘发出，在肠系膜两层之间行走，有 12 ~ 16 支，分别分布于空、回肠。

上述两支虽然与结肠的血运无关，但在行根治性右半结肠切除、自肠系膜根部结扎动脉时，应注意辨认，勿使之受损，以免造成小肠及胰腺的血运障碍。

中结肠动脉：在胰腺下方自肠系膜上动脉分出，在横结肠缘附近分出左右两支。左支与左结肠动脉分支吻合，分布于横结肠左侧部分；右支与右结肠动脉升支吻合，分布于横结肠右 1/30 中间段横结肠系膜处有一段无血管区，常可在此处穿过进行手术。有 10% 的人有副中结肠动脉，该动脉发自肠系膜上动脉的左侧壁或肠系膜下动脉，偏左侧进入横结肠系膜内，营养横结肠的左半部及结肠脾曲，此外尚有 2% ~ 5% 的人无中结肠动脉，横结肠由左、右结肠动脉的分支供血。

右结肠动脉：起自肠系膜上动脉的中部，中结肠动脉的稍下方（有时可与中结肠动脉合为一干），沿腹后壁腹膜深面横行向右，至升结肠附近分出升降两支，升支与中结肠动脉分支吻合，降支则与回结肠动脉的升支吻合，供给升结肠和肝曲的血液。该动脉起自肠系膜上动脉者仅占 40%，起自中结肠动脉者约占 30%，由回结肠动脉分出者占 12%，另有 18% 的人无右结肠动脉，而由回结肠动脉及中结肠动脉代替供应。

回结肠动脉：是肠系膜上动脉最低的分支，在右结肠动脉的稍下方发出，沿腹后壁腹膜深面斜向右下方，至盲肠附近分为上、下二干，由此二干再发出以下分支。a. 结肠支：多为上、下干的延续，转向上，与右结肠动脉的降支吻合，主要供应升结肠。b. 盲肠支：起自回结肠动脉分支处或上干，分为前后两支，分布于盲肠。c. 回肠支：为下干的延续，向下至回肠末端附近与肠系膜上动脉的终末支吻合。

阑尾动脉多起自回结肠动脉，也可起自回肠支、盲肠前支或后支，一般为 1 条，有时为 2 条。阑尾动脉干沿阑尾系膜的游离缘走向阑尾尖端，其分支经系膜内分布至阑尾。该动脉与周围动脉无吻合，当血运障碍时可致阑尾缺血或坏死。

②肠系膜下动脉：在第 3 腰椎水平处自腹主动脉的前壁发出，沿腹后壁腹膜深面行向左下方，其分支有左结肠动脉、乙状结肠动脉，其终末支移行为直肠上动脉。

左结肠动脉：分出后经左精索内血管、左输尿管和腰大肌的前方，腹后壁腹膜的深面横行向左，至降结肠附近分为升、降两支。升支在左肾前方进入横结肠系膜，与中结肠动脉左支吻合，分布于脾曲、横结肠末端，降支下行与乙状结肠动脉吻合，沿途分支，分布于降结肠和脾曲。

乙状结肠动脉（图 1–1）：发出后紧贴腹后壁在腹膜深面斜向左下方，进入乙状结肠系膜内，亦分为升、降两支。升支与左结肠动脉的降支吻合，降支与直肠上动脉吻合，供给乙状结肠血液。

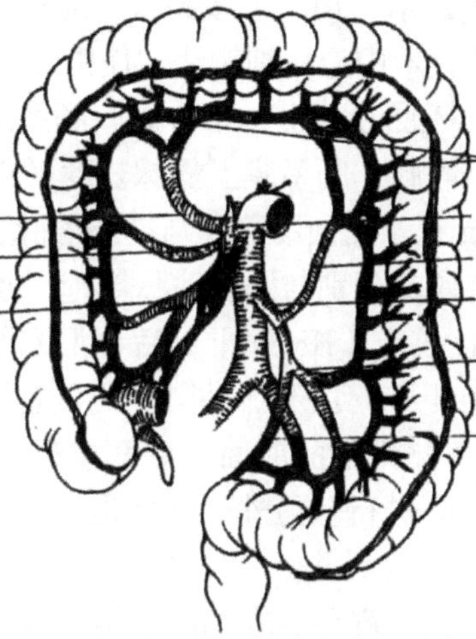

图 1–1　乙状结肠动脉

以上各动脉之间在结肠内缘彼此吻合，形成一动脉弓，此弓即结肠边缘动脉，边缘动脉再发分支，从分支又分出长支和短支，与肠管垂直方向进入肠壁，短支多起自长支，少数起自边缘动脉，供应系膜缘侧的 2/3 肠壁；长支先行于结肠带间的浆膜下，然后穿入肌层，沿途发出多数小支供应系膜缘侧的 2/3 肠壁，另有小支至肠脂垂。其终末支穿过网膜带及独立带附近的肠壁，最终分布至系膜对侧的 1/3 肠壁。长短支之间除在黏膜下层有吻合外，其余部位很少有吻合，因此长支是肠壁的主要营养动脉，手术时不可将肠脂垂牵拉过度以免损伤长支（结肠的边缘血管见图 1–2）。

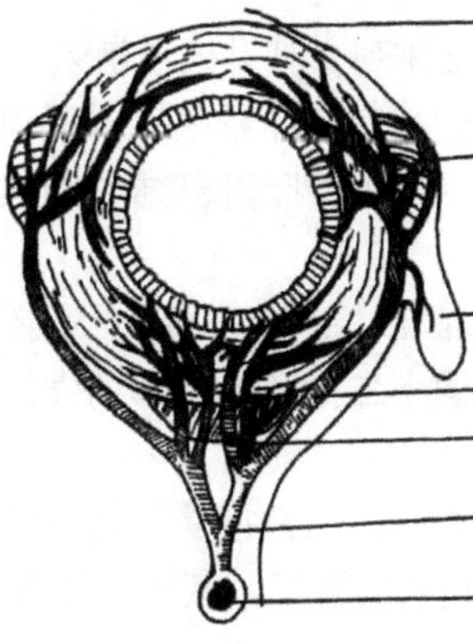

图 1–2　结肠的边缘血管

肠系膜上、下各动脉之间虽有吻合，但有时吻合不佳或有中断，因此边缘动脉尚有薄弱处，临床上中结肠动脉如被损伤，有的可引起部分横结肠坏死。有人认为乙状结肠与直肠间亦存在“临界点”，但也有报道此“临界点并无重要临床意义”。结肠手术时，当某一动脉结扎后，肠壁是否能够保留，应注意肠壁的终末动脉是否有搏动，不可过分相信动脉间的吻合交通。

③肠系膜侧支循环：21 世纪初以来，解剖学逐渐注意到肠系膜血管的侧支循环。1913 年 Drurnond 首先描述全部肠系膜血管与结肠中央吻合支以及不完整的边缘动脉所相通；1933 年 Steward 发现 6% 尸解标本中有结肠中动脉与左结肠动脉直接交通；Lindstvom 通过主动脉造影发现痔上、中动脉之间有重要的吻合支，1964 年 Felsan 命名结肠中动脉和结肠左动脉中间的侧支为弯曲的肠系膜动脉（mesenterlc artery），认为这种动脉起自结肠中动脉，终于肠系膜下动脉主干。Meyeta 推测仅 48% 的人脾曲有吻合支连接。

肠系膜下上动脉间的侧支循环在临床上有重要意义。在行直肠癌扩大根治时，常需根部结扎肠系膜下动脉；如果行前吻合拖出术或肛门重建术，切断过多肠管可能造成结肠拉下困难，依靠这种侧支循环可以保留较长的肠管而不致坏死。因此，术中应仔细辨认勿使侧支循环受损。

（2）结肠的静脉：结肠的静脉回流入肠系膜上、下静脉。肠系膜上静脉在同名动脉的右侧经肠系膜根上行，至胰头后面与脾静脉会合成门静脉。肠系膜上静脉长度平均为 6.5cm，近端宽径平均 1.5cm，中点平均 1.2cm，远端平均 0.8cm。其属支有：①回肠静脉与空肠静脉；②胃网膜右静脉；③中结肠静脉；④右结肠静脉；⑤回结肠静脉。上支各属支分别与同名动脉伴行，回流到相应肠段的静脉网。

胃网膜右静脉常与右结肠静脉汇合成干（Henle 干）后再汇入肠系膜上静脉，从 Henle 干的汇入点到回结肠静脉的汇入点一般称为“外科干”，由于“外科干”具备以下特点：①长度不小于 2cm；②无粗大属支从左侧汇入；③无动脉分支从外科干的前面或后面横过；④与肠系膜上动脉间无重叠现象。因此，行血管结扎或肠静脉吻合常在此处进行。另外，此处是结肠主淋巴结的所在部位，在行根治性右半结肠切除时应注意清除该处的淋巴结。

肠系膜下静脉由直肠上静脉、乙状结肠静脉、左结肠静脉汇合而成，汇流左半结肠与直肠静脉丛的静脉血，从直肠上静脉与最下乙状结肠静脉的汇合点到汇入下腔静脉处长度 4 ~ 22cm，平均 13.2cm，近终端的宽径 0.15 ~ 1.01cm，平均 0.85cm。

3. 结肠的淋巴

（1）壁内淋巴：结肠的固有膜究竟是否有淋巴管尚有争议。目前的看法是：大肠的淋巴管存在于同有膜深层或黏膜肌层附近。Fenoglio 利用光镜和电镜发现，大肠黏膜的淋巴管紧密围绕黏膜肌层上下方及肌层本身，肠壁内淋巴管汇流入结肠上淋巴结。

（2）结肠上淋巴结：离肠壁最近，位于结肠壁的浆膜下，亦有人认为存在肠脂垂内，淋巴结体积很小。

（3）结肠旁淋巴结：收集结肠上淋巴结的淋巴，沿结肠动脉弓及其分支周围排列，是结肠痛转移的第 1 站。

（4）中间结肠淋巴结：沿各结肠动脉分支排列，其淋巴液汇入各主结肠淋巴结。

（5）主结肠淋巴结：分布于各结肠动脉的根部和肠系膜上、下动脉根部，分为回结肠淋巴结、右结肠淋巴结、左结肠淋巴结、乙状结肠淋巴结，各主结肠淋巴结分别收纳该动脉分布区的淋巴管，其输出管分别汇入肠系膜上、下淋巴结。

①肠系膜上淋巴结：位于肠系膜上动脉根部，100 ~ 200 个，接受肠系膜淋巴结、回结肠淋巴结、右结肠淋巴结、中结肠淋巴结的输出管，收纳十二指肠下半部到横结肠脾曲以前的消化管的淋巴，其输出管参与组成肠干。

②肠系膜下淋巴结：位于肠系膜下动脉根部，通常接受左结肠淋巴结、乙状结肠淋巴结和直肠旁淋巴结的输出管，收纳横结肠左半至直肠上段肠管的淋巴，其输出管形成肠干（图 1–3）。

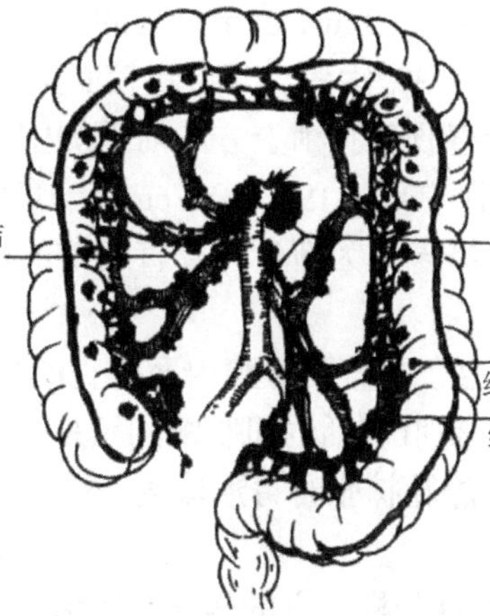

图 1-3　结肠的淋巴回流

（6）肠干：肠系膜上下淋巴结与腹腔淋巴结的淋巴输出管汇合成肠干，汇入乳庭池或腰干。

第二节　肛管直肠的外科解剖

1. 肛管直肠特异性解剖结构　见图 1-4、1-5。

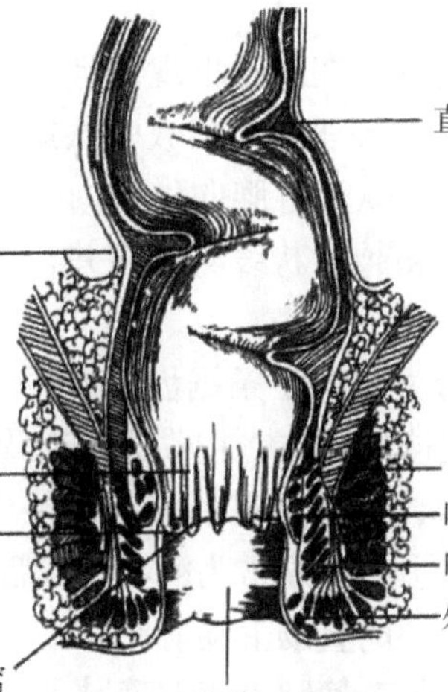

图 1-4　肛管直肠结构及毗邻

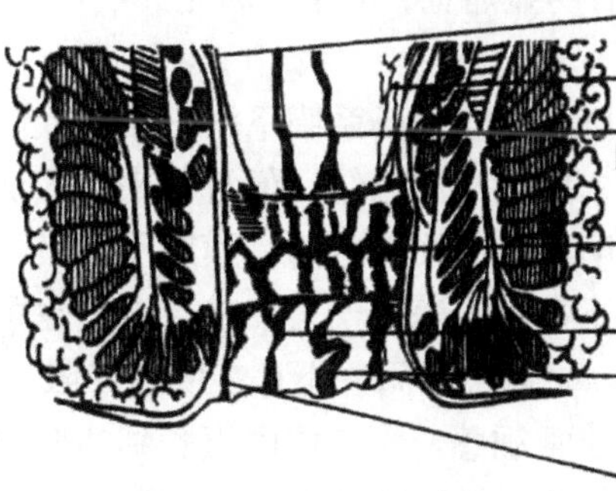

图 1-5　齿状线上下的结构

（1）直肠瓣：乙状结肠移行至直肠逐渐失去结肠的特征，继后直肠腔显著扩大的部分称为直肠壶腹，在壶腹内有 2 ~ 5 条半月形的黏膜皱襞，多为螺旋形半月状，称直肠瓣。因该瓣 1830 年由 Houston 首次提出，故又称 Houston 瓣。直肠瓣由黏膜、环肌和纵肌共同构成，向腔内突入，高 1 ~ 2cm。最上的直肠瓣位于直肠、乙状结肠交界部，距肛门约 11.1cm，位于直肠的左壁或右壁上，偶尔该瓣可环绕肠腔 1 周。中间的 1 个又叫 Kanlrausch 瓣，是 3 个瓣中最大者。其位置较固定，距肛门 8.5 ~ 9.6cm，相当于腹膜反折平面，该瓣内部环肌层较发达，位于直肠壶腹稍上方的前后侧壁；最下 1 个瓣位于中瓣的稍下方，位置最不恒定，一般位于直肠的左侧壁，距肛缘 6.19 ± 0.067cm，当直肠充盈时，该瓣常可消失，而排空时则较显著，直肠检查时，可触及此瓣，易误认为新生物。直肠瓣的功能尚未肯定，可能有使粪块回旋下行和使粪块得到支持的作用。

（2）直肠柱：又称 Morgagni 柱或肛柱。为直肠壶腹内面垂直的黏膜皱襞，有 6 ~ 10 条，长 1 ~ 2cm，宽 0.3 ~ 0.6cm，儿童比较明显。直肠柱是肛门括约肌收缩的结果，当直肠扩张时此柱可消失，各柱的黏膜下有直肠上动脉、静脉的分支，柱内静脉扩张时可形成内痔。直肠柱越向下越显著，尤其在左壁、右后壁和左前壁者最明显。

（3）肛直线：又称 Herrnann 线，为直肠柱上方的连线，距齿状线上方约 1.5cm。

（4）肛瓣：直肠柱下端之间借半月形的黏膜皱襞相连，这些半月形的黏膜皱襞称为肛瓣，有 6 ~ 10 个。肛瓣是比较厚的角化上皮，是原始肛膜的残迹，它没有“瓣”的功能。

（5）肛窦：直肠柱与肛瓣围成的小隐窝称为肛窦，又称 Morgagni 隐窝，为 6 ~ 12 个，此窦开口向上，窦底有肛门腺的开口，深度一般为 0.3 ~ 0.5cm，窦内储存有黏液，有润滑排便的作用。由于窦常存有粪屑杂质，85% 的人有肛窦发炎。肛窦是胚胎发育中直肠套叠的标志，据统计，45% 的人此窦较深大，17% 的人小而浅，7% 的人无此窦。深大者常见于小儿，随着年龄增长，此窦有由下而上逐渐闭锁和消失的趋势。

（6）肛腺：是一独立结构，在胚胎发育早期即已出现，且常在消化道黏膜肌层出现之前即深藏在肌层的原基内，故而又称肛管肌内腺。Kratzer 等认为，多数肛腺集中在肛管后部，两侧较少，前部缺如，因而临床所见肛瘘多位于肛管后部。周良献认为肛腺向外穿内括约肌，最远可达内括约肌与联合纵肌交界处，未发现向更远的方向延伸，肛腺可超越齿状线与肠腺并存。陈庆兰等报道，肛腺主要位于齿状线附近，分布于黏膜下层内，部分超越齿状线。

（7）齿状线：肛管与直肠黏膜相结合处，有 1 条锯齿状的线，叫作齿状线或梳状线。该线是胚胎期原始直肠的内胚叶与原始肛门的外胚叶交接的地方，在临床上有重要意义。

①齿状线是固有肛管和直肠的交界线，线以上直肠覆有复层立方上皮，所发生的肿瘤常为腺瘤或腺癌；线以下肛管覆有复层扁平上皮，所发生的肿瘤常为鳞状上皮癌。

②齿状线以上的动脉来自肠系膜下动脉的直肠上动脉（痔上动脉）和来自髂内动脉的直肠下动脉（痔中动脉）。静脉为痔内静脉丛，汇集成直肠上静脉（痔上静脉），属门静脉系；直肠下静脉（痔中静脉）入髂内静脉。齿状线以下的动脉为来自阴部内动脉的肛门动脉（痔下动脉）。静脉为直肠下静脉丛，经肛门静脉（痔下静脉）注入髂内静脉，最后入下腔静脉。

③齿状线以上的神经是自主神经，没有明显痛觉，故手术时是无痛区；齿状线以下的神经是脊神经，痛觉敏感，手术时是痛区。

④一般认为齿状线以上的淋巴管沿直肠上血管达肠系膜下淋巴结，或向侧方沿直肠下血管注入髂内淋巴结。齿状线以下的淋巴管经大腿根汇入腹股沟淋巴结。但近年来有人认为，齿状线上下的淋巴管亦存在交通。王云祥等的淋巴管注射研究表明：齿状线上方的黏膜层及黏膜下层毛细淋巴管可与齿状线下方的浅深层毛细淋巴管网相交通。从肛管下部注入普鲁士蓝氯仿溶液，也可见毛细淋巴管越过齿状线，与齿状线上方的毛细淋巴管网相通，在上、下两部之间并不存在明显界限。

⑤齿状线是排便反射的诱发区，感觉非常敏感。当粪便由直肠到达肛管后，齿状线区的神经末梢感受器受到刺激，反射性地引起内、外括约肌的舒张和肛提肌收缩，使肛管张开，粪便排出（图 1-6）。

（8）肛乳头：一般把肛管与直肠柱相接区隆起的小圆锥体或三角形的小隆起称为肛乳头。肛乳头的表面被盖的光滑的乳白色或淡红色皮肤，沿齿状线排列，多为 1 ~ 4 个。有肛乳头者约为 28%，多数人无此结构，乳头肥大者多并有隐窝炎。

（9）括约肌间沟：又称 Hihon 白线，距肛缘约 1cm，为内括约肌下缘与外括约肌皮下部的交界处。

Ewing（1954 年）等认为无此线，而三枝纯郎（1965 年）提出此线的存在与人种有关，白种人清楚易认，黄、黑种人则不存在。

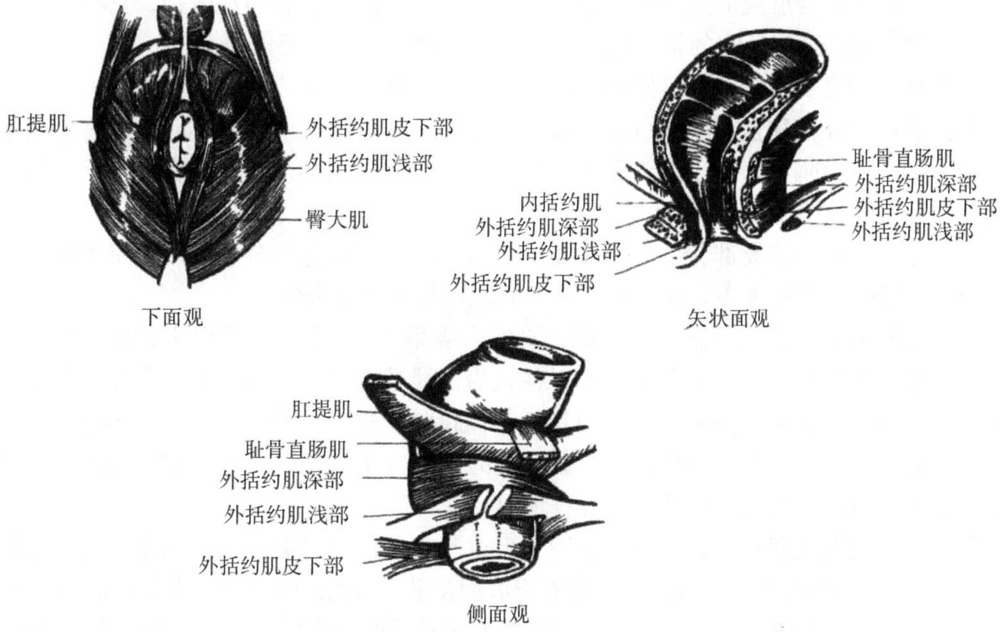

图 1-6 肛门内外括约肌及肛管直肠环

（10）栉膜带：1879 年 Dure 将肛管上皮分为 3 部，皮肤、中间带和栉膜带。中间带是皮肤和黏膜过渡区，皮薄致密，色白光滑，对照上端的肛柱和齿状线似梳带，故被 Strond（1895 年）命名为梳状区，又称栉膜带，Miel 等认为此带是一种痛性的纤维组织环状带，近年来有人认为此带并不存在，而是痉挛的内括约肌下缘。张东铭等报道栉膜带是正常的纤维肌性环，与内括约肌结合较松，高 0.65 ± 0.01cm，厚 0.12 ± 0.002cm，其功能同内括约肌一样重要。

2. 肛门直肠部肌肉　肛门直肠的肌肉对肛门直肠的生理功能有重要作用，研究这些肌肉的解剖结构及功能，对肛肠肿瘤的手术处理，尤其在保肛手术和肛门重建手术时，具有重要意义。这些肌肉可分为 4 群，即肛门内括约肌、肛门外括约肌、肛提肌和联合纵肌。

（1）肛门内括约肌：是直肠环形平滑肌延续到肛管部增厚变宽而成，受自主神经支配，上起肛直环平面，下至括约肌间沟，包绕肛管上部 2/3 部，高 1.72 ± 0.01cm，厚 0.48 ± 0.004cm。下缘距齿状线下 0.79 ± 0.01cm、肛缘上 0.9 ± 0.01cm。肌束呈椭圆形，乳白色，连续重叠排列如覆瓦状。上部纤维斜向内下，中部呈水平，下部稍斜向上。在最肥厚的下端形成 1 条环形游离缘。内括约肌的主要作用是控制排便，在非排便时可长时间维持收缩状态而不疲劳；对维持肛门直肠的静息压起重要作用。当直肠内粪便达到一定量时，通过直肠内的压力感受器和齿状线区的排便感受器，反射性引起内括约肌舒张排出粪便。

（2）肛门外括约肌：分为皮下部、浅部和深部 3 部分。

①皮下部：在肛门缘的皮下。为环形肌束，围绕肛管下端，不附于尾骨，位于肛门内括约肌的外下方，其上缘与内括约肌的下缘相接，肌束呈椭圆形，平均高度为 0.64 ± 0.02cm，平均厚度为 0.95 ± 0.008cm。

②浅部：在皮下部与深部之间，为椭圆形肌束，起于尾骨，分为两束，在肛门内括约肌之外环绕肛管，在肛管前方又合二为一止于会阴体。

③深部：在浅部的上方，也是环形肌，为圆形肌束，与浅部无明显的界限，不附于尾骨。

近年来不少学者认为外括约肌分 3 层者仅占少数（28%），多数人外括约肌浅部和深部不易分清，常合为 1 层。应分为浅、深 2 层，即皮下部为 1 层，浅深两部为 1 层。此 2 层肌肉与耻骨直肠肌共同组成肛门外括约肌的三肌襻系统，对控制排便起重要作用。

（3）耻骨直肠肌：起于两侧耻骨下支背面及其邻近筋膜，向后方绕过阴道或前列腺的外侧，于肛管直肠连接处的后方，左右二肌连合成“U”形，像一吊带将直肠肛管结合部向前上方牵引，形成直肠角，其下缘与外括约肌深面紧密融合。过去，把它列为肛提肌的一部分，近年来认为把它看成外括约肌的一部分更为合适。因为该肌与肛提肌无论在形态、神经支配和功能上皆有明显区别，它将直肠颈、尿道、阴道等环抱在一起，构成这些器官的括约肌，对维持肛门的自控起关键作用。

（4）肛提肌和肛提肌复合体：肛提肌包括髂尾肌和耻尾肌，后者又分为提肌板和肛门悬带两部。

①髂尾肌：起自坐骨棘和盆筋膜腱弓（白线）的后部，其前部肌束在肛尾缝处与对侧相续，后部肌束附着于骶骨下端，正中肌束附着于肛门和尾骨之间。髂尾肌在人类是退化器官，一般较薄弱，甚至完全缺如，或大部分被纤维组织所代替。

②耻尾肌：是肛提肌的重要部分，起自盆筋膜腱弓的前部和耻骨体背面，两侧肌束在肛尾缝交叉，少数纤维不交叉直接附着于尾骨尖。耻尾肌又分为提肌板和肛门悬带两部。

提肌板：分内外两部，其内侧称为提肌脚，脚的内缘呈“U”形，圈成提肌裂隙，并与隙内的直肠颈借裂隙韧带相连，提肌脚的后方有肛尾缝。以往认为该缝是肛提肌的附着点，实际上是左右提肌腱纤维的交叉线，因而两侧肛提肌不是独立的，而是呈“二腹肌”样，可同时收缩。肛尾缝在排便活动中起重要作用。因该缝如同“宽聚带”一样，提肌脚收缩时，它变窄拉长，提肌裂隙扩大，拉紧裂隙韧带，间接地开大了直肠颈内口，使直肠内粪便进入直肠颈。

肛门悬带：提肌板在提肌裂隙的周缘急转而下形成垂直方向的“肌袖”，称为“肛门悬带”，它绕直肠颈和固有肛管，下端穿外括约肌皮下部，附着于肛周皮肤。提肌板收缩时，悬带相应地向外上方退缩、上提并扩大直肠颈和固有肛管；外括约肌皮下部被拉至内括约肌下端的外侧，肛门张开，以利排便。

提肌脚、肛门悬带、提肌裂隙和裂隙韧带等总称为肛提肌复合体，有固定肛管的作用。肛门悬带固定直肠颈于垂直位，而裂隙韧带从水平方向给予支持，当用力排便时，提肌板收缩，裂隙韧带紧张，密闭了提肌裂隙，防止腹内压的增高。但在慢性腹内压增加并超过了上述结构的负荷极限时，将会导致肛尾缝过度伸展，提肌裂隙扩大，提肌板下塌。裂隙韧带松弛以及肛门悬带断裂，肛管因失去了支持而发生脱垂。

（5）联合纵肌：可分为内、中、外 3 层。内层属平滑肌，是直肠纵行平滑肌的直接延续；外层与中间层属横纹肌，分别来自提肌板和外括约肌尖顶襻向下的延续延伸部分，联合纵肌的下端在内括约肌下缘水平移行于中央腱，由此分出三束纤维隔，向内止于肛管皮肤，向外进入坐骨直肠窝。向下穿外括约肌基底襻分散交叉形成皱皮肌，止于肛周皮肤。

联合纵肌的中间层即肛门悬带，内层是直肠纵肌的延续，故排便时二者均有缩短和扩大肛管的作用，由于纵肌的收缩将肛管向外上方牵引，因此粪块下降时有抗脱垂的作用。

3. 肛管结缔组织系统　联合纵肌的主要成分除横纹肌和平滑肌外，还有大量的弹性纤维。在齿状线平面以上是以平滑肌和横纹肌为主，由齿状线向下此两种纤维逐渐减少，至内括约肌下缘平面以下，除少量纤维仍为平滑肌外，绝大部分为结缔组织纤维所代替。肛管各部结缔组织系统以联合纵肌为核心，在其下行过程中，分裂出许多纤维束，沿各个方向穿插于肛管周围组织内。

（1）外括约肌结缔组织：肛提肌以下，联合纵肌纤维立刻分支并穿入耻骨直肠肌与外括约肌内，分割、穿插和缠绕肌纤维形成复杂的结缔组织网。有些纤维密集成板层状，可将外括约肌分割成数层或大的肌束，有些纤维包绕肌的外面形成肌鞘。在结缔组织网孔内，均有一条肌纤维居于其中，肌纤维的肌内衣和肌外衣与网壁交织粘着，在形态功能上形成一个整体，结缔组织网主要由胶原纤维组成，但也含有弹性纤维。网的上部与盆膈下筋膜相连但无纤维穿入肛提肌，这是外括约肌与肛提肌二者之间的重要组织学差异。网的内侧附着于联合纵肌，据统计，由联合纵肌发至外括约肌网的分支数为 6 ~ 16 支，平均 10 支，多半居外括约肌的下半。网的外侧纤维延伸至坐骨直肠窝的脂肪组织内，止于盆膈下筋膜和窝的外侧壁，最下部纤维部分经内、外括约肌下端之间与皮下结缔组织纤维相连。部分穿外括约肌皮下部止于肛周皮肤。

（2）内括约肌结缔组织：联合纵肌内侧分出约 13 支纤维束，经内括约肌上部穿入肌内，将内括约肌分割成若干肌束，形成肌束间隙，由肌束间隙再分出大量弹性纤维呈放射状穿入肌束内，每 1 根肌纤维均与弹性纤维相粘着，换言之，即有收缩力的肌纤维借助于无收缩力的结缔组织附着于联合纵肌。联合纵肌的上部纤维穿经内括约肌进入黏膜下层，而最下部纤维呈“U”形绕内括约肌进入黏膜下端，逆行进入黏膜下层，“U”形束的底部止于肛门肌间隔，其上行束到达齿状线以上便逐渐变薄，至内括约肌上端平面则完全消散。

（3）黏膜下结缔组织：位于肛管黏膜（包括栉膜）与内括约肌之间，包括支持性结缔组织与稳定性结缔组织两种。前者指黏膜下层的固有成分，后者指联合纵肌穿内括约肌进入黏膜下层纤维，在内括约肌的内侧面，形成一层有胶原纤维、弹性纤维与平滑肌纤维相混合的纤维肌性组织，通常为肛门黏膜下肌，亦名肛管肌或 Treitz 肌。

肛门黏膜下肌主要来自联合纵肌穿经内括约肌的结合纤维及其绕内括约肌下端的逆行纤维，也有内括约肌及直肠环肌的迷离纤维参加。是否有黏膜肌层参加意见尚不一致。

肛门黏膜下肌的形状大致可分为 4 种。①棒状型：由内括约肌上部分出较大的纤维束，沿内括约肌内侧下行。②三角形：由内括约肌上部分出时较细，至下端肌束增宽呈三角形。③纺锤形：出内括约肌处较细，中间粗，下部又变细，呈纺锤形。④呈线状下行。上述各型中，棒状型较少见，其他 3 型出现率相同。

肛门黏膜下肌长度平均 14.8cm，宽度平均 1.2mm，均随年龄增长而逐渐增厚，20 岁以后即趋稳定。其分布方式有 4 种：①呈网状缠绕内痔血管，构成痔静脉丛的支架。②绕内括约肌端或穿其最下部肌束与联合纵肌再次连合。③部分来自联合纵肌的纤维穿内括约肌直接附着于齿状线以下的栉膜区皮肤。④终末部纤维沿内、外括约肌内侧下行，附着于肛周皮下，或穿入内括约肌下部肌束间，或穿入外括约肌下部肌束间形成网状，附着于肛周皮肤。

（4）皮下结缔组织：肛周皮肤与外括约肌皮下部之间有联合纵肌的终末部纤维，通常称为肛门皱皮肌。最早“皱皮肌”这一名称由 Ellis（1873 年）提出，1949 年 Wilde 否认此处有平滑肌的存在，经组织学证实，Ellis 所见的苍白色纤维不是平滑肌而是弹性纤维，1955 年 Coligher 提出黏膜下肌的平滑肌纤维向下延伸构成皱皮肌，但未得到组织学的证实。

Stephens 否认肛门皱皮肌的存在，关于肛门皮肤为何会皱缩，他设想是由于肛提肌向上牵拉联合纵肌的终末部分，加上外括约肌皮下部分的张力，二者联合作用的结果。

（5）坐骨直肠窝结缔组织：来自联合纵肌穿经外括约肌的纤维，在窝内形成网状，将脂肪组织分割包同，固定于盆膈下筋膜、骨盆侧壁以及肛周皮肤。

肛门部的结缔组织系统作为肛管的“骨骼”系统对控制排便、固定肛管等发挥重要作用，亦与某些疾病的发生有关。

4. 肛管直肠周围间隙　肛管直肠周围存在数个正常的组织间隙，这些间隙对疾病的发生有重要意义。肛管外科手术时，常需沿这些间隙进行。肛肠肿瘤外科医生熟悉这些组织间隙，对顺利完成手术、减少手术意外及并发症有重要作用。

肛管直肠周围间隙以肛提肌为界，可分为两组，即肛提肌上间隙和肛提肌下间隙。

（1）肛提肌上间隙。

①骨盆直肠间隙：位于上部直肠与骨盆之间的左右两侧，下为肛提肌，上为腹膜，前为膀胱、前列腺或阴道，后为直肠侧韧带，其顶部和内侧是软组织。

②直肠后间隙：又称骶前间隙，位于直肠上部与骶骨前筋膜之间，下为肛提肌，上为腹膜反折。在直肠癌切除分离直肠后方时，一定要在此间隙内进行，切忌与骶前筋膜分离，以免造成骶前静脉破裂，发生骶前静脉大出血。

③直肠膀胱间隙：位于直肠与前列腺、精囊腺、膀胱或阴道之间，上界为腹膜，下界为肛提肌。当直肠前壁发生癌肿时，此间隙发生粘连或受侵，分离时易损伤前列腺、精囊腺甚至后尿道，应特别注意。

④黏膜下间隙：位于肛管黏膜与内括约肌之间，向上与直肠黏膜下层相连，间隙内有黏膜下肌、内痔静脉丛及痔上动脉终末支等与内痔发生有关，感染后可以形成黏膜下脓肿。

（2）肛提肌下间隙。

①坐骨直肠间隙：位于直肠两侧，上为肛提肌，内为肛管壁，外侧为闭孔内肌及其筋膜，间隙内有脂肪组织和痔下血管通过，其容量约 50mL。此间隙与皮下间隙直接交通，还可沿中央腱的纤维隔与中央间隙相通，通过纵肌外侧隔或括约肌间外侧隔或外括约肌浅部肌束间纤维与括约肌间间隙交通。此间隙还可向前延伸至尿生殖膈以上，向后内侧经 Courtney 间隙与对侧的坐骨直肠间隙相通。

②肛管后浅间隙：位于肛尾韧带的浅面。

③肛管前浅间隙：位于会阴体的浅面，与肛管后浅间隙相通。

④肛管后深间隙：即 Courtney 间隙，位于肛尾韧带的深面，与两侧坐骨直肠间隙相通。

⑤肛管前深间隙：位于会阴体的深面，较肛管后深间隙为小，亦与两侧坐骨直肠间隙相通。

⑥皮下间隙：上为外括约肌皮下部，下为肛周皮肤内侧邻肛缘内面，外侧为坐骨直肠窝，间隙内有皱皮肌、外痔静脉丛和脂肪组织。皮下间隙借中央腔的纤维隔向上与中央间隙相通，向内与黏膜下间隙分隔，向外与坐骨直肠间隙直接连续。

⑦中央间隙：联合纵肌与外括约肌基底襻之间为中央间隙，内含中央腱。由此间隙向外通坐骨直肠间隙，向内通黏膜下间隙，向下通皮下间隙，向上通括约肌间间隙，由此进而可达骨盆直肠间隙。

⑧括约肌间间隙：有 4 个，位于联合纵肌的三层之间。最内侧间隙借穿内括约肌的纤维与黏膜下间隙交通，最外侧间隙借外括约肌中间襻内经过的纤维与坐骨直肠间隙交通，内层与中间层之间的间隙向上与骨盆直肠间隙直接交通，外层与中间层之间的间隙向外上方与坐骨直肠间隙的上部交通，所有括约肌间间隙向下均汇总入中央间隙（图 1–7）。

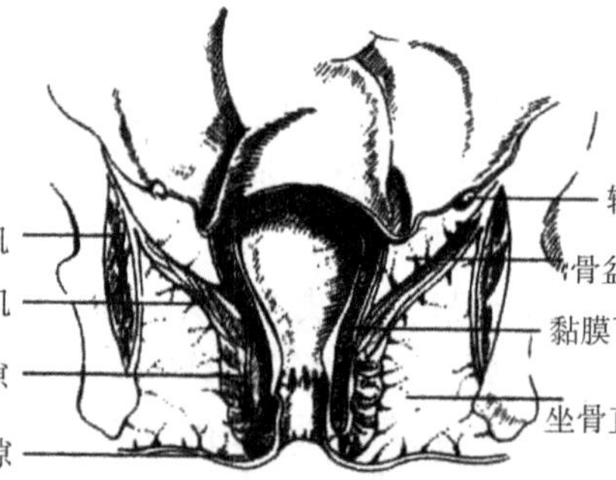

图 1–7　肛管直肠周围间隙

5. 肛管、直肠的血管　肛管直肠的血液供应主要来自肠系膜下动脉、髂内动脉和腹主动脉的直接分支。静脉起自痔上静脉丛和痔下静脉丛，分别汇入门静脉与下腔静脉。

（1）肛管、直肠的动脉：主要有直肠上动脉、直肠下动脉、骶正中动脉和肛门动脉 4 支。

①直肠上动脉（痔上动脉）：是肠系膜下动脉的终末支，在第 3 骶骨水平分为左右两支，沿直肠两侧下降，约在直肠中部，每 1 支动脉支再分数支穿直肠肌层至黏膜下层，在肛柱内下行至齿状线附近，沿途分许多小支，主要供应直肠和齿状线以上的肛管，其毛细血管丛与直肠下动脉、肛门动脉吻合。

②直肠下动脉（痔中动脉）：是髂内动脉的分支，一般比直肠上动脉细小，左右各 1 支，由直肠侧韧带进入直肠下段的前壁，主要供应直肠下部的前面、膀胱底和阴道上部。

③骶中动脉：起自腹主动脉分支部上约 1cm 处的动脉后壁，沿第 4、5 腰椎和骶尾骨前面下行，行于腹主动脉、左髂总静脉、骶前神经、痔上血管和直肠后面，某些终末分支可沿肛提肌的肛尾缝下降至肛管和直肠。

④肛门动脉（痔下动脉）：自髂内动脉的分支阴部内动脉发出，经过坐骨直肠窝时分为数支，主要分布到肛提肌、内括约肌、外括约肌和肛管，也分布至下部直肠（图 1–8）。

（2）肛管直肠的静脉。

①痔上丛（痔内丛）：位于齿状线以上肛管、直肠的黏膜下层内，静脉丛在直肠柱内呈囊状膨大并以横支相连，静脉丛汇合成 5 ~ 6 支集合静脉垂直向上，约行 8cm 的距离，穿出直肠壁形成痔上静脉（直

肠上静脉），经肠系膜下静脉入门静脉。

②痔下丛（痔外丛）：位于齿状线以下的皮下，由肛管内壁静脉、肛周静脉、直肠壁外静脉汇集而成，沿外括约肌外缘连成 1 个边缘静脉干。痔外丛在直肠柱下端与痔内丛吻合，吻合的横支形成静脉环称痔环。下丛的上部入直肠上静脉，下部经直肠下静脉入髂内静脉。肛管皮下的肛管静脉丛，经阴部内静脉汇入髂内静脉（图 1–9）。

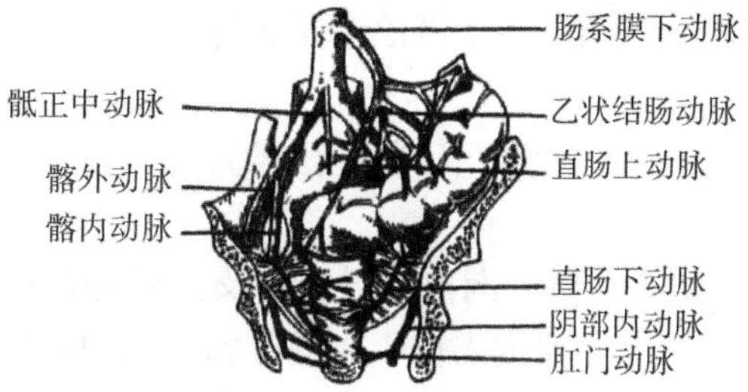

图 1–8　肛管直肠动脉分布

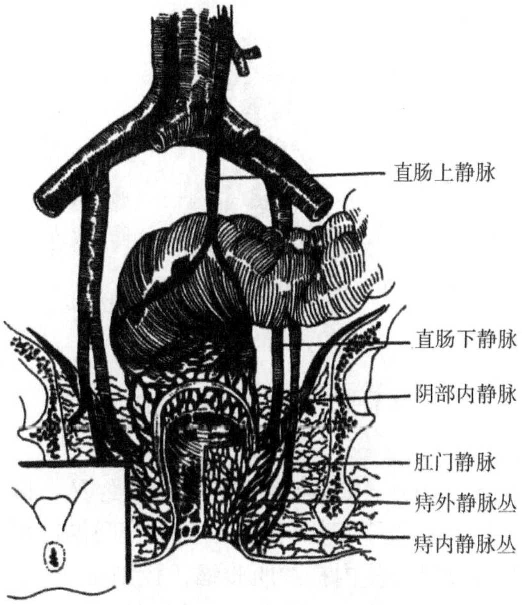

图 1–9　肛管直肠静脉

6. 肛管直肠的淋巴引流

（1）肛管直肠的器官内淋巴管。

①黏膜层：有人认为在直肠黏膜层固有膜的深部，于腺底与黏膜肌之间，存有 1 层毛细淋巴管网，但王云祥等认为此淋巴管网并不存在，临床上原位癌很少有淋巴转移，亦说明黏膜内的淋巴管并不丰富。

②黏膜下层：淋巴较丰富，毛细淋巴管网位于黏膜肌的直下方，注入黏膜下层淋巴结，黏膜下层淋巴管吻合成丛。该丛多位于黏膜下层毛细淋巴管网的深部，由该丛发出的集合淋巴管，穿过肌层走向局部淋巴结，所以癌组织一旦侵及黏膜下层，淋巴转移的概率将大大增加。

③肌层：在直肠的纵肌和环形肌层的肌纤维束之间，可见毛细淋巴管，在纵、环肌层之间的结缔组织内尚存有一层毛细淋巴网。肌层毛细淋巴管发出的淋巴管一部分汇入通过肌层的黏膜下层淋巴管，其余的直接注入器官外局部淋巴结。

④直肠齿状线上、下方淋巴管间的联系：多数研究认为齿状线上、下方的淋巴管可相互交通，在齿状线处并不存在界限。临床观察，齿状线上方近齿状线处发生癌肿时，可出现腹股沟浅淋巴结转移，因此对过去以齿状线划分淋巴引流方向的观点现已受到怀疑。

（2）肛管直肠的淋巴流向。

①肛提肌以上直肠壶腹部的集合淋巴管沿直肠上动脉走行，注入沿该动脉分支处及其分支排列的直肠旁淋巴结，这是直肠最重要的淋巴通路，直肠癌转移也以此部最多。直肠旁淋巴结的输出管汇入直肠上动脉旁淋巴结，后者再汇入肠系膜下淋巴结，有时直肠壁集合淋巴管与直肠上动脉旁淋巴结或肠系膜下淋巴结之间可存在直接通路，这是肿瘤跳跃性转移的原因。

②与肛提肌相邻的肠管的淋巴管沿肛提肌表面走行汇入相应水平的直肠下动脉旁淋巴结，或向前沿盆壁汇入闭孔淋巴结，再汇入髂内淋巴结。关于淋巴管是否穿过肛提肌有不同看法，有人认为可穿过肛提肌，但 Elair Best 等对此持否定态度。

③肛提肌以下、肛管黏膜部的淋巴管沿肛门动脉过坐骨直肠窝，汇入沿阴部内动脉根部的臀下淋巴结，再汇入髂内或髂总淋巴结。

④肛门周围皮肤及肛管皮肤部的淋巴管，向前经过会阴及大腿内侧的皮下组织，汇入腹股沟淋巴结，多数注入腹股沟浅淋巴结下群的内侧部，即进入位于大隐静脉末端内侧的淋巴结，一部分至上群的内侧部，腹股沟浅淋巴结的输出淋巴管多汇入髂外淋巴结，一部分注入腹股沟深淋巴结，少数注入闭孔淋巴结（图 1–10）。

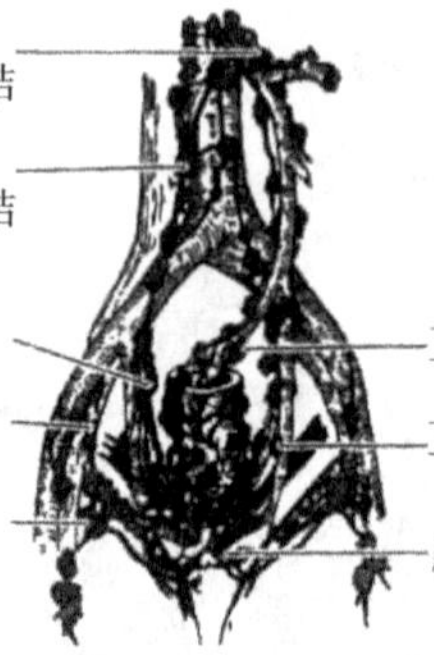

图 1–10　肛管直肠淋巴回流

7. 肛管、直肠神经

（1）直肠神经：直肠由自主神经支配。交感神经来自骶前神经丛，该丛在主动脉分叉下前方，于直肠深筋膜之外分为左右两支，向下与骶部副交感神经会合，于直肠侧韧带两旁组成骨盆神经丛。交感神经兴奋，抑制直肠蠕动，减少腺体分泌，使内括约肌收缩，控制排便。副交感神经来自 S2 ~ 4 神经，兴奋时增强直肠蠕动，使腺体分泌增加，肛门内括约肌松弛，排出气体和粪便。另外，副交感神经中还含有一种对排便反射和意识控制排便的感觉神经纤维，可感知直肠被粪便充满或空气膨胀的胀满和排便的紧迫感。

（2）肛管神经：肛管的神经从性质上可分为内脏神经和躯体神经两类。

肛管和肛周皮肤的交感神经：主要是骶前神经和交感干上的骶部神经以及尾神经节发出的纤维，分布于肛周皮肤内的腺体和血管。交感神经的作用是抑制肠蠕动和收缩内括约肌，故骶前神经被认为是内括约肌的运动神经。

肛管的副交感神经是由直肠壁内肠肛神经丛延续而来，形成联合纵肌神经丛，分布于肛周皮肤。黏膜下神经丛与肛周皮肤的神经丛连接，分布于肛周皮内汗腺、皮脂腺和大汗腺。副交感神经的作用是增加肠蠕动，促进分泌，并开放内括约肌。

躯体神经（脊神经）：肛管的躯体神经有以下来源。①来自阴部神经发出的肛门神经，该神经由 $S_{2\sim4}$ 后支组成，与肛门血管伴行，通过坐骨直肠窝，分布于肛提肌外括约肌以及肛管皮肤部和肛周皮肤。肛门神经是外括约肌的主要运动神经，损伤后会引起肛门失禁。②阴部神经发出的括约肌前支。③会阴神经的肛门支。④由 S_5 与 C_0 合成的肛门尾骨神经。⑤股后神经的长会阴支等。对粪便的控制是通过躯体神经来完成的，但这种控制是有一定限度的。躯体神经与内脏神经之间存在着内在的联系，直肠肛管的生理反射需要两种神经的协同作用完成，任何一种神经遭到破坏均可引起肛门直肠的功能紊乱。

第三节 与肛肠手术有关的毗邻脏器解剖

肛肠肿瘤在发生发展过程中，常累及肛肠邻近的器官或组织，在行手术治疗时，常需对有关脏器进行解剖或切除，不适当的操作也常能造成邻近器官的损伤。因此，了解有关脏器的解剖是必要的。

1. 盆壁与盆底

（1）骨盆的组成：骨盆后壁由骶骨、尾骨组成，两侧壁为左、右髂骨及坐骨，前壁为耻骨及耻骨联合。各骨壁借关节、韧带和软骨连接而成骨盆。

骶骨岬、骶翼前缘、弓状线、耻骨梳、耻骨嵴及耻骨联合上缘共同围成骨盆界线，界线以上为大骨盆，以下为小骨盆。小骨盆的上口即骨盆界线，近似圆形，下口略呈菱形，由耻骨弓、坐骨结节、骶结节韧带和尾骨围成。骨性盆腔为一短而弯向前的骨腔，后壁由骶尾骨、骶尾关节连接而成，侧壁为髂骨、坐骨、骶结节韧带与骶棘韧带。后二韧带与坐骨大、小切迹围成坐骨大、小孔，通向臀部及会阴部的肌腱、神经及血管经二孔出入盆腔。大孔的前方为闭孔，闭孔动、静脉与神经经闭孔管走向股部。前壁为耻骨联合及耻骨。盆腔内容物有脏器及其血管、淋巴及神经。

男女骨盆有一定差异，男性骨盆狭长，髂翼趋于垂直，骶骨长窄、弯曲度大，小骨盆上口呈尖向前的心形，盆腔漏斗形。耻骨下角呈锐角（70° ~ 75° ）。女性骨盆较宽短，骨翼接近水平，骶骨短宽，弯曲度小。小骨盆上口接近圆形，骨盆腔短而宽，呈桶状，耻骨下角呈钝角，为 90° ~ 100° （图 1–11）。

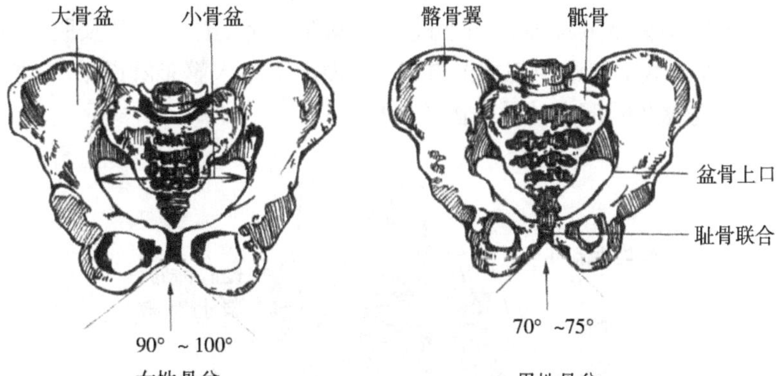

图 1–11 男、女性骨盆

（2）盆壁的肌肉：髂腰肌位于髂窝内。闭孔内肌及其筋膜形成侧壁的前份，其上缘参与形成闭膜管。梨状肌形成后壁，起自骶骨前面，肌纤维分别走向外侧，经坐骨大孔出盆，到达臀部止于股骨大转子尖端。该肌穿经坐骨大孔时，肌的上、下缘各留有空隙，称梨状肌上、下孔，孔内有血管、神经穿过。

（3）盆膈：又称盆底，盆膈肌为肛提肌与尾骨肌。其上、下两面各有一层筋膜，分别称为盆膈上、下筋膜。盆膈是盆腔与会阴的分界，其前份有盆膈裂孔，在男性有尿道通过，女性有尿道及阴道通过。盆膈裂孔的三角区较薄弱，其浅层有筋膜与肌肉加强称尿生殖膈。盆膈有承托盆内脏器的作用，并与排便、分娩功能有关。

肛提肌扁薄，左、右连合成漏斗状，按其纤维起止由前向后排列，可分为耻骨阴道肌（前列腺提肌）、耻骨直肠肌、耻骨肌、髂尾肌四部分。

耻骨阴道肌（男性前列腺提肌）起于耻骨盆面、肛提肌腱弓前份，肌纤维沿尿道和阴道两侧走行，与尿道壁的肌层及阴道壁肌层交织，协助缩小阴道口，男性此肌纤维沿前列腺两侧止于会阴中心腱，支持前列腺尖，又称前列腺提肌。

耻骨直肠肌、耻骨肌、髂尾肌前已叙述。尾骨肌起自坐骨棘，止于尾骨下部两侧，此肌与肛提肌共同封闭骨盆下口。

（4）盆筋膜：可分盆壁、盆脏两层。

①盆壁筋膜：覆盖于骨盆前侧、后壁及闭孔内肌和梨状肌的盆面。向下至盆底与盆膈上筋膜相续，并于耻骨联合后面至坐骨棘间连线的平面增厚形成盆筋膜弓（肛提肌腱弓）。

②盆脏筋膜：是包绕盆腔各脏器周围的结缔组织，其中有通向脏器的血管、神经，形成这些结构的筋膜和韧带，如前列腺筋膜（囊）、直肠筋膜等。盆脏筋膜增厚形成韧带，支持各脏器，如男性的耻骨前列腺韧带、膀胱外侧韧带，女性的耻骨膀胱韧带、子宫主韧带、子宫骶韧带等。盆腔筋膜向下与盆膈上筋膜相移行，男性形成直肠膀胱膈、女性形成直肠阴道隔等。

（5）盆部的血管、淋巴及神经。

①左、右髂总动脉：主动脉腹部于第 4 ~ 5 腰椎间高度的左前方分成左、右髂总动脉，沿腰大肌的内侧斜向外下，至骶髂关节前方分为髂内、外动脉。动脉后方为左、右髂总静脉。因此，左髂总动脉起始部位于左髂总静脉末段的前方，髂总动脉内、外侧及前面均有淋巴结分布，称髂总淋巴结。

②髂外动脉：沿腰大肌内侧下行，穿血管腔隙至股部，其起始部前方有输尿管跨过，其外侧在男性有睾丸动静脉及生殖股神经与之伴行，至其末段前方有输精管越过，在女性有卵巢血管自下向上跨越其起始部，子宫圆韧带斜越其末段的前上方。

髂外动脉分支至腰大肌，近腹股沟韧带处发出腹壁下动脉和旋髂深动脉，后者向外上后贴髂窝走行，分支至髂肌和髂骨。髂外动脉两侧有数个淋巴结，称为髂外淋巴结，其输出管向上汇入髂总淋巴结。

③髂内动脉：沿小骨盆后侧壁，于盆腔筋膜走行，至坐骨大孔上缘分成前后两干，按其分布区域可分为壁支与脏支。a. 壁支：包括闭孔动脉、髂腰动脉、髂外侧动脉和臀上、下动脉。闭孔动脉下方有伴行的同名静脉，其上方有闭孔神经，三者沿盆侧壁进入闭膜管。异常的闭孔动脉可来自髂外动脉或腹壁下动脉，经股环的内侧及腔隙韧带的深面，向下进入闭膜管，壁支营养臀部及股体侧肌群。沿髂内血管两侧排列有髂内淋巴结，收纳盆壁和盆腔脏器的淋巴，其输出管注入髂总淋巴结。b. 脏支：包括子宫动脉，膀胱上、下动脉，直肠下动脉及阴部内动脉（图 1–12）。

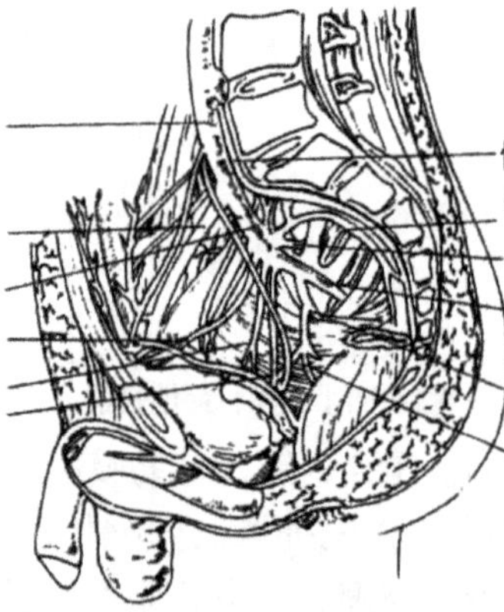

图 1–12 盆腔内动脉

盆内脏器周围的静脉互相吻合成丛，与同名动脉伴行最终汇入髂内静脉。骶正中动脉旁有骶淋巴结，其输出管流入髂总淋巴结。

④盆部神经。a. 骶神经丛：位于盆后壁，紧贴梨状肌前面，其分支出梨状肌上、下孔，分布至臀部、会阴和下肢。b. 骶交感干：由腰交感干延续而来，沿骶骨前下行至尾骨前面，左、右交感干汇合。每条骶交感干上有 3 ~ 4 个神经节，节后纤维参与构成下腹下丛（盆丛）。c. 上腹下丛：义名骶前神经，位于第 5 腰椎及第 1 骶椎上部前面正中的单一结构，上与腹主动脉丛相续，下行平第 3 骶椎分为左、右二丛，称为下腹下丛。d. 下腹下丛：位于直肠两侧，由髂交感神经的节后纤维及骶部副交感的内脏神经共同组成，盆丛发出纤维沿血管分布至盆腔脏器（图 1–13）。

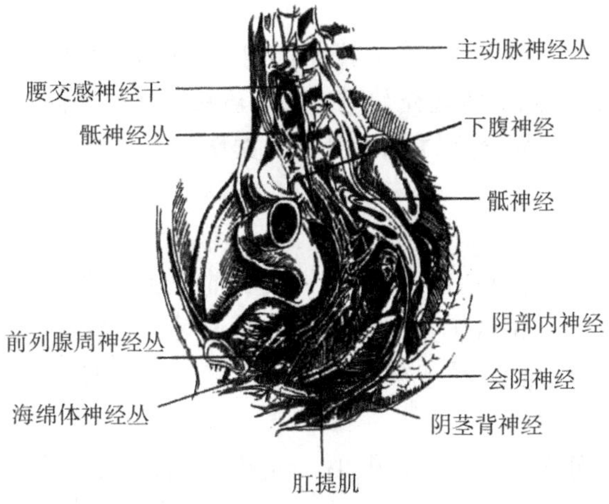

图 1-13　盆腔内脏神经丛

2. 膀胱

（1）膀胱的位置与毗邻：膀胱位于盆腔前部、耻骨联合及左右耻骨支的后方。容量 300 ~ 500mL，空虚时完全位于小骨盆内，充盈时可膨胀并上升至耻骨联合上缘以上。儿童膀胱位置较高。

膀胱与耻骨之间有一间隙，间隙中有静脉丛及疏松结缔组织，膀胱下外侧面邻近肛提肌、闭孔内肌及其筋膜间的疏松结缔组织，称膀胱旁组织。其中有同侧输尿管、输精管壶腹穿行。后方为直肠，其间有直肠膀胱膈。女性膀胱后面为子宫颈及阴道前壁，其间有阴道膀胱膈，膀胱上面与肠襻相邻，女性则与子宫相邻，膀胱空虚时为腹膜后器官，充盈时可成为腹膜间器官。膀胱前壁可高出耻骨联合内缘以上，故膀胱手术的腹膜外入路即经此处。

（2）膀胱内面观：膀胱在空虚时，其黏膜呈现许多皱襞，唯其底部有一三角形的平滑区，称三角。三角的两侧角即为左、右输尿管口，两口之间有输尿管间襞。三角的前下角是尿道内口。膀胱三角是膀胱镜检时的重要标志。

（3）膀胱的血管、淋巴及神经：膀胱上动脉发自脐动脉，向内下方走行，分支至膀胱上部及中部。膀胱下动脉起自髂内动脉，行于闭孔动脉的后下方，继则转向内。分支至膀胱底、精囊腺、前列腺及输尿管盆部下份等处。膀胱的静脉于膀胱及前列腺的两侧，形成膀胱前列腺静脉丛，最后汇集成与动脉同名的静脉流入髂内静脉。

膀胱的淋巴管则沿血管汇入髂内淋巴结，有的流入髂外淋巴结。

膀胱的交感神经来自 $T_{1\sim12}$ 节、$L_{1\sim2}$ 节，经盆丛行走随血管至膀胱，使膀胱平滑肌松弛、尿道内括约肌收缩而储尿。副交感神经来自 $S_{3\sim4}$ 脊神经前支，其纤维随血管至膀胱，使膀胱平滑肌收缩、尿道内括约肌松弛而排尿。

3. 输尿管的走行与毗邻　输尿管是一对细长的管道，呈扁圆柱状，左右各一，长 20 ~ 30cm，起自肾盂，终于膀胱。左右输尿管大致相等，其管径平均为 0.5 ~ 0.7cm。输尿管全长可分为腹部、盆部和壁内部，腹部与盆部以骨盆上口为界。

（1）输尿管腹部：位于腹膜后方，沿腰大肌前面下降。输尿管在男性与精索内血管、在女性与卵巢血管呈锐角交叉，继续下降达小骨盆上口，一般左侧输尿管经左髂总动脉末端的前方，右侧输尿管则经髂外动脉起始部的前方进入盆腔。

（2）输尿管盆部：此段输尿管男性与女性、左侧与右侧均有所不同。在骨盆入口处上方，输尿管居内侧，睾丸（卵巢）动静脉位于外侧。在骨盆入口处，右侧输尿管越过右髂外动脉起始部的前方，左侧输尿管越过左髂总动脉末端的前方。入盆后，输尿管沿盆侧壁经髂内动、静脉，腰骶干、骶髂关节的前方，经闭孔神经、血管的内侧至坐骨棘附近，再向前内行于膀胱组织内，止于膀胱底。

男性输尿管末段经输精管后方与精囊腺之间抵达膀胱底。女性输尿管，自后向内行经子宫颈侧方和阴道穹侧部的上外方，有子宫动脉横越输尿管之上，二者相距很近。子宫切除手术中处理子宫动脉时，注意勿损伤输尿管。

（3）膀胱壁内段：输尿管至膀胱底外上角，则斜向内下穿膀胱壁全层，开口于膀胱三角的输尿管口，此段称输尿管的壁内段，长约 1.5cm。膀胱充盈时，壁内段被挤压，有阻止膀胱内尿液逆流的作用。

输尿管盆部的血液供应，来自膀胱下动脉的分支，女性则来自子宫动脉的分支，这些分支自外侧缘分布至输尿管。

4. 前列腺

（1）位置与毗邻：前列腺按形态可分为一底、一尖、前、后及两侧面。底部连接膀胱颈，尿道于底的前份穿入。尖对尿生殖膈上面，尿道于尖部穿出。前面正对耻骨联合，此处耻骨前列腺韧带将前列腺的纤维囊连至耻骨后面，前列腺后面正对直肠壶腹的前面，其间有直肠膀胱膈，直肠指检可触及前列腺。侧面被两侧的前列腺提肌的纤维包绕。

（2）前列腺分叶：前列腺分 5 叶。前叶，很小，居尿道前方与左、右叶之间。中叶，又称前列腺峡，呈上宽下窄的楔形，居尿道后方，在左、右叶及左、右射精管之间。老年性前列腺肥大，多为中叶增大，突向尿道内口，压迫尿道，引起排尿困难。左、右叶位于尿道侧方，前叶及中叶的外侧，后叶的前方。侧叶肥大亦能从两侧压迫尿道，致尿潴留，后叶位于左、右射精管及中叶的后方。

盆脏筋膜包绕前列腺形成前列腺囊，它与前列腺表面的固有囊之间有一间隙，其内含有丰富的静脉丛，称前列腺静脉丛。系由阴茎背静脉与前列腺静脉汇合而成。前列腺静脉丛与膀胱静脉丛沿膀胱侧韧带走行，注入髂内静脉。

5. 输精管盆段、射精管和精囊腺　输精管盆段始自腹股沟探环，于腹壁下动脉外后方。同时跨过髂外动、静脉入小骨盆。沿其外侧壁至膀胱后面，行于输尿管上方，其终末膨大为输精管壶腹，壶腹的末端细小，向下与精囊腺排泄管汇在射精管，长约 2cm，向前下穿经前列腺中叶与后叶之间，分别开口于精阜的前列腺小囊两侧。

精囊腺为一对迂曲分枝状的腺体，位于前列腺上方输精管壶腹的外侧，膀胱底与直肠之间。直肠指检时，隔着直肠前壁，于前列腺上缘可扪及斜向两侧的精囊腺。

6. 子宫及其附件

（1）位置和毗邻：子宫呈前后略扁的倒置梨形，上宽下窄，分为底、体、峡、颈四部。上端钝圆隆起，两侧输卵管以上的子宫部分为底。下端窄细呈圆柱状为颈，颈又分为阴道上部与阴道部。颈与底之间的最大部为体。体与颈之间的缩窄部为峡部。峡部随妊娠期逐渐扩展，临产时延展显著，形成子宫下段。剖宫产时，常在此段切开取胎。

子宫腔可分为体腔、峡管、颈管三部，体腔呈倒三角形，表面平滑，腔底的两侧角通向两侧输卵管的子宫口，腔的下角移行于峡管，为漏斗状短管，上口名峡管内口或子宫内口，下口名峡管外口，通向颈管即是颈管内口。颈管呈梭状，上口经峡管通子宫腔，下口名颈管外口，即子宫口。处女子宫口呈圆形，经产妇的子宫口则呈不整齐的横裂口。子宫口的前缘称前唇，后缘称后唇。

成年女性的子宫长 7 ~ 8cm，宽 3.5 ~ 4cm，厚 2 ~ 2.5cm，子宫颈长约 2.5cm，子宫峡长 6 ~ 10cm。多次分娩的子宫各径均有增大。

子宫位于膀胱与直肠之间，其位置可随膀胱与直肠的充盈状态而变化。当人体直立时，子宫底伏于膀胱后上部，子宫颈保持在坐骨棘平面以上，子宫口对着骶、尾骨的方向。子宫的正常位置为轻度前倾前屈。前倾即子宫体轴与阴道相交呈开口向前的直角。子宫体与子宫颈之间的弯曲称前屈，约为 170°。子宫前、后面及子宫底均有腹膜遮盖，子宫为腹膜间位器官。

子宫能保持其生理位置，主要依靠肛提肌和子宫诸韧带、尿生殖膈及会阴中心腱等对盆腔脏器的托持功能来维持，这些支持结构受损或松弛时，可以引起子宫脱垂。

子宫的毗邻：子宫的前面为子宫直肠陷凹，隔此窝与膀胱上面相邻。子宫颈阴道上部的前方借疏松结缔组织与膀胱底部相邻。子宫后面为直肠子宫陷凹，宫颈与阴道后穹隔此凹与直肠相邻，阴道穹后部适对凹底，故作直肠肛门指检时，可查知宫颈与宫体下部的情况。宫体两侧有子宫阔韧带附着，内有子宫动、静脉。宫颈两侧，隔侧穹顶的上外方有子宫主韧带。其中距宫颈侧缘约 2cm 是输尿管与子宫动脉的交叉处。临床经阴道输卵管结扎或切除子宫时，应避免损伤输尿管。

（2）子宫的韧带。

①子宫阔韧带：覆盖于子宫前、后面的两层腹膜，从子宫两侧向外移行至盆侧壁，构成子宫阔韧带。此韧带呈四边形，上缘为游离缘，内有输卵管；下缘对盆底，前、后腹膜分别移行至子宫膀胱陷凹与子宫直肠陷凹的两侧，此缘夹层中有子宫动、静脉及输尿管；内侧缘对着子宫体的侧缘，其中有子宫动脉并沿此缘迂曲上行；外侧对盆侧壁。外上角与骨盆漏斗韧带（卵巢悬韧带）相续，其内有卵巢血管、淋巴及神经。内上角为输卵管与子宫角相接处，角的前下方，前叶腹膜深面为子宫圆韧带的起始部。阔韧带的后叶腹膜包绕卵巢，经卵巢悬韧带中的卵巢血管于输卵管下缘入卵巢门，此部分腹膜称卵巢系膜（图1–14）。

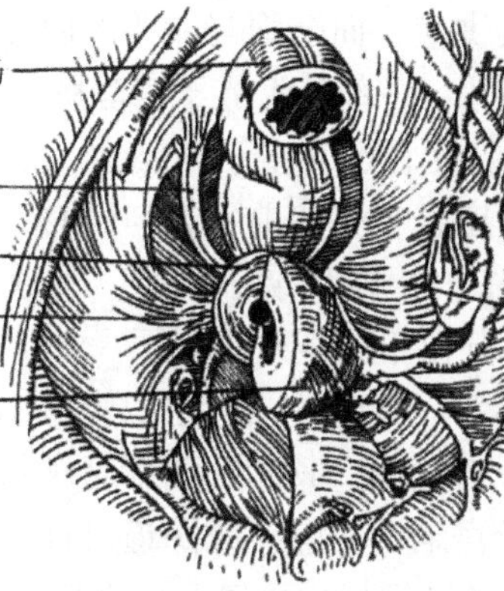

图 1–14　子宫韧带

②子宫主韧带：又称子宫阔韧带基底，由子宫颈两侧和阴道穹侧部的结缔组织束向外侧伸展达盆侧壁，下方与盆膈上筋膜相结合。子宫主韧带是保持子宫颈位于坐骨棘平面以上的主要结构。

③子宫圆韧带：呈圆索状，南平滑肌纤维及结缔组织构成，长 12 ~ 14cm，起自子宫侧角、输卵管子宫段的前下方，位于阔韧带内，沿盆侧壁斜行并转向前方，越过髂外血管上方、腹壁下动脉的外侧，穿腹股沟管出浅环，其纤维分别止于阴阜和大阴唇的浅筋膜。它是维持子宫前倾的主要结构。子宫圆韧带与输卵管之间的阔韧带部分，内有子宫动脉与卵巢动脉的吻合支。

④直肠子宫壁：起自子宫颈上部，向后绕过直肠侧面，即子宫直肠陷凹的两侧，相当阴道穹后顶部、壁的深面即子宫骶韧带。

⑤子宫膀胱襞：自膀胱两侧的后方至子宫颈前面。

（3）子宫的血管、淋巴及神经：子宫动脉自髂内动脉发出，沿盆侧壁向前下内行至阔韧带基底部，在距宫颈侧缘 2cm 处，横越输尿管的前上方，至子宫侧缘迂曲上行，沿途发支进入子宫壁，主干至子宫角处形成终支，即输卵管支和卵巢支。子宫切除术中处理子宫动脉时，应注意邻近的输尿管。卵巢支在阔韧带内与卵巢动脉的分支相吻合。子宫动脉亦分支至圆韧带。子宫动脉与精尿管盆段交叉后即分支至阴道。

子宫静脉组成静脉丛，最后伴同名动脉走行，注入髂内静脉。

子宫底、子宫体上部、输卵管及卵巢的淋巴管随卵巢血管注入髂总淋巴结和左右腰淋巴结。子宫体下部及子宫颈的淋巴，沿盆壁淋巴管注入髂内、外淋巴结。子宫体的一部分淋巴管沿子宫圆韧带注入腹股沟淋巴结。

自主神经的盆丛沿血管壁分布至子宫、子宫颈及阴道上部。

（4）子宫附件。

①卵巢：位于阔韧带近盆侧壁部分的后面，输卵管壶腹的后方。卵巢输卵管端与输卵管伞接近，向后上由卵巢悬韧带（又称骨盆漏斗韧带）连至盆侧壁，子宫端以卵巢固有韧带（卵巢子宫索）与同侧子宫角相连。卵巢门以一横向的卵巢系膜与阔韧带相连。卵巢为腹膜内位器官，自然状态下，子宫附件坠

入直肠旁凹，卵巢位于髂内、外动脉分叉处的卵巢窝中，其前界为脐动脉索，后界为髂内动脉与输尿管。凹底的腹膜外，自上而下有闭孔静脉、动脉与神经。卵巢动脉在骨盆入口处，跨过髂总血管，向前下方循卵巢悬韧带进入阔韧带，分支经卵巢系膜进入卵巢，左、右卵巢动脉各有 2 条伴行静脉，右侧者注入下腔静脉，左侧者注入左肾静脉。

②输卵管：位于子宫阔韧带的上缘，长 8 ~ 12cm，起自子宫角，向外侧延伸，沿卵巢门向上绕行，至卵巢输卵管端向后弯曲。以漏斗和伞覆于卵巢游离缘。

输卵管由内向外分为四部分。a. 子宫部：穿行于子宫角壁内，开口于子宫腔，该口称输卵管子宫口。b. 输卵管峡：此段细直，壁厚，管腔小，输卵管结扎术多在此段施行。c. 输卵管壶腹：此段弯曲管壁薄，管径大。d. 输卵管漏斗：呈漏斗状，其开口称输卵管腹腔口。漏斗周缘有许多花瓣样突起，称输卵管伞，其中最长的一个连至卵巢称卵巢伞。

输卵管子宫部和峡部由子宫动脉分支供应，而壶腹与漏斗部由卵巢动脉分支供应，此二动脉互相间有吻合。输卵管的静脉一部分汇入卵巢静脉，一部分汇入子宫静脉。

7. 阴道的毗邻　阴道是有黏膜层的肌性管道，富于伸展性。上端包绕子宫颈阴道部，下端开口于阴道前庭。平时其前、后壁相互贴近，阴道长轴斜向前下，与子宫长轴相交，形成向前的直角。阴道前壁较短，长约 6cm，后壁较长，约为 7.5cm。上端环绕子宫颈，形成一环形较为宽的阴道穹。阴道盆膈和尿生殖膈，大部分位于盆膈以上，小部分位于尿生殖膈以下。

阴道前壁的上部与膀胱颈部及底部相邻，其间的结缔组织为盆筋膜的一部分，称膀胱阴道膈，内有丰富的静脉丛。阴道前壁的中、下部与尿道相邻，其间的结缔组织特别致密，称尿道阴道膈。阴道后壁的上部（后穹），仅有一层腹膜与直肠子宫陷凹相隔，故阴道触诊可于后穹中触知该陷凹中的情况。阴道后壁中份与直肠壶腹部前壁相贴邻，故经肛门指检可触及子宫口。后壁下份与肛管之间有会阴中心腱。阴道穹侧部的外上方，相当于阔韧带及主韧带的组织——子宫颈旁组织，其内有输尿管及子宫动脉穿行。

8. 尿生殖三角　尿生殖三角区的结构层次，由浅入深依次为：皮肤、皮下组织、会阴浅袋、会阴深袋。

（1）会阴浅袋：由会阴浅筋膜（Colles 筋膜）与尿生殖膈下筋膜围成，或称会阴浅间隙。男性会阴浅袋厚 1.5 ~ 2.0cm。两侧附着于坐骨和耻骨下支，长约 5cm。后缘于会阴浅横肌处，Colles 筋膜与尿生殖膈下筋膜相愈合，长约 6cm，故会阴浅袋的后方是封闭的，与坐骨直肠间隙相隔，而前方是开放的，经阴茎两侧可达腹壁。尿道球部或尿道海绵体部损伤时，外渗的尿液多储存于此间隙，并可循阴囊内膜深部蔓延至会阴部、阴囊、阴茎，再向上可达下腹部的疏松组织中，进而可发生尿性蜂窝织炎、感染和坏死。

会阴浅袋内，在男性有阴茎海绵体脚，附着于坐骨下支和耻骨下支的边缘，两脚在耻骨联合下结合。尿道海绵体后端尿道球，位于左右阴茎海绵体脚的中间，附着于尿生殖膈下筋膜。在会阴手术中，尿道球是重要标志。女性会阴浅袋内容与男性基本相似，有左右阴蒂脚，两脚之间为前庭球，呈蹄铁状，位于阴道口及尿道口两侧，贴近前庭球后内端，有前庭大腺，腺管向前内方斜行，开口于阴道前庭的阴道口两侧。

①肌肉。a. 球海绵体肌：位于肛门前方，包围尿道球，由对称性的左右两部构成。两部间借尿道球中隔相连接。肌纤维可分为浅、中、深三层，均止于阴茎海绵体侧面及背侧的阴茎筋膜。此肌收缩时可压迫尿道海绵球、尿道球、尿道球腺、阴茎海绵体及阴茎背静脉，以助阴茎勃起，并可缩窄及缩短尿道，帮助排尿或射精，因此又称排尿肌及射精肌。女性的球海绵体肌亦名阴道括约肌，成对，起于会阴中心腱，其中一部分肌纤维为肛门外括约肌的直接连续，沿阴道两侧前进。环绕阴道口，覆盖前庭大腺、前庭球及阴蒂海绵体表面，抵止于阴蒂海绵体白膜及其周围的纤维组织，此肌收缩时，可压迫前庭球，使阴道口缩小；其前部的纤维可压迫阴蒂背静脉，引起阴蒂勃起；还有一部分肌纤维围绕尿道口，具有括约尿道口的作用。b. 坐骨海绵体肌：成对，以腱和肌纤维起于坐骨结节内面和坐骨、耻骨支、阴茎海绵体肌脚的附着部，向前内侧走行，最后以腱抵止于阴茎海绵体下面及外侧面的白膜，并有一部分腱束达阴茎海绵体背面及两侧面互相交织。此肌收缩时可压迫阴茎海绵体，协助阴茎勃起，故又名阴茎勃起

肌。女性此肌比较小，又名阴蒂勃起肌，起于坐骨下支及坐骨结节内面，覆盖阴蒂脚的表面，止于阴蒂脚的侧面和下面。收缩时可压迫阴蒂脚，阻止阴蒂内静脉血的回流，引起阴蒂勃起。c. 会阴浅横肌：成对，有时一侧或双侧缺如。位于会阴皮下，起于坐骨结节，向内横行止于会阴中心腱。此肌发育与外括约肌关系密切，有时是外括约肌的直接连续。有部分纤维可越过正中线与对侧的会阴浅横肌、球海绵体肌相连续。会阴浅横肌构成会阴浅袋的后界，是分隔肛门、直肠和阴道（或前列腺）的标志，两侧共同收缩时，可固定会阴中心腱。女性该肌的起止、位置及功能与男子类似，但缺少者较男性为多。

②血管。动脉为来自阴部内动脉的分支——会阴动脉，该动脉穿入会阴浅袋后，立即分成会阴横动脉及阴囊后动脉，分布于球海绵体肌、坐骨海绵体肌、会阴浅横肌以及阴囊的皮肤和内膜。静脉与同名动脉伴行，最后合成阴部内静脉。

③神经。为阴部神经的分支——会阴神经和阴囊后神经。前者分布于会阴浅横肌、球海绵体肌，穿入会阴深袋支配会阴深横肌、尿道膜部括约肌，并有分支支配肛门外括约肌及肛提肌。

（2）会阴深袋：是尿生殖膈上下筋膜间的一密闭的筋膜袋，又名会阴深间隙或三角韧带。深袋厚约0.5cm，侧缘附着于坐骨及耻骨下支的内侧面，长约5cm，后缘长约7cm。尿生殖膈上下筋膜在此处愈合，形成紧张于两侧坐骨结节之间的会阴横膈，作为肛门三角与尿生殖三角的界限。前缘由尿生殖膈上下筋膜融合形成小而坚同的骨盆横韧带，它与耻骨弓状韧带之间有裂隙，通过阴茎背静脉或阴蒂背静脉。由于深袋各缘是封闭的，故该区发生炎症时，脓液即局限于间隙内。会阴深袋内有男性尿道膜部穿过，在尿道膜部后外侧有1对尿道球腺。

女性由于耻骨弓较宽，并有阴道尿道通过，因而改变了三角韧带的构造。除阴道前方三角韧带比较坚强外，一般较薄弱。有人认为女性三角韧带的后缘不是游离的，而是向后方延伸环绕肛管与外括约肌浅层连续，止于尾骨。所以，三角韧带在女性与其说是三角形不如说是四边形。由于女性尿生殖三角区的肌肉和筋膜均较薄弱，骨盆出口的宽度和长度较大，故女性易发生直肠膨出、膀胱疝和脱垂。

①肌肉。a. 会阴深横肌：成对，居会阴浅横肌的深部。起自耻骨支外侧面，肌纤维向内行与对侧来的同名肌在中线交织，附着于会阴中心腱，收缩时可加强会阴中心腱的稳定性。女性会阴深横肌较薄弱，个体差异显著。b. 尿道膜部括约肌：又叫尿道外括约肌。肌纤维环绕尿道膜部，可分浅、深两层。此肌属随意肌，通常处于收缩状态，具有括约尿道膜部及压迫尿道球腺的作用。女性此肌称尿道阴道括约肌，分浅、深两部。浅部沿尿道和阴道两侧后行进，其中有一部分经阴道与尿道之间，两侧互相交织，绕于尿道和阴道周围，最后止于会阴中心腱。深部环绕尿道下端周同。部分纤维沿阴道侧壁下降，并与会阴深横肌交织。尿道阴道括约肌的作用是括约尿道及阴道，并可压迫前庭大腺。

②血管。阴部内动脉分出会阴动脉后，终末支穿入会阴深袋内为阴茎动脉，分布于阴茎海绵体及尿道海绵体。静脉与同名动脉伴行，汇入阴部内静脉。

③神经。会阴深袋内有阴茎背神经，沿坐骨下支、耻骨下支向前行，穿尿生殖膈下筋膜及阴茎悬韧带。经耻骨弓状韧带下至阴茎背部。

第二章

肛肠疾病常用检查方法

第一节　便血

血随大便而下，或血便夹杂，或先便后血，或单纯下血，均称便血（hematochezia）。便血又名血便、下血、泻血、结阴等，首见于《五十二病方》，云："牡痔……后而溃出血。""牡痔有空（孔）而栾，血出者。"宋代陈言《三因极一病证方论》中对便血有更为明确的描述："病者大便下血，或清或浊，或鲜或黑，或在便前或在便后，或与泄物并下……故曰便血。"后世医家又以血之清浊而立肠风、脏毒之说，且有"近血"与"远血"之分。与肛门直肠有关的便血，属"近血"范畴，以血出色鲜为诊断要点，是内痔、肛裂、息肉、直肠炎、直肠溃疡、直肠癌等病的共有症状。

一、病因病机

（一）中医

《证治汇补》曰："纯下清血者，风也；色如烟尘者，湿也；色黯者，寒也；色鲜红者，热也；糟粕相混者，食积也；遇劳频发者，内伤元气也。后重便减者，湿热蕴滞也。后重便增者，脾元下陷也。跌伤便黑者，瘀也。先吐后便者，顺也。"由此可见，外感毒邪，饮食不当，起居无时等均可引起肛门血络损伤，血液从肛门而出。

（二）西医

1. 发病因素　引起便血的病因较常见于下列疾病。

（1）消化道疾病：消化道肿瘤特别是大肠癌是便血的首要原因，其次是肠道息肉、肠道特异性炎症感染性疾病、非特异性炎症感染性疾病、肠道憩室病和憩室炎以及肠道血管疾病如肠系膜动脉栓塞、肠海绵状血管瘤、先天性毛细血管扩张症等均可引起便血。

（2）肛管直肠疾病：直肠肛管损伤、非特异性直肠炎、直肠息肉、直肠癌、痔、肛裂、肛瘘等。

（3）全身病变：白血病、血小板减少性紫癜、血友病、维生素缺乏症、肝脏疾病、流行性出血热、败血症等。

某些急性传染病、肠道寄生虫病也可影响消化道，引起便血。

2. 发病机制　根据便血的病因，其发生机制如下。

（1）肠道肿瘤：结肠癌、直肠癌、小肠恶性淋巴瘤等可因癌组织破溃或淋巴瘤组织破溃，而表现鲜红色血便或伴有黏液与脓液的血便。小肠良性肿瘤，如平滑肌瘤、腺瘤等出血较少，但瘤体较大可引起肠梗阻。小肠血管瘤感染、破裂可引起急性大出血。

（2）肠道炎症性疾病：如急性细菌性痢疾、急性出血坏死性肠炎、肠结核、溃疡性结肠炎等，均由不同病因所引起的不同部位肠黏膜的充血、水肿、糜烂、溃疡出血甚至坏死。表现为脓血便、血水便甚至鲜血便。

（3）肛管疾病：痔出血是由于排便时腹内压增高，导致痔内静脉丛压力增高，加上硬粪块的直接擦损使痔破裂所致。肛裂在儿童可见蛲虫感染引起肛周瘙痒，抓破感染而形成，排便时剧烈疼痛伴有便血，量少而鲜红。肛瘘最常继发于肛管直肠周围脓肿，少数继发于肠结核。

下消化道血管病变肠系膜动脉栓塞或肠系膜动静脉血栓形成、肠扭转、肠套叠等，因肠黏膜缺血、坏死、脱落，肠管发绀、水肿和大量浆液渗出，全层肠壁坏死，大量血性液体渗出，可出现腹泻，排出暗红色血便。

二、中医辨证

便血鲜红，多因风热所致，风多挟热，热伤肠络，迫血妄行，则血下溢，故见血出如箭；若伴有口渴、便结、尿赤、舌红、苔黄、脉数者，属风热肠燥；若便血，色红稍晦，挟有黄色脂水，且伴口渴不欲饮，大便溏泻，泻之不畅或肛门灼热，加之小便短赤，舌红苔黄腻者，属大肠湿热；便血色淡，日久量多，伴有头昏眼花，心悸，便结，面色苍白无华，舌质淡，脉细无力者，属血虚肠燥；便血色淡稍晦，量多，伴有纳呆，神疲懒倦，头晕目眩，便溏，面色萎黄，舌淡脉弱者，属脾气虚弱。

三、临床表现

凡便血多而无疼痛者多为内痔；出血而伴刀割样疼痛者，多为肛裂；小儿便血与黏液相混者，且大便次数与形状元明显改变者，多为直肠息肉；血与黏液相混，其色晦暗，肛门有重坠感者，有患直肠癌（锁肛痔）的可能。

四、伴随症状

（1）便血伴腹痛：见于急性出血性坏死性肠炎、肠套叠、肠系膜血栓形成或栓塞等。腹痛时排血便或脓血便，便后腹痛减轻者，见于溃疡性结肠炎、细菌性痢疾或阿米巴痢疾。排血便后腹痛不减轻者，常为小肠疾病。

（2）便血伴发热：见于急性传染病（如细菌性痢疾、败血症、流行性出血热、钩端螺旋体病）、急性出血性坏死性肠炎、炎症性肠病等。

（3）便血伴皮肤黏膜出血：可见于急性细菌性痢疾、流行性出血热、重症肝炎、败血症及某些血液疾病，如白血病、血小板减少性紫癜、过敏性紫癜、血友病等。

（4）便血伴肝掌与蜘蛛痣：可能与肝硬化、门静脉高压有关。

（5）便血伴腹部肿块：应考虑为小肠恶性淋巴瘤、结肠癌、肠结核、肠套叠以及炎症性肠病等。

（6）便血伴里急后重、肛门坠胀排便不尽感：提示为肛门、直肠疾病，见于细菌性痢疾、直肠炎、直肠癌等。

（7）便血伴块物脱出及便后剧烈疼痛：多为痔、直肠脱垂及肛裂。

五、辅助检查

1. 大便常规　可有助于病因诊断。如大便镜检发现红细胞、白细胞、脓细胞及吞噬细胞时，提示为细菌性痢疾、鼠伤寒；有阿米巴滋养体时，提示为阿米巴痢疾；有钩虫卵时，提示为钩虫病；有血吸虫卵或粪便孵化后找到毛蚴，提示为血吸虫病；找到结核杆菌，提示为肠结核。

2. 血常规　血红蛋白及红细胞数下降，可反映失血量；白细胞数增高，且有中毒颗粒或空泡，提示有感染。如血小板计数降低，提示血小板减少性紫癜或溶血一尿毒综合征；全血细胞减少，提示再生障碍性贫血；出血时间、凝血时间及凝血酶原时间检查，可提示有无出血性疾病等。

3. 肝功能检查及黄疸指数　异常时可提示有肝脏疾患。

4. 尿常规　若蛋白阳性，镜检有红细胞或管型，则提示有溶血－尿毒综合征、尿毒症等。

5. 纤维内镜检查　必要时亦可行结肠镜、直肠镜或乙状结肠镜检查，可发现溃疡、息肉或其他占位性病变。肛门指诊有助于发现直肠病变。

6. 超声检查　可帮助发现肝脏、胆囊及脾脏等部位的病变，也可探查腹部包块。

7. 动脉造影检查　对反复便血而不能确定出血部位者或持续性出血者，血管造影有助于诊断，如选择性动脉造影等。

第二节　肿痛

肛周肿痛（swelling）是指肛门及其周围以疼痛、肿胀为主的一种症状，多由局部气血壅滞不通所致，多因局部经络阻塞，气血凝滞或渗出而形成。《奇效良方》记载：“若夫肠头成块者，湿也。作痛者，风也。脓血溃出者，热盛血腐也。溃成黄水者，湿热风燥也。”本节主要讨论肛裂、肛窦炎、肛周脓肿和外痔、嵌顿痔等疾病的相关症状。

一、病因病机

（一）中医

多因局部经络阻塞、气血凝滞或渗出而形成，其中有虚实之分和寒、热、脓、瘀、气之别。诸邪客于经络，使血行不畅，瘀阻不通，而发生气滞血瘀，肛门发生肿痛。

（二）西医

1. 发病因素

（1）肛门直肠及其周围炎症：如肛窦炎、肛乳头炎、肛周脓肿、肛瘘、炎性外痔以及细菌性痢疾、阿米巴肠病、溃疡性结肠炎等，当其直肠病变较重时或其炎性渗出物经常刺激肛门局部均可引起肛门直肠疼痛。

（2）肛门直肠损伤刺激：如肛裂、肛周皮肤皲裂、肛门异物损伤，过量食入辣椒、烈酒等辛辣之品后，粪便中含有刺激成分，可使肛门疼痛不适。

（3）括约肌痉挛：如肛裂、内痔嵌顿等可引起括约肌痉挛使肛门产生剧烈疼痛。

（4）血栓形成：如血栓外痔、内痔血栓形成均可引起疼痛。

（5）肛门直肠手术后：如痔瘘术后均可引起不同程度的肿痛。

2. 发病机制　肛管齿线以下由体神经所支配，其对痛觉非常敏感。由于肛周手术后创缘循环障碍，使局部原有的静脉、淋巴循环通路被破坏；或者创面压迫过紧，局部循环受阻，组织液滞留，导致肿痛不适。其次术后过早地用力摒粪便，或粪便干燥难解，会加剧肿痛发生。局部的炎症刺激如术中消毒不严、术后引流不畅、创口局部感染，均可发生肿痛。

二、中医辨证

若只痛不肿，且痛如撕裂状者，多为肛裂；坠胀刺痛者属气滞血瘀型，多见于血栓性外痔、内痔嵌顿、肛周外伤；钝痛者，为肛门经络阻滞，可见于肛管狭窄、骶尾部畸胎瘤；重坠灼痛者，为热盛湿阻之阳证表现，可见于肛窦炎、直肠炎、外痔感染或炎性外痔；灼热胀痛，且肛周肿痛高突者，是为湿热下注、气血壅盛之象，可见于肛门直肠周围脓肿、肛瘘并发感染、肛门被异物刺伤而合并感染者，甚或会阴部坏死性筋膜炎；若灼热跳痛，是热盛肉腐成脓之象；若肛周酸胀少痛，伴有面赤颧红、低热、午后潮热盗汗者，属阴虚内热型，可见于结核性肛周脓肿；若肛周肿块坚硬如石，不痛或微痛，日久渐肿胀，时觉掣痛者，属气虚血瘀，多为肛管直肠癌的晚期之象；肛管直肠周围疾病术后1周内，因血液和淋巴液回流不畅，也会导致肛周肿胀，多属湿热或血瘀型。

三、临床表现

1. 肿痛的时间　疼痛与排便同时出现，排便后疼痛缓解，多见于肛裂、肛门狭窄、肛窦炎、混合痔外痔水肿或炎症等。

2. 持续性肿痛　多见于肛门周围脓肿、血栓性外痔、肛管癌、肛门直肠手术后并发感染，肛门外伤有异物嵌入肛门。

3. 胀痛　多见于肛门内嵌入异物而不能排出，直肠黏膜下脓肿。

4. 阵发性疼痛　见于直肠炎症、神经症、阴部神经证候群。

5. 手术后的肿痛　若疼痛发生于术后，往往由于手术创面神经末梢暴露，局部循环不畅，或受到外界刺激，如粪便、分泌物、药物刺激而引起剧烈疼痛。同时手术麻醉效果欠佳，术后肛内填塞敷料过多过紧，术后肛门水肿、血栓形成，或受到创口内异物刺激造成肛门括约肌痉挛性疼痛。有的患者创面愈合，但形成瘢痕压迫神经亦会导致疼痛。

四、伴随症状

1. 发热　为各种病原体感染或无菌性坏死物质的吸收所引起。

2. 便血　若为肛裂、混合痔常合并有便血症状。

3. 流脓　若为肛周脓肿，肛瘘常合并有流脓。

五、辅助检查

血常规、C 反应蛋白、肝肾功能检查等有助于分辨肿痛的病因与诊断。

第三节　流脓

流脓多指肛门周围流脓，系肛周脓肿破溃或久溃不愈，脓水淋漓不尽的症状，也可以包括粪便伴随脓血的临床表现。正如《诸病源候论》中描述的牡痔候："肛边生鼠乳出在外者，时时出脓血者是也。"常见于肛周化脓性感染、肛周囊肿、炎性外痔、肛肠病手术后感染和癌性病变、肠道炎性疾病等。

一、病因病机

（一）中医

中医认为流脓多为外感风热、燥火、湿邪，郁于肠胃，下迫大肠、肛门，蕴结不散，久则化热，热盛肉腐而成脓。或因过食醇酒厚味，损伤脾胃，脾气亏虚，运化失常。或年老体弱，久病大病后素体虚弱，气血不足，邪气留恋。或素体阴虚，外邪不解，郁久化热，耗伤阴液，热毒蕴结，气血瘀滞，肉腐而为脓。

（二）西医

西医认为流脓系疖或（因受伤或疾病而引起的）身体上的类似损害破裂而排出脓性坏死物的过程，常见于以下几种病因。

1. 感染　肛门直肠周围脓肿、肛裂感染、痔感染、会阴部手术感染、痔注射或手术后感染、产后会阴缝合后感染、前列腺、尿道手术后感染、骶尾骨骨髓炎或骨结核等。

2. 肛门周围皮肤及性传播疾病　化脓性汗腺炎、毛囊炎、肛门腺炎、蜂窝组织炎、尖锐湿疣等。

3. 全身性疾病　结核病、溃疡性结肠炎、克罗恩病、糖尿病、白血病、再生障碍性贫血等并发肛周脓肿。

4. 肿瘤　肛管直肠癌破溃或波及深部、平滑肌瘤、血管瘤、脂肪瘤等感染，骶骨前畸胎瘤等。

5. 外伤　枪刀伤、直肠内异物损伤后感染。

二、中医辨证

脓水色黄稠厚，量多臭秽为湿热邪毒蕴结；脓水清稀，色如粉浆，臭腥晦暗则为阴虚毒恋或脾虚湿阻。临证应根据不同情况区别辨之。

三、临床表现

观察局部脓液及皮肤状态。脓液稠黄量多，多为金黄色葡萄球菌感染所致的急性炎症。脓液色黄而臭，多属大肠埃希菌感染。脓液稀薄如米泔水样，多为结核杆菌感染或体质虚弱者。脓血相混，伴有黏冻样物，应考虑溃疡性结肠炎或肛周癌变可能。皮肤红、肿、热、痛明显是急性炎症的表现。皮肤色泽不变或偏暗，无明显热、痛，多属于慢性炎症。

四、辅助检查

1. 指诊　指诊检查对辨别脓肿的形态、性质、有无瘘管、瘘管走行以及波及肌肉层次等均有重要指导意义。

2. 探针检查、亚甲蓝着色、X 线碘油造影　可确定肛瘘瘘管走行及内口位置。对于高位脓肿定位不准确，可先穿刺抽脓，然后向脓腔内注入碘剂等造影剂进行摄片，将有助于了解脓肿的位置、深浅、大小、形状，以及扩散途径。

3. 内镜检查　伴随腹部症状或便次较多及带黏液者应行内镜检查，以明确肠道病变情况。

4. 超声检查　查明脓肿的位置、腔隙与肛门腺及肛门括约肌的关系。

5. 脓液细菌培养与药敏检查　了解脓液的病原菌种类、性质、药敏，为临床诊断、治疗及判断预后等提供依据。

6. 病理检查　取脓腔壁组织送检，可确定病变性质，尤其在怀疑病变性质为特异性感染或恶性肿瘤时，此项检查更有价值。

第四节　便秘

便秘是痔、肛裂、肛旁脓肿、肛管直肠癌的常见症状。表现为便次少、排出困难或两者兼有，多伴有腹痛、腹胀、恶心、口苦、口腻、肛痛、便血、下腹及肛门坠胀、烦躁等不适症状。据国外文献，正常排便次数一般在每周 3 次至每日 3 次。

因粪块干硬而难以排出者，多继发于便次少；若粪便并不干硬而依然难以排出者，多为盆底出口因素。应该强调，便秘不是一种独立疾病，只是一种症状，病因非常复杂，需仔细诊断，慎重处理。

中医学对便秘的记载可追溯至春秋战国时期，如《内经》就对大便难提出过指导性原则：“其下者引而竭之，中满者泻之以内。”主张治疗便秘应“毒药攻邪，五谷为养，五果为助，五畜为益，五菜为充”。汉代张仲景《伤寒论》提出了便秘的分类：阳结、阴结、脾约，提出了相应治法和方药，还首创了肛内栓剂－蜜煎导方。‘晋代葛洪则发明了灌肠术，所谓“木瓜根捣汁，筒吹入肛内，取通”。后世在辨证治法上进一步发展，金代李杲《兰室秘藏》中的“治病必究其源，不可一概用巴豆牵牛之类下之”，已经意识到治疗便秘不能专用攻下。

一、病因病机

（一）中医

中医传统藏象理论认为，食物的消化吸收依次历经胃、小肠、大肠三腑。胃主受纳，为仓廪之官。受纳饮食，腐熟水谷，通降为顺。胃为水谷之海，五脏之腑，所谓太仓者也。饮食入胃，经初步消化形成食糜，通降于小肠。

小肠主液，受盛化物，分清泌浊。接受食糜，并停留较长时间以进一步消化，其水谷精微及大量水分为人体吸收，其食物糟粕则下传至大肠。

在中医藏象理论中，小肠的消化功能与胃合参，当胃火炽盛时，会移热大肠。大肠热盛，煎熬津液，燥屎内结，导致便秘。

大肠主津，传导糟粕，吸收水分，为传导之官。接受从小肠而来的食物残渣，进一步吸收水分，形成粪便而排出体外。当食物糟粕在大肠中停留时间过长，粪便不能及时排出，则发为便秘。

除上述受纳传输的三腑外，人的消化吸收过程依赖于脾。脾主运化，脾主升清，消化系统统属于脾，一者运化吸收水谷精微，上输心肺，布散全身，滋养人体；二者运化水液，吸收输布水液，防止输液异常积聚，维持人体水液代谢平衡。若脾运失调，无力运化，会直接造成食物在消化道内留滞时间过长，发生便秘；此外，脾失健运，消化吸收功能下降，影响全身，造成全身功能低下，同样引发便秘。

肝主疏泄，能调畅人体全身气机的升降出入，调畅情志并疏泄分泌胆汁，使人体内环境平衡有序。一旦肝气郁滞，气滞不行，影响腑气通达，则引发便秘。另肝经绕会阴而行，若宗筋郁闭，功能失常，可影响肛门正常排便，造成排便障碍。

肺主气，与大肠相表里，肺气闭塞，则大肠壅滞不通；肺之燥热下移大肠，则大肠津液枯涸，而成便秘。

肾为先天之本，主五液而司二便，若肾阴不足，肠道津枯，则便干难下；若肾阳不足，大肠失于温煦而传送无力，则大便留滞不通，导致便秘。

总之本病病位在大肠，并与脾、胃、肺、肝、肾密切相关。此外，好逸恶劳、缺乏锻炼、起居失节、痔裂畏便等，中医都认为是引发便秘的原因。

（二）西医

西医学认识到排便是一个由多系统参与、受多因素影响的复杂生理过程。任何造成肠蠕动减缓或排便不畅的因素，均可导致便秘。

肠蠕动减缓即为慢传输型便秘。影响因素牵涉到大肠结构、功能、肠壁神经丛、肠容积等。一般认为，食物在小肠中的通过时间仅占全肠通过时间的 1/10，所以小肠在便秘的病理过程中不占重要因素。

结肠的结构与功能直接影响结肠运动，与便秘密切相关。某些巨结肠病常导致结肠平滑肌细胞数量减少，并产生纤维化，使肠壁变薄，动力下降；而结肠蠕动方式、内压力的改变和神经系统、内分泌系统等，都会影响结肠功能。肠壁神经丛被称为“肠脑”，在某些并没有巨结肠外观的便秘患者中，其结肠切除标本，显示有明显的肠肌间神经丛异常。结肠容积和黏膜的吸收功能因素，则会影响肠内容物的运行方式和性状。

固态粪便平时一般储存于乙状结肠，也可能储存于降结肠，被直肠瓣和耻骨直肠肌所形成的肛管直肠角阻挡。少数人可在直肠中存有少量粪便，但不引起便意。当乙状结肠收缩时，粪便被挤压入直肠，直肠扩张，内压上升，刺激直肠壁及盆底反射，使肛门内括约肌松弛，盆底肌、肛门外括约肌收缩，产生便意。若响应便意，放松肛门，解除盆底肌、肛门外括约肌的收缩，肛管直肠角变平变钝，盆底下降呈漏斗状，直肠收缩，排便通道平直缩短，则完成排便。若强忍便意，盆底肌、耻骨直肠肌、肛门外括约肌主动收缩，阻止粪便进入肛管，一段时间后，直肠、结肠会适应性松弛，直肠内压下降，则便意慢慢解除，粪便可在直肠逆蠕动的作用下重回乙状结肠。上述排便反射中的任何一环受到干扰，都将引起排便障碍。

二、中医辨证

若大便干结，腹部胀满，按之作痛，口干口臭，心烦易怒，身热溲赤，舌红苔黄燥、脉滑实者，多为实热证；若大便不畅，欲解不得，甚则少腹作胀，嗳气频作，舌淡苔白、脉细弦者，多为气滞证；若大便不畅，腹满喜按，临厕无力努挣，挣则汗出气短，面色㿠白，神疲气怯，舌淡苔薄白、脉弱者，多为脾肾气虚；若大便秘结，面色萎黄无华，眩晕时作，心悸，甚则少腹冷痛，小便清长，畏寒肢冷，舌淡苔白润、脉沉迟者，多为肾阳亏虚；若大便干结，状如羊屎，口干少津，神疲纳呆，舌红苔少、脉细数者，多为阴虚肠燥。

便秘而腹满胀痛拒按，伴口臭、舌红、苔黄、脉数等，多为肠道实热证。腹满作胀、喜按，伴面色㿠白、头晕心悸、神疲乏力，舌淡、脉细无力等，多为血虚肠燥或脾虚不运。

三、临床表现

首先必须理解患者所称便秘的真实含义。有人认为必须每日有 1 次排便才算正常；痔疾患者会把肛门异物感误认为排便未尽，把粪条略干说成大便干结；也有些患者长期服用泻剂，医生若不仔细询问病史往往误判。应明确只有自然排便少于每周3次，或大便干硬，或大便虽不干硬而排出困难，并伴有不适症状，才能认为是便秘。

结肠器质性疾病可有肠套叠、肠狭窄、巨结肠、结肠冗长等；精神、神经障碍性疾病可有精神病、精神抑郁、神经性厌食、中枢神经肿瘤等；内分泌疾病可有糖尿病、甲状腺疾病、脑垂体疾病等。另外如鸦片类制剂、铁剂、抗抑郁药物、抗胆碱类药物等，也可引起便秘。肛肠科患者常因排便可能导致的肛痛、便血、痔核或直肠黏膜脱垂而强忍便意，久而形成便秘。若因肛肠科手术如肛门术后狭窄等造成的便秘，则属于医疗损害。

幼年起病可能是先天因素，近期发病多为肠道器质性病变或饮食、环境等因素。不良生活习惯如食量减少、饮水不足、偏食挑食、嗜荤拒蔬果、不进主食而每日吞服营养剂以及惯于忽视便意强忍不排者，自我调节远胜于药石治疗。长期服用泻剂者，应详细询问所用药品名、使用方法、起止时间及用药效果。曾行腹部或会阴手术的，应搞清手术与便秘发生的因果关系。一些较为特异的表现如排便时间过长，反复用力过度，直肠会阴坠胀，排便不全，需用手指伸入肛门或阴道以手助排便的，提示盆底出口问题。

粪便的物理性状亦需留意，长期便秘，排粪如板栗状干硬的，可能是结肠问题；软便而排出不畅，粪条细扁的，病位在直肠、盆底。

再次强调便秘不是一种独立的疾病，对便秘的诊断应力求病因诊断，而非症状诊断。接诊医师应按常规对患者进行全面、系统的检查，尤其在导致便秘的原发病相对隐匿的就诊初期。在书写病历时，“便秘”的诊断下应列出可能的病因。

对一时难以明确原发病的患者，应先排除已知的重大器质性病变，只有在全面系统检查排除后，才考虑进行相关功能性检查。

四、分类

1. 慢传输型便秘（结肠型便秘） 粪便在结肠通过缓慢，水分被肠黏膜过度吸收，导致大便干结，难以排出。

（1）迟缓型：多见于年老体弱，结肠蠕动缓慢或结肠冗长患者。表现为肠鸣音减少，自然便次减少，排粪量少。

（2）痉挛型：多见于器质性病变，如结肠扭曲、肿瘤、炎症等。表现为腹胀满，欲便不能，里急后重等。

2. 出口梗阻型便秘（直肠型便秘） 肛门直肠及附近的组织器官病理性改变，导致排便障碍。

（1）直肠前突（RC）：多见于女性，由分娩产伤或不合理的饮食结构、长期久蹲努责等原因，损伤直肠阴道隔而引起。表现为直肠前壁黏膜呈袋状向阴道突入，排便时，粪便陷入袋中。患者会感觉到粪便向阴道方向堆积而不能排空，伴有肛门下坠、便意频仍，用手在前方加压能帮助排便。本病与盆底松弛（会阴下降）关系密切。

（2）直肠内脱垂（内套叠，IRI）：多见于年老体弱、营养不良或长期久蹲强努之中气下陷患者。因直肠黏膜松弛，脱垂于直肠壶腹内造成。患者在排便前会感觉到会阴胀满，排便时下背部疼痛，排便费时费力甚或需数小时。用手在脐周挤压，有助于排便。

（3）会阴下降综合征（DPS）：多见于老年及多产女子。由于固定会阴中心腱的会阴浅横纹肌薄弱蜕变，盆底肌肉松弛下降使整个会阴下垂，肛门位置变浅，肛管变短，伴阴部内神经受损，直肠感觉功能下降。常与直肠前突、直肠黏膜内脱垂等症伴发。患者便意缺乏，会阴胀满，有排便堵胀感。

（4）耻骨直肠肌综合征（PRMS）：与耻骨直肠肌周围感染，如肛窦炎、肛周脓肿、肛裂等炎症刺激有关。可刺激耻骨直肠肌痉挛、增生肥厚，肌纤维水肿、纤维化等病变。导致肛管延长、狭窄和肛门紧锁。表现为即使用力排便，肛门仍然不放松，甚至反而更加收缩。

（5）盆底痉挛综合征（PFSS）：有学者认为本病与耻骨直肠肌综合征为同一疾病的两个阶段。表现为排便时盆底横纹肌不松反紧，封闭盆底出口，造成排出障碍。指诊可触及盆底肌肥大厚硬、肛管狭窄延长（大于 5 ~ 6cm）、肛管直肠环呈“搁板”状隆起、后方直肠袋装后突。

（6）内括约肌失弛缓症（ASAI）：因长期强忍便意，神经功能紊乱，导致排便过程中内括约肌不松反紧，表现为无痛性排便困难（与肛裂的疼痛性内括约肌痉挛性便秘相鉴别），便意淡漠，粪便干燥，直肠及尾骶酸胀坠重。

（7）子宫后倾：多见于子宫发育不良、多产保养不当和盆腔炎等，子宫向后下方倾轧，压迫直肠前壁。表现为排便不畅，粪条细扁，排便不尽感，下腹及会阴尾骶酸胀坠痛，可向下肢放射。指诊可在直肠前壁触及光滑厚硬的后倾子宫。妇科检查有助于鉴别本病。

（8）混合型便秘：以上各种因素往往不是独立成病，而是在长期便秘过程中相互影响、数症并存，所以临症应细心鉴别，治疗不能手段单一。

五、伴随症状

1. 粪嵌顿　也称粪栓塞，为多量坚硬粪块留滞嵌塞在直肠壶腹，不能排出。嵌顿的粪块在细菌的分解作用下，会产生液性便糊，由粪块周围不时排出，形成假性腹泻，中医称之为“热结旁流”。粪嵌顿可增加老年人或心脑血管疾病患者排便时猝死的风险，应及时确诊并解除之。

2. 粪石症　粪便中的异物在消化道内留滞过久，钙化而形成的球状坚硬粪块，称为粪石。常见于长期便秘、巨结肠、乙状结肠狭窄及结肠肿瘤患者。粪石中心多为果实种子之类。

3. 宿便性溃疡　粪便长期滞留肠腔，压迫肠黏膜，可引起结肠、直肠溃疡，普通人群少见，可见于长期营养不良、老年人、肿瘤恶病质及长期卧床者。

4. 肛门疾病　痔、瘘、裂及肛窦炎等肛门疾患，与便秘互为因果，多有伴发。

六、辅助检查

1. 视诊　观察肛周皮损、肛门皱褶、痔疮、肛裂、炎性瘘口、会阴下降（臀沟变浅）、盆底肌收缩无力等。

2. 肛门指诊　可诊断直肠前突的程度、肛门括约肌紧张度、耻骨直肠肌肥厚、肛管延长等。

对于直肠前突，国内医学界提出可分为三度：轻度，前突深度为 0.6 ~ 1.5cm；中度为 1.6 ~ 3cm；重度≥ 3.1cm。Nichols 等建议将直肠前突分为低位、中位和高位 3 种：低位直肠前突者多由分娩时会阴撕裂引起；中位直肠前突最常见，多因产伤引起；高位直肠前突是由于阴道上 1/3、主韧带、子宫骶骨韧带破坏或病理性松弛所致，常伴有阴道后疝、阴道外翻、子宫脱垂。

肛门内括约肌失弛缓症可触及肌环肥厚、弹性增加、箍紧和触痛。

3. 肛门镜检查　可观察肛乳头、内痔、直肠内脱垂等。

4. 肠道钡灌造影　是诊断结肠器质性病变的主要方法之一。若见肠腔紧张变细呈锯齿状，提示痉挛性便秘；若见结肠冗长、扩张或下垂，提示迟缓性便秘；若见直肠明显扩张，提示出口梗阻；另可观察肿瘤、扭转、憩室、息肉等病理状况。

5. 排粪造影　将钡剂注入直肠、结肠，有时还可口服钡剂以观察小肠。患者坐在能透 X 射线的便器上，在患者静坐、提肛、强忍、努责及便后的排便过程中，多次摄片或录像，以观察肛管、直肠的影像学改变。对每张摄片均应测量肛直角、肛上距、肛管长度、长耻距、骶直间隙等。直肠黏膜内脱垂可显示武士帽征、环凹征；耻骨直肠肌综合征可显示搁板（搁架）征；直肠前突中度以上者，可见土丘状、囊袋状，合并耻骨直肠肌病变呈鹅头征；肛门内括约肌失弛缓症可见肛管不开放，肛门直肠交界处呈萝卜根征，以及虽排便而钡剂不能完全排空等。

6. 大肠传输试验　也称结肠转运功能检查，是通过追踪口服不透光的 X 线标志物在肠道内存留、分布、转运、排出的过程，以判断肠道标志物运行速度、受阻部位等传输功能的一种动力学检查方法。口服硫酸钡胶粒（每粒 3mm × 3mm × 3mm，重 15mg）20 粒，每 24h 拍摄腹部平片，连续观察 72h。正常者排出量应达到 80%，留滞于结肠的为结肠传输缓慢，留滞于直肠的为出口梗阻。

7. 气囊排出试验　将一连接气囊的导管插入直肠壶腹，注入 100mL 气体，让患者作排便动作。

5min 排出为正常，超过 5min 或排不出，提示出口梗阻。

8. 肛管压力测定　利用生理压力测定仪器，检测肛管压力，可以测试肛管静息压、舒张压、最大收缩压、收缩最长时间、直肠肛门抑制反射、直射感觉等。

9. 电子全结肠镜检查　主要目的是排除肿瘤性病变，并有助于结肠冗长、巨结肠、肠易激综合征等的诊断。结肠冗长表现为肠段有多处峻急拐弯，肠镜行进难度大；巨结肠病变肠腔显著扩张，大如胃腔，张力低下，蠕动消失；肠易激综合征可因插镜刺激，出现肠腔持久性痉挛。此外，长期灌肠，尤其是用肥皂水灌肠者，可见结肠黏膜水肿、血管纹理不清；长期服用蒽醌类泻剂者，可见肠黏膜黑变，从浅褐色到黑色不等。

10. 盆底肌电图　应用电生理技术，检查盆底肌、耻骨直肠肌、肛门外括约肌等横纹肌及其支配神经的功能状态。如直肠前突、直肠内脱垂的同步肌电图可出现典型失神经点位；耻骨直肠肌肥厚、盆底肌痉挛的同步肌电图在排便动作时表现反常电活动；肛门内括约肌失弛缓症患者，则放电频率、间隔，扩张直肠时基本电节律表现为抑制。

由于该技术对检查者要求较高，检查结果的判读也较难，所以目前仅用于观察模拟排便时盆底肌的放电情况。该技术属于有创侵袭性操作，除了要注意避免医源性损害，还要注意鉴别因横纹肌保护性反射而引起的假阳性，尤其在同时使用多根电极时。

第三章

痔

第一节　概述

“痔”这个字早已见诸古文献中，据说距今 3 000 年前，在我国殷墟出土的甲骨文中就已查到“痔”字的原型。痔的外文字是“hemorrhoids”也是早在公元前 500 ~ 300 年就已出现于古希腊语。可是直到 20 世纪的今天，Thomson（1981）和 Bayless（1984）还在哀叹道：“痔这一术语的概念现在变得越来越含糊不清了。”许多人常把众多的肛门症状述说为“痔疮”，甚至有些医生也不一定运用得十分准确。究其原因，这是有历史渊源的。

我国古文献中的“痔”并非专用于肛门，而是泛用于人体“九窍”。痔病不是专指现代的内、外痔，而是指肛门部所有疾病的总称，如直肠脱垂称脱肛痔，尖锐湿疣称珊瑚痔，幼年息肉脱出称樱桃痔，结肠息肉脱出称葡萄痔等。古代学者常将“痔”与“瘘”合用，如宋朝王伯学的《痔瘘论》、滑寿的《痔瘘篇》，并非专门论述痔病和肛瘘，而是肛肠病专著。这就不能不使人们对痔的认识更加混乱。

这里需要指出的是，上述我国古文献中有关痔的观念，在当今科学时代来看，似乎是已成历史不屑再提，但是，事实并非如此，这些观念一直沿用至今，而且广泛地流传于民间，如民间俗称，“十人九痔”就是泛指肛门疾病，并非单指痔。中医“痔瘘科”并非专门诊治痔病和肛瘘，而是“肛肠病科”。我国现行中医外科教材《肛门直肠疾病》一章概论中开章明义地指出：痔、肛裂、肛周脓肿、肛瘘、脱肛、直肠息肉及肛管癌等，在祖国医学文献中统称为痔疮或痔瘘（漏）。因而难怪公众至今仍倾向于把有关的全部肛门症状都称为“痔疮”。因此，目前要做到规范名称、统一认识，实非易事。

痔的学说很多，其中大多数应该说是有一定根据的，对促进痔科的发展做过一定贡献。但是不可否认，自 20 世纪 70 年代以来，国外对痔本质的研究取得了巨大的或突破性的进展，其显著的标志是，确认了“痔是人体正常解剖结构”，即所谓“肛垫学说”。肛垫学说最早由 Thomson（1975）提出，随后，在 Jacobs（1980）、Alexander-Williams（1982）、Haas（1983）、Melzer（1984）、Gibbons（1986）等著名专家的积极参与下，得到了进一步的充实、完善和发展。到了 20 世纪 80 年代后期，国外学者对痔已基本上取得这样的共识，即：“痔不是曲张静脉，确切地讲是血管垫，是胎生期就已存在的解剖学实体，不能认为是一种病；只有肛垫组织发生异常并并发症状时，才能称为病（痔病），才需要治疗；治疗的目的是解除症状，而非消灭痔体。”这一概念比较科学地指出了痔的本质和合理的治疗原则。目前已为越来越多的专家学者所认可和临床医生所接受。

长期以来，痔的传统概念主张：①静脉曲张是痔的本质；②痔是病理组织；③只有消除痔体才能根治。这种论点从 Morgani（1761）时代起，在国外已广为流传，后来传入中国，成为我国外科（包括中医痔科）

诊断和治疗痔病的理论基础和行动指南。殊不知，早在18世纪国外学者对这种概念已陆续提出质疑。由于静脉学说缺乏证据，经不起日益进步的科学检验，直到20世纪80年代，终于澄清了过去对痔的种种误解和讹传，静脉学说才遭到彻底摒弃，确立了全新的痔的现代概念即肛垫学说。

一、病因病理

关于痔的病因，学说很多，至目前为止尚无统一认识。痔虽然是一种局部病变，但它的形成却与全身有着十分密切的联系。例如：人类特有的长期直立姿势，日常某些饮食嗜好，过量食用辛辣等刺激性食物，直肠血管不规则地斜穿肠壁肌肉以及痔静脉无静脉瓣等因素，都可以促进痔的发生。

总之，痔发生的原因是多方面的，主要与下列因素有关：

1. 解剖学因素　早在18世纪，国外就有人重视这方面的研究。古今中外对这个问题的研究尚有分歧意见，但归纳起来，主要有3个学说。

（1）静脉曲张学说：痔的基本变化是不连续的静脉扩张，关于静脉扩张的原因如下。①静脉内压力增高。人类的直立姿势，排便姿势，增加腹压（例如妇女妊娠期，腹腔肿物的压迫等）以及静脉斜穿肠壁肌肉而形成“纽扣孔”样的洞穴等因素都影响静脉回流，促使静脉内压力增高。②静脉壁受损伤后，管壁变薄弱的结果。其原因可能是排便时，直肠末段黏膜下静脉反复受此摩擦、压迫以至损伤所致。

在犬的直肠下段进行人工造痔实验中，分别采用上架组（使之直立）与未上架（四足着地）两组对照，虽然饲养方法，培养痔核的条件都一致，仅有上架与不上架的区别，但结果不同。上架组（直立组）的痔组织病理改变与人类痔的病理改变相符合，而未上架组（四足着地）的病理改变与人类痔的病理改变完全不符。通过上述实验证明，直立姿势是人类患痔的关键因素。

（2）血管增生学说：认为痔的发生是由于黏膜下层类似勃起的组织发生演变所造成。因为直肠末端黏膜下层有丰富的动静脉交通联合支，因此具有勃起的性质（称直肠海绵体）有助于肛门的闭合，而当直肠海绵体增生过度时即产生了痔。

（3）肛垫下移学说：直肠末段黏膜下层的结构确有3处特别发达增厚，状如衬垫，由丰富的动静脉丛所组成，正常排便时即可导致其充血。如支持它的结缔组织损伤，使之下移，则可形成痔。

2. 习惯性便秘因素　由于干硬粪便长时间的压迫刺激，使局部充血及血流发生障碍，导致痔静脉压力升高及静脉壁张力降低。

3. 职业因素　久蹲、久坐、久立等均可使盆腔内血流缓慢和腹腔内脏器充血，导致痔静脉过度充盈，静脉壁压力降低。

4. 饮食因素　低纤维饮食、过度饮酒及过量食用辛辣刺激性食物，以及饮食无规律等因素，都可使盆腔内脏器充血而导致痔的发生。

5. 腹腔内压力增高的因素　腹腔内较大肿瘤，妊娠后期，前列腺肿大，以及中医所说“饱食”等，均可使腹腔内压力增高，妨碍静脉血液回流。

6. 局部慢性刺激与感染因素　慢性结直肠炎、多发性肛窦炎、便秘、腹泻以及肛门部长期受冷热刺激等，都可以影响静脉回流。使静脉壁张力下降，导致痔的发生。

二、分类

临床上按痔的发生、部位及其病理分为：内痔、外痔、混合痔三大类。

1. 内痔　指齿状线上方肛垫移位及病理性肥大，但由于内痔存在病程长短、病变程度的不同，又分为4度。

Ⅰ度：便时带血、滴血或喷射状出血，便后出血可自行停止，无痔脱出。

Ⅱ度：常有便血，排便时有痔脱出，便后可自行还纳。

Ⅲ度：偶有便血，排便或久站、咳嗽、劳累、负重时痔脱出，需用手还纳。

Ⅳ度：偶有便血，痔脱出不能还纳。

2. 外痔　指齿状线以下肛周皮肤和皮下结缔组织炎性增生，静脉扩张或血栓淤滞而形成的肿块。临床又有炎性外痔、血栓性外痔、静脉曲张性外痔、结缔组织性外痔之分。

3. 混合痔　指内痔和相应部位的外痔相融合成一整体。此种分类法简明易懂，目前国内西医和中医最为常用。

第二节　临床表现

1. 内痔　内痔初期症状不明显，无痛苦，有时可有轻微的肛门不适感。临床表现往往随痔核的逐渐增大而明显或加重。常见的临床症状有以下几点。

（1）出血：出血是内痔最常见的症状，往往是患者就诊的主要原因，临床上出血程度有很大不同。轻者仅在排大便时发现大便表面附有少量血液，或仅有手纸上染有血迹；中等者可在排便时见有鲜血自肛门滴出；重者则在大便后或下蹲做排便动作时即有鲜血自肛门部喷出。

少量出血对患者健康无明显影响，反复大量出血，则可引起慢性失血性贫血。

（2）肛门肿物脱出：由于内痔长期存在及体积逐渐增大，在大便时受到粪便的挤压，逐渐与肠壁肌层分离，以至脱出肛外。最初仅在排便时脱出，便后可自行还纳。如果继续发展，则排便时内痔脱出后，必须经手托或长时间卧床休息方可还纳。更为严重的除排便脱出外，即使是下蹲、举重、行走及咳嗽时也可脱出。脱出的痔核，若不及时还纳，易受感染。常因炎症、水肿致使脱出痔核体积增大，以至还纳困难，造成嵌顿。

（3）黏液外溢、瘙痒：由于痔核的长期刺激，使末段直肠黏膜发生慢性炎症，肛腺及黏膜内杯状细胞分泌量增加，轻者仅在大便时有黏液流出，重者黏液随时流出肛外，尤其是内痔脱出时，分泌物更多。患者肛门周围潮湿不洁，局部皮肤长期受到此分泌物刺激而发生湿疹，瘙痒。

（4）疼痛：单纯内痔一般无疼痛，仅有肛门内坠胀感或感大便排出困难。只有当痔核发生肿胀或痔内有血栓形成时，才会出现肛门部疼痛。一旦痔核脱出不能还纳时，则疼痛加重。当痔核发生嵌顿，坏死时，可有剧烈疼痛。

（5）局部检查：肛门部外观常有黏液性分泌物，单纯内痔患者外观无皮肤隆起。初期内痔在指诊时，一般不易摸到痔核，但在肛门镜等窥镜下，可见齿状线以上有圆形发暗的痔核。晚期内痔由于体积较大，指诊时可在齿状线上方摸到较大柔软无痛性肿物，有时指套上可有血迹带出；因其反复脱出肛门外，致使黏膜变厚，窥镜下见痔核表面粗糙，可见出血点或溃疡面。内痔痔核常见位置有3处，即右前、右后及左正中位（截石位3、7、11点）。在此3处发生的内痔俗称母痔，其余部位发生的内痔称继发性内痔、俗称子痔。继发性内痔无明显规律，齿状线处任何部位都可以发生。

（6）分度：临床上，由于内痔的病程长短和病变程度各有区别，而将内痔具体分为4度，以便于治疗术式的选择。

Ⅰ度内痔：除偶尔大便带少量鲜血外，余无其他症状。肛门镜可见齿状线上方有小的黏膜突起，但黏膜组织正常，痔核表面呈朱红色。黏膜下静脉丛曲张，按之柔软。痔核体积小，不脱至肛外。

Ⅱ度内痔：有间歇性便后滴血的病史，痔核较大，排便时易脱出肛门外，便后可自行还纳。检查时，肛门镜下见黏膜增厚，质地变硬，呈紫红色，并有少量脓性分泌物附着。本期内痔在受刺激或摩擦时易出血。

Ⅲ度内痔：肛门松弛，痔核体积增大且极易脱出肛门外，脱出后不能自行还纳，常需手托还纳。由于经常发炎，故表面可有溃疡、糜烂，分泌物增多等现象，患者感到肛门潮湿不洁。检查时，可见痔核体积增大，呈紫红色，表面有溃疡、糜烂及脓苔样物附着，黏膜增厚，质地硬而脆，触之极易出血。有时因大便干燥而擦破溃疡基底部，引起大量出血，出血呈喷射样，患者常因反复出血而有继发性贫血的表现，临床上可见明显贫血貌。

Ⅳ度内痔：环形脱出，伴严重疼痛多发生血栓、水肿或有组织坏死（嵌顿），不能复位。

2. 外痔　如下所述。

（1）结缔组织性外痔：此类外痔又称皮赘外痔或赘皮痔，呈黄褐色或黑色，大小形状不等，往往无明显不适感，或只有轻度异物感，或因存在皮赘而难于擦干净肛门而便后有内裤易污的表现。检查时可见肛缘存在散在的或呈环状的、鸡冠状或不规则形状的皮赘，表皮皱褶往往也增多、变深，并常常色素增生，触之柔软无疼痛。在女性患者，结缔组织外痔常见于肛门前侧，尤其在经产妇更是如此。肛裂时伴发的结缔组织外痔多位于肛门前后正中。

（2）静脉曲张性外痔：静脉曲张性外痔是齿状线以下肛缘处曲张静脉团块。大多无明显自觉不适或伴有轻度的肛门坠胀不适。检查时可见肛门两侧或周围有柔软的或半圆形隆起，且表皮常较松弛，这种隆起可在排便时、久蹲后、久站后出现或变大，而在卧床休息后萎缩变小，无触压痛。

（3）血栓性外痔：血栓性外痔即肛周皮下血肿。好发于肛门两侧，一般只有 1 个，有时也有 2 个以上同时发生，甚或多个小血栓同时集合成块。常在用力排便后，在肛门缘皮下忽然起一圆形或近圆形肿块。肿块越大，疼痛越重，并常在排便或活动时加重，重者可妨碍行走，患者坐卧不安。肿块色紫红，稍硬，可移动，位置比较表浅，触痛明显。有时，肿块小者经 2 ~ 3d 后血栓吸收，疼痛减轻，可以自愈。肿块大者则难以吸收，如渗血广泛，皮肤紧张，可以溃烂，血栓排出。偶尔亦有感染化脓者。

（4）炎性外痔：炎性外痔是肛缘皮赘因感染和炎性增生所致。皮赘红肿隆起，痒热灼痛，排便时加重。检查时可见肛门部皮赘或皱襞红肿充血，甚至鲜红发亮，皮肤纹理变浅或消失，触痛较甚，有时伴有少量分泌物。

3. 混合痔　混合痔兼有内痔和外痔的症状和体征。

第三节　诊断与鉴别诊断

根据上述症状、体征和检查，诊断并不困难，有时仅根据症状一项即可做出明确诊断。有时因临床粗心大意，极易误诊，故应与下列疾病相鉴别。

1. 肛裂　肛裂可有急性肛门疼痛和便血，患者常自我诊断为“痔病”，易与皮赘性外痔、血栓性外痔或内痔血栓形成相混淆。其鉴别要点是：肛裂的疼痛多呈周期性，与血栓性外痔剧烈的局限性疼痛不同。内痔很少与急性肛门疼痛有关，除非并发血栓形成。内痔出血是有特征性的，常为鲜血、滴血，有时呈喷射状出血，而肛裂出血一般为在手纸上见到几点血迹。依靠触诊和视诊可在肛门前、后正中等部位查见肛管全层皮肤有纵形裂开或溃疡形成、肛管闭合较紧、肛乳头肥大等变化。

2. 低位直肠息肉　低位直肠息肉易误诊为痔。带蒂的直肠息肉，若脱出肛门外有时误诊为痔脱垂或脱出性痔。正常肛垫在排便期可有一定程度的脱出。有些脱出性痔由于排便时肿胀的肛垫被紧缩的括约肌圈套，可呈充血状态，可是一旦还纳肛内，充血即消失，一般不可能摸到。而息肉的特点是多见于儿童，息肉体隆起于直肠黏膜面，附着在肠壁上。单发息肉多带细长的蒂，或呈乳头状，紫红色，易出血，质较软，指诊可扪及；多发息肉则个体较小，呈颗粒状突起于直肠黏膜，易出血，散在分布。

3. 肛乳头肥大　较大的肛乳头肥大（肛乳头纤维瘤）虽肛内也有肿物隆起，或有脱出，擦破时也可见有便血，有时误诊为脱出性痔，但易被鉴别，因为肛乳头位于齿状线部，呈乳头状或三角形，上覆上皮，色灰白或黄白，质较硬，有触痛，无出血，可回纳。指检时可触到，而痔一旦返回肛管，即不可能摸到。

4. 直肠脱垂　有脱出症状须与内痔脱出相鉴别。直肠脱垂多见于儿童和老年人。脱出的直肠黏膜或直肠呈圆柱状，呈放射状有环状皱襞，色鲜红，表面光滑柔软，无分界线，无痛，无蒂，为正常黏膜色，有时表面有少量黏液，很少有出血，可回纳肛内。但嵌顿时亦表现为肛门不能回纳的肿物。单纯的直肠黏膜脱垂较少嵌顿，其在急性期与嵌顿环形痔较难鉴别，主要应根据病史；直肠完全脱垂并嵌顿在发生坏死前，脱垂黏膜呈环状，表面黏膜有“同心环”皱襞，由于全层脱出，触诊肿物较厚。脱出性痔不论单个或多个脱出时常与静脉丛同时脱出，质地较软，分界清楚，重度内痔常不见回纳，且有灼痛等症状可资区别。

5. 直肠远端黏膜内脱垂 此类脱垂有时易与Ⅱ、Ⅲ度内痔相混淆，特别是直肠黏膜前脱垂，单纯从临床表现上很难与痔区别，二者均可引起便秘和排便不全感。对两种病应用容积性泻药均有效。但是，压力测定表明，前部黏膜脱垂的患者肛管内压低，直肠感觉异常以及对低容量的直肠充胀反应异常敏感，腹压增大时常引起直肠内压增大超过括约肌的收缩压，痔病患者的肛内压异常升高，并显示超慢波，当直肠充胀时括约肌不松弛。显然，二者的测压特点是十分不同的。

6. 肛管直肠癌 肛管癌及低位直肠癌因有便血及齿状线上或齿状线下肿块隆起，常易被误诊为内痔。误诊的主要原因是仅凭症状诊断，未进行肛门指诊及肛门镜检查，因此，在痔诊断中一定要做到以上两种检查。直肠癌在肛门指诊下可扪到高低不平的硬块，表面有溃疡，且多与周围组织粘连，而推之不能移动；肠腔常狭窄，指套上常染有血迹。直肠癌引起的直肠出血多为暗红色或果酱色；内痔出血多为鲜红色，多呈间歇性。特别要注意的是内痔或环状痔可与直肠癌同时并存，绝不能看到有内痔或环状痔，就满足于痔的诊断而进行痔的治疗，直到患者症状加重才进行直肠指诊或其他检查而明确诊断，这种误诊、误治的惨痛经验教训，在临床上并非少见，值得重视。对于那些已经确诊内痔的病例，如果发现直肠肛管内同时存在可疑的硬结、溃疡、黏膜下包块等都应提高警惕。

7. 直肠炎 痔与直肠炎二者均有便血症状，容易混淆，如果对炎性肠病的患者进行痔切除术或冷冻治疗，可能引起严重的问题。肛门镜检查：直肠炎在急性期或亚急性期其直肠黏膜呈紫红色或红色，充血明显，有弥漫性出血点，触之出血较多。但临床上往往见到内痔出血而忽略了直肠黏膜出血，特别是在直肠炎慢性期炎症并不十分明显，仅有黏膜粗糙，颜色呈苍白色，出血点不多时易被漏诊。但只要通过病史及详细检查，根据出血部位，直肠黏膜色泽，有的曾经做过内痔治疗无效，应考虑该病存在。血便多，嘱患者蹲位排便时检查可直接看到内痔是否有出血点，此法有助于排除内痔出血。高位的直肠炎单靠肛门镜检查不足以鉴别，有时需行乙状结肠镜检查。

8. 克罗恩病性皮赘外痔 患克罗恩病时的皮赘外痔多为水肿和糜烂的皮肤皱褶，比一般皮赘大，厚而硬，并有特征性的蓝色。活体组织检查时可见有典型的肉芽肿。

9. 肛门直肠性传播性疾病 肛门性病病原体感染引发的皮疹表现与痔的临床症状、体征相仿，无明显差异，如不注意鉴别，极易造成误诊，如扁平湿疣误诊为炎性外痔，二期梅毒误诊为炎性混合痔者，临床上屡有报道。二期梅毒皮损形态多变，类型复杂；有的呈大小不等淡红色肿块，散布于肛周或直肠下段。肿块质硬光滑或无痛溃烂。有的肿块恰位于3、7、11点典型痔的位置，伴有黏液血便，肛门潮湿，瘙痒不适等。

造成误诊的原因与没有仔细询问病史、没有全面进行体检及没有进行必要的实验室检查有关。因此必须加强性病防治宣传培训，让医生掌握全科医生的知识，增强性病防治意识。除加强病史的询问外，特别对肛门分泌物、排泄物、皮肤病、不明原因的肿块、溃疡、脓肿、淋巴结肿大、瘘管等应进行必要的实验室检查（如梅毒血清试验，TPPA，USR，分泌物PCR检验）或进行活体组织病理检查，是避免性传播疾病误诊和延误治疗的关键。

10. 肛缘皮下脓肿 主要症状是肛门部肿痛，常位于后方或侧方皮下部，疼痛为持续性跳痛，易与外痔混淆。检查可见病变处明显红肿、有硬结和压痛，脓肿形成可有波动感，穿刺时可抽出脓液。

11. 肛缘脂肪瘤、粉瘤、纤维瘤 肛缘处良性肿瘤与外痔的鉴别要点是，脂肪瘤发病缓慢，无疼痛，肿块软，呈分叶状，无触痛。粉瘤无感染时无明显疼痛，发病慢，病程长，肿块边缘清楚，质地软，无触痛，当感染时其表现同脓肿。纤维瘤病程长，多无疼痛，边界清楚，表面光滑，质地较硬，可活动，无明显触痛。

第四节 痔非手术治疗

痔的临床表现复杂，病情较长，不同时期，不同类型，痔的治疗方法理应选择不同，不能盲目用其中一种方法，应该强调治疗的个体化。

一、中医治疗

中医学非常重视应用内治法治疗痔病。内治法大致可概括为8大法，即疏风法、利湿法、清热法、润燥法、凉血法、通下法、升举法、攻补兼施发等。方剂和药物很多，例如：以“泻火凉血”的代表方剂如《外科大成》的“凉血地黄汤”，仲景的“当归赤小豆汤”；以“清热、祛风、利湿”的代表方剂如《医宗金鉴》的“止痛如神汤”，《外科正宗》的“防风秦艽汤”；以“润燥、滋阴、清热化湿”的代表方剂如《外科准绳》的“脏连丸”，《医宗金鉴》的“苦参地黄丸”，《证治准绳》的“地榆丸”，《局方》的“槐角丸”等。这些积累了丰富经验的方剂对痔的治疗发挥了重大作用。这些方剂是在中医的辨证施治理论下拟订的，不仅注重局部治疗，还注重全身脏腑功能的调整以及对饮食结构和大便习惯的调整与治疗，有其独到之处。

（一）中药汤剂

根据《中华人民共和国中医药行业标准》将痔分为下列证型进行辨证施治。

1. 风伤肠络　大便带血、滴血或喷射状出血，血色鲜红或有肛门瘙痒。舌红、苔薄白或薄黄，脉数。

治法：疏风清热、凉血止血、消痔固脱。

方药：凉血地黄汤加减。细生地黄10g，当归10g，地榆10g，槐角10g，黄连10g，天花粉10g，升麻10g，枳壳10g，黄芩10g，荆芥10g，侧柏炭10g，生甘草6g。每日1剂，水煎服。或用槐角丸加减（减当归加葛根15g，秦艽10g，炒荆芥15g）或服用消痔合剂。

2. 湿热下注　便血色鲜红，量较多，肛内肿物外脱，可自行回缩，或脱出物分泌物较多，黏膜糜烂，或伴大便黏滞不爽，肛门灼热，潮湿不适。舌红，苔黄腻，脉滑数。

治法：清热利湿、凉血止血。

方药：①五神汤加减。茯苓10g，金银花10g，牛膝10g，车前子10g，地丁15g，黄芩10g，归尾10g，赤芍10g，甘草10g。每日1剂，水煎服。②槐角丸或止痛如神汤合三仁汤加减。若痔核下脱明显，可加黄芩15g，升麻10g，柴胡10g，以益气升阳固脱。若肿痛明显可酌加蒲公英15g，土茯苓15g，黄芪35g。

3. 气滞血瘀　肛内肿物脱出，甚或嵌顿，肛管紧缩，坠胀疼痛，甚则肛缘有血栓，水肿，触痛明显。舌暗红，苔白或黄，脉弦细涩。

治法：活血化瘀、消痔散结。

方药：①活血散瘀汤加减。当归尾10g，赤芍10g，桃仁10g，大黄10g，川芎10g，牡丹皮10g，枳壳10g，瓜蒌10g，槟榔10g。每日1剂，水煎服。②桃红四物汤加郁金10g，槟榔10g；或用活血散瘀汤加地榆15g，黄芪35g。

4. 脾虚气陷　肛门坠胀，肛内肿物外脱，需手法复位。便血色鲜或淡，可出现贫血，面色少华，头昏神疲，少气懒言，纳少便溏。舌淡胖，边有齿痕，舌苔薄白，脉弱。

治法：健脾益气、升阳举陷、消痔固脱。

方药：方用补中益气汤加减。黄芪30g，党参15g，白术9g，陈皮6g，炙甘草5g，当归6g，升麻10g，柴胡9g，赤石脂15g。每日1剂，水煎服。一般减当归加地榆15g，山药15g，葛根10g，仙鹤草15g。若食欲不佳可加焦三仙30g。或用参苓白术散加黄芩35g，地榆15g，枳壳10g；若年老体虚，伴气虚便秘可用补中益气汤合扶正润肠丸；如有脾胃虚寒，先便后血者，可用黄土汤加减，或四君子汤加地榆15g，黄芪10g，白及15g，仙鹤草15g，无花果15g；若心脾两虚、心悸气短便血者，用归脾汤加地榆15g，阿胶（烊化兑服）10g。

5. 阴虚肠燥　头昏咽干，五心烦热，盗汗，形体消瘦，大便秘结，便时肛门疼痛，痔核下脱，滴血。舌红，少苔或苔薄黄，脉细数无力等。

治法：养阴润燥。

方药：方用六味地黄丸加地骨皮15g，阿胶（烊化兑服）10g，地榆15g，槐角15g，黄精35g；或用扶正润肠丸合消痔合剂。

6. 大肠实热　渴喜饮，唇燥咽干，大便燥结，便时出血较多，滴血或射血，血色鲜红，痔核脱出，糜烂不能回缩，灼热疼痛。舌质红，苔黄，脉洪数。

治法：清热泻火、凉血止血。

方药：选方常用凉血地黄汤合槐角丸加减或服消痔合剂与复方穿心莲片。如腹胀明显、大便秘结，可用小承气汤加地榆 15g，槐角 15g，仙鹤草 15g，生地黄 10g，葛根 15g；若尚有面红目赤、心烦、脉弦数者，可用龙胆泻肝汤加地榆 15g，决明子 15g。

（二）中成药

常用内服的中成药，一般具有清热凉血、祛风润燥、清热利湿之功效，如槐角丸、化痔丸、脏连丸、十全大补丸、麻仁丸等。

二、口服药物

痔的口服药物包括微循环调节药和非特异性药物两类。近年来，以肛垫学说为理论依据，针对痔的血管病理生理改变，一些微循环调节药在缓解或消除痔的症状方面取得了满意疗效。其中微循环调节药的代表药物有，地奥司明和草木樨流浸液片等。非特异性药物的代表药物有对乙酰氨基酚等。

三、局部治疗

局部治疗适用于各类内痔及内痔嵌顿肿痛、出血等或伴有外痔发炎者或肛门手术后使用。

（一）熏洗坐浴法

目前在临床上常用于治疗痔的熏洗剂，依其主要作用大致可归纳为以下几类。①清热燥湿类，如起痔汤、祛毒汤、苦参汤等；②行气活血化瘀类，如活血散瘀汤等；③消肿止痛类，如洗痔枳壳汤；④燥湿收敛类，如白矾汤、五倍子汤等；⑤其他类，如熏痔汤、莲房枳壳汤、熏洗方。此外各地医院也大多有适合当地情况的、自己用于治疗痔病的熏洗方。但所有药物不外乎清热解毒、疏风胜湿、行气活血、消肿止痛、收敛生肌、杀虫止痒等。

熏洗法一般无明显禁忌证。但是对于急性传染病，重度心血管疾病，妇女妊娠及月经期间，饮食或饥饿以及过度疲劳时，内痔出血量大时，均不宜进行。缝合术后禁忌坐浴。炎性外痔，在发病 24h 以内应先局部冷敷，24h 后再改为中药坐浴。

1. 操作步骤　如下所述。

（1）坐浴前应嘱患者排除大小便。

（2）将煎好的药物趁热倒入盆内，患者暴露臀部借其熏腾之药气熏患部。

（3）待药汤的温度到 40℃时，将臀部坐于盆内泡洗。Dodi 通过实验证实，在 40℃热水中坐浴 15min，肛管静息压可持续降低 15 ~ 30min，而在 5℃、10℃、23℃的水中，则肛管静息压力下降不明显。

（4）坐浴完毕，用于毛巾擦干患处。如有伤口，用消毒纱布擦干患处，然后敷药。

2. 注意事项　如下所述。

（1）冬季坐浴时，应注意保暖，夏季要避风。

（2）药汤温度要适宜。熏洗时间较久，药汤稍凉时，须再加热，持续温热熏洗，才能收到良好的效果。坐浴时不可太热，以免烫伤皮肤或黏膜，也不可太冷，以免产生不良刺激，坐浴温度要以 40℃左右为宜。

（3）夏季要当日煎汤当日使用，药汤不要过夜，以免发霉变质，影响治疗效果和发生不良反应。

（4）煎药时，一般在药物中加水 500mL 左右，沸后煎 20min，再将芳香之品加入，烧滚后即可取下使用。每日使用 2 次，每次熏洗 20min 左右。疗程长短，则视病情而定。

3. 常用方剂　熏洗常用药物为苦参汤、五倍子汤等。若肛门皮肤瘙痒可用苦参汤加百部 30g，白鲜皮 30g，紫荆皮 15g，川椒 15g 或用祛痒洗散；局部热证明显用苦参汤加千里光 30g，蒲公英 30g，大黄 60g，或用消炎洗散兑开水熏洗；水肿湿甚用苦参汤加苍术 25g，泽泻 25g，土茯苓 30g，芒硝 15g，白矾 15g，或用五倍子汤合苦参汤；兼有风毒、皮疹者用苦参汤加羌活 15g，防风 30g，升麻 15g，柴胡 15g，紫荆皮 15g，黄芪 50g；若肿痛明显用五倍子汤合苦参汤熏洗。

中药熏洗坐浴操作简便，易于推广，不需住院。医护人员在较短时间内就可以熟悉常用药物和熏洗方剂，且疗效显著。上述药物对溶血性链球菌、金黄色葡萄球菌、铜绿假单胞菌、痢疾杆菌、伤寒杆菌、大肠杆菌以及多种皮肤真菌均有较强的抑制作用。五倍子的鞣酸尚能使皮肤、黏膜溃疡等部的组织蛋白凝固收敛，使血液凝固呈止血作用。川椒、薄荷有局部麻醉作用，止痛效果较好。甘草还有抗破伤风毒素和抗过敏作用，故当内痔脱垂或嵌顿、血栓性外痔初期、炎性外痔（发病 24h 后）、静脉曲张性外痔、结缔组织性外痔和术后水肿等发炎肿胀明显、疼痛剧烈者，在用中药熏洗后，常在 24h 内疼痛逐渐消失。应用时可根据病情辨证，选用不同方药，并应注意有关事项。

（二）外敷塞药法

1. 外敷法　系将药物直接涂敷于患处或肛内，多于熏洗后敷药。主要用于炎性外痔及血栓性外痔及各类痔手术之后，还可用于内痔出血及内外痔手术创面的止血。常用药物有马应龙麝香痔疮膏、消炎止痛膏、九华膏、金黄膏、生肌玉红膏、五倍子膏等。操作方法：将所用油膏装入油膏注射枪中，待患者便后将油膏从肛门注入肛管直肠腔内，或用药物自带接头将接头插入肛门内把药物挤入肛管内即可。

2. 塞药法　是将药物制成栓剂塞入肛门内而达到治疗效果的方法。栓剂适用于各度内痔，但对妊娠期妇女及哺乳期妇女则应慎用或禁用。使用方法：便后洗净肛门后，或在术后换药时，先在栓剂头端涂上少许甘油或油膏等，然后用手指或栓剂助推器放进肛内。常用的栓剂有：九华痔疮栓、麝香痔疮栓、消炎止痛栓、氯已定痔疮栓等。

第五节　痔手术疗法

手术疗法术式众多，但归纳起来临床上大概分为 4 种：内痔手术方式，外痔手术方式，混合痔的手术方式，其他手术方式。

一、内痔术式

目前最常用的是胶圈套扎术、硬化剂注射术、吻合器直肠黏膜环切术（PPH）、内痔手术切除法等。

（一）胶圈套扎法

内痔胶圈套扎法是由祖国医学文献记载的方法发展而来的。祖国医学古籍，如《外科正宗》《太平圣慧方》等就有用结扎方法治疗痔疮的记载。本方法主要利用橡胶皮圈较强的弹性，通过器械紧扎于内痔基底部，阻断其血液循环，人为地使内痔发生机械性绞窄，从而因缺血、坏死而脱落，以达到治疗的目的。

1. 适应证　适用于单纯的Ⅱ、Ⅲ度内痔，尤其适用于已纤维化的较大而又孤立的内痔。

2. 禁忌证　①糖尿病患者；②血液病患者；③门脉高压症患者；④内痔伴有直肠炎，肛周感染等应待其治愈后再行套扎治疗；⑤服用抗凝药的患者，如阿司匹林、波利维等。

3. 术前准备　套扎前的准备：套扎前嘱患者排尽大便，便秘者可用温水 500mL 加液状石蜡 50mL 灌肠 1 次。

套扎器使用前应高压灭菌，但橡皮圈不宜高温消毒，以免变质不能使用，可将其浸泡于 0.1% 苯扎溴铵溶液或 75% 乙醇溶液中，经过 25min 即可使用。如无套扎器时，可用两把无齿直钳代替。

4. 操作方法　患者侧卧位，肛门内插入喇叭状肛门镜，将内痔核充分暴露，用 0.1% 苯扎溴铵棉球或碘仿棉球，充分消毒直肠下段及痔核表面黏膜。将套扎器通过肛门镜套在痔核上，轻扣扳手，将套扎器内产生负压，吸紧痔核，进一步扣动扳手，将橡皮胶圈推出，套住内痔的基底部。根据患者具体情况，每次最多可套扎 3 个痔核。

如无套扎器，可用两把直血管钳代替。方法是：将胶圈套在一把直钳根部，用该直钳夹住内痔核的基底部，用另一直钳穿入胶圈，扩张拉长胶圈，跨过痔核顶端，套扎于内痔的基底部，然后去除两把钳。

5. 术后处理　套扎后控制排便 24h，避免剧烈活动，套扎治疗期间保持大便通畅。

6. 注意事项　如下所述。

（1）在套扎痔核脱落时，局部可遗留一创面，在此期间应避免局部机械检查，防止大便干燥，以免造成继发出血。

（2）女性直肠前壁痔套扎或贯穿缝扎时，一定要注意直肠阴道壁，过度牵拉套扎和缝扎，愈后易造成直肠阴道瘘。

7. 并发症　直肠轻度不适感与充盈感可能会存在数日，但症状多较缓和，一般可通过坐浴与止痛药缓解。另外我们发现还有以下并发症。

（1）迟发性出血：一般多见于胶圈套扎疗法后 1 ～ 2 周。

（2）剧烈疼痛：一般可通过坐浴与止痛药缓解，如不行应考虑其他治疗方法。

（3）外痔血栓形成：血栓形成后，可采用坐浴及大便松软剂治疗，必要时切除血栓。

（4）溃疡形成：胶圈脱落早，一般 2 ～ 5d 脱落，形成溃疡。有的溃疡较大，并发肛裂，可采用坐浴及大便松软剂治疗，必要时行肛门内括约肌切开术。

（5）胶圈脱落：多见于第 1 次或第 2 次排便。

（6）败血症：注意术前清洁洗肠，术后肌内注射破伤风抗毒素，应用抗生素。

（二）硬化剂注射法

作用原理：目前公认的是利用硬化剂在组织中产生无菌性炎症，促进痔组织及其周围组织纤维化，将脱垂的肛垫粘连固定于内括约肌的表面，从而达到止血和防止脱垂的目的。

1. 适应证　如下所述。

（1）Ⅰ度内痔，即有便血的非脱出性内痔，可以达到明显止血的目的，效果显著。

（2）Ⅱ、Ⅲ度内痔可以防止或减轻内痔脱垂的症状。

（3）对年老体弱、严重高血压或并发有心、肝、肾等疾病患者可缓解或消除便血或脱出的症状。

2. 禁忌证　如下所述。

（1）任何外痔及有内痔并发炎症或血栓、嵌顿的。

（2）有炎症表现的内痔，如痔黏膜溃疡形成或坏疽、糜烂的内痔。

（3）肛门皮赘、肛瘘、肛裂、肿瘤等。

（4）溃疡性结肠炎、克罗恩病等。

3. 注射前准备　如下所述。

（1）注射前，向患者说明本疗法操作特点，解除患者的思想顾虑，安定患者情绪，同时嘱患者在治疗期间忌食辛辣等刺激性食物，取得患者合作。

（2）对于个别精神紧张的患者，可在注射前 1d 晚上服用镇静药物。

（3）应了解患者既往出血性疾病及重型高血压史，以防注射后发生渗血不止的现象。

（4）注射前嘱患者排净大便，便秘患者，可在注射前清洁灌肠，以防注射后过早排便，引起痔核脱出、感染、水肿、嵌顿、坏死及诱发大出血。

（5）对于急性肠炎的患者应先积极治疗肠炎，控制肠道炎症，减少排便次数。

（6）药物及器械准备：①消痔灵 1 支（每支 10mL），消痔栓或消炎止痛膏适量。②液状石蜡棉球数个，0.1% 苯扎溴铵棉球或碘仿棉球，生理盐水棉球，灭菌干棉球适量，敷料 2 块。③ 5mL 或 10mL 注射器 1 具，6 ～ 7 号长针头 2 个，肛门镜 1 具，弯盘 2 个，长镊子 2 把。

4. 用量及操作方法　如下所述。

（1）用量：成人每千克体重 0.2 ～ 0.5mL，小儿用量酌减。

（2）操作方法：取 5mL 注射器，选用 6 ～ 7 号长针头，抽消痔灵及利多卡因按 1 ∶ 1 备用。患者取侧卧位，肛门镜外涂液状石蜡置于肛门内，充分显露内痔。先用生理盐水棉球清洗痔核表面，再用 0.1% 苯扎溴铵棉球或碘仿棉球对下段直肠及痔核表面黏膜反复进行消毒。注射时，从痔核最高点进针达中心部位，回抽无回血，即可注药，使药液均匀地分布在痔核内，要严防药液注入过深或过浅。然后再将针刺入痔核基底部及痔核稍上方，注入少量药液，以阻断痔动脉的血液供应。注射的药量，视痔核大小而定，每个痔核可注射 1.5 ~ 2.0mL，1 次注射 2 ~ 3 个痔核。退针后，注射部位如有渗血，可用干棉球轻轻按压止血。注射完毕，肛内放置消炎止痛膏棉球 1 个或消痔栓 1 枚。

5. 注射后处理　注射后嘱患者控制大便 24h，以后每日大便后用消炎止痛膏换药 1 次；或将消痔栓交予患者，嘱其每日大便后自行塞入肛门 1 枚；连续换药 3 ~ 4d。注射后第 3 ~ 5d 做肛门镜检查，了解注射后痔核萎缩情况，如果痔核萎缩不满意或有遗漏，同时再做第 2 次补充注射治疗。

6. 注射后的并发症及其处理　如下所述。

（1）下坠感：多在注射后 2h 内出现，这些都是药物刺激而出现的一种正常反应，一般不需处理，4 ~ 6h 后即可自行消失。

（2）水肿：多是由于药液注射过浅，或是注射后患者活动过多，受到强烈摩擦而引起的，可用花椒、食盐水坐浴（花椒 15g，食盐 30g，加水 3 000mL 煮沸，待水温降至适宜坐浴，每日 2 次），或用消水肿膏塞入肛门，每日 1 次，直至水肿消除为止。

对于因水肿而脱出的痔核，可将脱出的痔核复位，局部可涂以消水肿膏，每日 1 次。

（3）尿潴留：由于药物的局部刺激作用，影响到了支配膀胱括约肌的神经支配，反射性地引起膀胱括约肌发生痉挛，从而导致尿潴留；或者由于患者惧怕疼痛，不敢增加腹压逼尿，也可以出现尿潴留，尤其是在 6 点或 12 点部位的痔核注射后较容易发生。这种反应一般在 3 ~ 6h 可以自行缓解。如不缓解，可行下腹部热敷，并配合针刺三阴交穴，强刺激不留针处理后，都能解除。

（4）疼痛：多因注射部位太靠近齿状线而引起。疼痛较剧烈者，可酌情给予止痛药物来对症处理。

（5）出血：注射退针后，有时针眼处可有少量出血，多为针尖刺破小血管造成，用于棉球轻轻按压片刻即可止血。注射 3d 以后发生的出血，多因注射技术不熟练，或某一痔核注射过量药物，导致痔核坏死、脱落而造成。对于少量出血，一般经再次在出血点旁注射消痔灵及利多卡因按 1 ∶ 1 的 2.5mL 后即可达到止血目的。

（6）发热：注射后 12h 内出现的发热，可能为患者对某种药物过敏而引起的变态反应性发热，酌情口服脱敏药即可缓解。注射 1d 后出现的发热，多由于药液误注入前列腺引起急性前列腺炎，或注射后换药不及时而引起继发感染所致。治疗以抗炎为主，给予广谱抗生素，必要时可静脉滴注，配合加减三黄汤保留灌肠。

（三）吻合器直肠黏膜环切术（PPH）

1. 手术原理　PPH 环形切除直肠下端 2 ~ 3cm 黏膜和黏膜下组织，恢复直肠下端正常解剖结构，即肛垫回位。同时，黏膜下组织的切除，阻断痔上动脉对痔区的血液供应，术后痔体萎缩，也被认为是 PPH 治疗痔的机制。因为 PPH 仅切除直肠下端黏膜和黏膜下组织，在感觉神经丰富的肛管和肛周不留切口，理论上减轻术后疼痛。因为吻合口位于肛管直肠环以上，括约肌损伤的机会相对减少。

2. 适应证　如下所述。

（1）直肠黏膜脱垂、直肠黏膜内套叠。

（2）Ⅲ度、Ⅳ度内痔，特别是脱出呈环状、伴有黏膜外翻和黏膜脱垂的患者。

（3）进展期的Ⅱ度内痔：Ⅱ度内痔以便后痔块自行回纳为特点。

3. 禁忌证　如下所述。

（1）直肠壁全层的脱垂被视为 PPH 绝对禁忌证。

（2）女性直肠阴道隔薄弱时不宜行 PPH 手术，因为术中荷包缝合或吻合器击发时易损伤阴道壁，导致直肠阴道瘘，属于相对禁忌证。

（3）有肛门直肠手术史的患者，术后瘢痕挛缩，吻合器置入困难或术后痔回缩受限，也应谨慎使用吻合器。

（4）脱出物为肛乳头，反复脱出致脱出物硬化纤维化、脱出物可疑其他病理改变等，肿物回纳后致患者术后肛门坠胀、异物感。

（5）溃疡性结肠炎、克罗恩病等。

（6）嵌顿痔：为痔的急症，以脱出物水肿、剧痛为特点。

4. 术前准备　一般术前 1d 采用硫酸镁或聚乙二醇电解质散行肠道准备，排除肠道内宿便，使患者手术日和术后第 1d 无成形便通过吻合口。手术日晨起清洁灌肠，清洁手术野。女性患者还需行阴道冲洗。

5. 麻醉的选择和体位　一般采用骶麻，其操作简便，安全，有效，很大程度上减少术后尿潴留的发生。一般采用截石位或剪刀位。

6. 手术步骤　如下所述。

（1）探查。探查中应注意：①仔细检查直肠、肛管，排除不能行 PPH 的一切情况，如肿瘤、溃疡、肥大纤维化的肛乳头等。②判断内痔的位置、大小、脱出程度，外痔、单发、环状、皮赘的情况。③确定齿状线的位置，预计荷包缝合的高度。④对于难以回纳的外痔和皮赘，用纱布尽量回推，可以初步判断术后回纳的效果，对于回纳程度差、内痔脱出轻的患者可以放弃 PPH 手术。⑤探查结束后决定是否行 PPH。

（2）置入扩肛器和肛门镜：3 把或 4 把无创伤钳向外牵拉肛缘，润滑扩肛器后旋转进入肛管，前后位正中各固定 1 针。也可以将固定线预先留置在肛缘，向外牵拉预留线后将肛门镜置入肛管，系紧预留线固定肛门镜，取出内芯（扩肛器）。肛门括约肌张力高或有肛管狭窄时，可先置入扩肛器，并持续 1 ~ 2min，一般不需要手法扩肛。

（3）荷包缝合：借助半弧形肛门镜，在 3 点位置进针，顺时针缝合一圈。荷包缝合是 PPH 手术的关键，以下问题值得关注。

①荷包缝合的位置：齿状线以上至少 2cm。<2cm 吻合时易损伤齿状线，导致术后疼痛。在痔脱垂的情况下，齿状线可能发生移位，特别是不均匀脱垂时，齿状线也可能不在同一水平，加上扩肛器挤压，齿状线难以辨认。因此也有人建议在距离肛缘 4 ~ 6cm 处，或距离痔核顶点 2cm 以上行荷包缝合。

②荷包缝合的深度和距离：荷包缝合深及黏膜和黏膜下层。如果太浅，仅缝合黏膜层，影响痔的回纳效果，向下牵拉痔核进入钉仓时易导致黏膜撕脱，导致吻合不全。太深则易致括约肌损伤。荷包缝合应连续，不留间隔。在黏膜皱褶处或缝至 10 ~ 12 点时，对女性患者要特别注意不要缝穿直肠阴道隔全层而导致直肠阴道瘘，缝合后阴道指诊可以确定。

③单荷包和双荷包：根据国内外报道，以术者的经验决定。

（4）置入吻合器、击发：旋松吻合器，在荷包缝合线之间将吻合器头端送入直肠。收紧荷包缝合线，将其系于吻合杆上，分别从侧空引出。向下牵拉荷包缝线，打开保险装置，旋紧吻合器至安全刻度，击发，保持击发状态 20 ~ 30s，逆时针旋松并取出吻合器，检查吻合口是否完整和出血。手术结束后，肛管内留置保护黏膜的栓剂和薄片油纱，以利于术后观察和引流残余血液。术后检查切除标本，黏膜应呈均匀环状，并送病理检查。

7. 手术中注意事项　如下所述。

（1）吻合前用手指再次检查确保黏膜环完全进入钉仓。

（2）保持“适当”张力牵拉荷包缝合线，并保持吻合器纵轴与直肠方向一致，否则易损伤直肠壁肌层。

（3）在旋紧吻合器时，女性患者还需阴道内触诊，防止直肠阴道隔全层进入钉仓而导致直肠阴道瘘。

（4）击发后吻合口多有渗血，可压迫、灌注生物纤维蛋白胶或局部注射肾上腺素盐水，如有搏动性出血需用 0 号或 1 号丝线缝合止血。

（5）吻合不全或痔核回纳不充分时需要补缝或切除痔核，残留孤立皮赘也应切除。

8. 术后处理　术后预防性应用抗生素 1 ~ 3d，麻醉恢复后即可下地活动，一般不用控制饮食，但需缓泻 1 周。患者排便后坐浴，不用换药。如无特殊情况，1 周后行肛门指诊。术后处理应注意以下事项。

（1）PPH 术后疼痛轻微，一般服用非甾体类药物镇痛可以有效地控制术后疼痛，少数情况（多数在出现并发症的时候）需要静脉或肌内注射哌替啶或吗啡。

（2）控制术中出血的主要方法是减少术中创伤、术后彻底止血、缝合出血点，留置薄片油纱的目的是为了观察术后出血和引流残余血，切勿采用大卷油纱或肛门排气管压迫止血，增加患者疼痛，因为吻合口在肛管直肠环以上，很难达压迫止血的目的。

（3）术后缓泻非常重要，可以减少因用力排便而导致的并发症。一般采用乳果糖类泻剂。

（4）术后麻醉恢复后即可下地活动，一般不控制饮食，但为了减少术后尿潴留的发生，需减少手术中和手术后输液量和输液速度，并限制患者过多饮水。

9. 并发症　吻合器痔切除是一种治疗Ⅲ度、Ⅳ度内痔和混合痔的新方法。虽然多数随机临床试验证实 PPH 治疗痔脱垂具有安全、有效的特点，并且与传统痔切除相比明显减轻术后疼痛，很快恢复正常生活和工作。但经近 10 年的临床应用，还是有多家报道一些临床并发症。如继发性出血、直肠狭窄、尿潴留、下腹痛，甚至严重的腹膜后感染、直肠穿孔等并发症的发生。

（1）吻合口出血：最常出现于术后 12h 以内，鲜血外渗容易诊断，有些患者因鲜血积存于直肠内而仅觉肛门坠胀。术后活动性出血经保守治疗不缓解者需在麻醉下结扎出血点、局部注射肾上腺素盐水或止血纱布压迫。术后渗血或少量排便带血往往不需要特殊处理。

（2）尿潴留：发生比例各家差异较大，与术后肛门疼痛和麻醉方式有关。

（3）肛门疼痛和下腹痛：PPH 环状切除直肠下端黏膜，在感觉神经相对丰富的肛管没有切口，因此术后疼痛轻，多数患者术后感觉轻微疼痛。当吻合口接近齿状线或位于齿状线以下时，会感觉术后剧烈疼痛。但多数患者感觉下腹牵拉痛或坠胀感，其发生机制尚不明确，可能与牵拉和吻合口刺激有关。一般无须特殊处理，术后 1 周逐渐缓解。如有持续性的肛门疼痛、下腹疼痛伴有发热、便嵌塞等症状，应高度怀疑有肛周或腹膜后感染的可能，肛门指诊和腹部 X 线平片可以协助诊断。

（4）吻合口狭窄：Seow-Choen 报道 8.8% 患者发生吻合口狭窄，与术后不遵医嘱服食纤维素食品有关。

（5）手术无效：PPH 与外剥内扎手术不同的是手术依靠对痔上方直肠黏膜切除，将肛垫向上方牵拉，使肛垫复位。如果荷包缝合部位过高，尤其是重度痔脱垂患者，手术可能完全无效，使术者处于非常尴尬的境地。因此荷包缝合线位置应在齿状线以上 3 ~ 4cm 处为宜，对于脱垂 >3cm 的患者可以通过双荷包缝合，切除更多的组织，提高悬吊作用。如果出现痔核回缩不全，应当追加外剥内扎手术，避免二次手术。

点评：PPH 术式适应证为直肠黏膜内脱垂，环状内痔。它存在几点不足：①费用太昂贵，不适合乡村等医疗单位推广使用。一般 1 例患者治疗费用为万元左右。②环状内外混合痔，只能消除内痔，对外痔还得切除，不能一次完成。③在吻合钉未完整脱落前，多数患者有肛门下坠感加重，有的钉子脱落时易出血。④在直肠黏膜荷包缝合时，女性患者前壁不慎缝合过深，易造成直肠阴道瘘。

尽管 PPH 为重度环形脱垂性痔的治疗提供了一种简单、有效、痛苦小的手术方法，但其只是对原有痔治疗方法的一种补充，而不是替代。由于其本身的特点，应当加强手术适应证的合理选择和并发症的预防，使其达到应有的治疗效果。

（四）内痔缝扎切除术

1. 适应证　Ⅲ度、Ⅳ度内痔。

2. 手术步骤　肛周皮肤肛管常规消毒，用 0.25% 丁哌卡因（或 1% 普鲁卡因）于肛管做局部菱形或扇形浸润麻醉；或常规消毒骶尾部在两骶角连线中点垂直进针进入骶裂孔内，将 0.25% 丁哌卡因 10mL 注入下段骶管内做低位骶管麻醉，然后进行如下操作。

（1）内痔切除钳下缝合法：扩肛显露痔核，碘仿消毒，用小血管钳钳夹内痔顶部上提，再用中弯血管钳在齿状线上 0.5cm 处于内痔根部钳夹，用剪刀剪去中弯血管钳上部钳夹之痔核，然后用 2-0 肠线在钳下连续贯穿褥式缝合以关闭伤口，同法处理其他痔核。为预防术后出血，可在传统母痔（即 3、7、11 点）上部即痔上动脉区用肠线缝扎一针深达黏膜肌层。

（2）内痔切除绕钳缝合法：扩肛显露痔核，碘仿消毒，用小血管钳钳夹内痔顶部上提，再用中弯血管钳在齿状线上 0.5cm 处于内痔根部钳夹，用剪刀剪去中弯血管钳上部钳夹之痔核，然后用 2-0 肠线围绕弯钳连续缝合黏膜，边退钳边抽紧缝线打结关闭伤口。

以上为单钳连续缝合法。另外尚有双钳连续缝合法、边切边缝法以及全程缝合法。双钳法是在单钳切去钳上痔组织后，再置一弯钳，然后进行连续缝合，肠线绕过双钳，缝至齿状线处，松去下钳，上钳提起缝线，边退钳，边逐个收紧缝线，切勿颠倒顺序，以免影响紧线，造成出血。

（五）内痔结扎术

1. 适应证 Ⅲ度、Ⅳ度内痔。

2. 手术步骤 如下所述。

（1）单纯结扎法：在麻醉下常规消毒肛周和肛管，显露痔核，于齿状线上痔核高突点用蚊式血管钳钳夹牵拉固定痔核，用碘仿消毒后，再用中弯血管钳于痔核底部齿状线上 0.5cm 处钳夹痔核高突部位，然后用 7 号丝线做单纯结扎。

（2）8 字缝扎法：在麻醉下常规消毒肛周和肛管，显露痔核，于齿状线上 1.5cm 处，即内痔核上端用组织钳或蚊式血管钳钳夹黏膜上提使下脱痔核复位或向上移位，再用中弯血管钳于组织钳下部钳夹，一般选择截石位 3、7、11 点结扎或 3、7、9、11 点结扎。用圆针穿 7 号丝线于中弯血管钳钳夹处上中 1/3 交界处进针做 8 字缝扎。

（六）分段贯穿结扎术

1. 适应证 Ⅲ度、Ⅳ度内痔。

2. 手术步骤 扩张肛管，常规消毒后将痔核牵出肛管，以中弯钳自齿状线上约 0.3cm 夹住痔基底，取长约 50cm 的 10 号丝线，自线两端各穿一圆针，将痔核于钳下分段贯穿 2 针，结扎 3 段。

（七）内括约肌部分切断术

1. 适应证 内痔伴肛管静息压增高的患者。

2. 手术步骤 如下所述。

（1）直尖剪刀皮下切开法：消毒皮肤肛管黏膜后，左手示指伸入肛管作指示，与 5 点位或 7 点位切一个放射状切口或用直尖手术剪刀在距肛缘 1.5cm 处刺入皮下，然后分离进入内括约肌外侧。

在左手示指引导下，经内括约肌外侧分离至齿状线，张开剪刀喙部，用左手示指将内括约肌下缘推入剪刀喙并剪断，此时即刻有肛管松解感。

退出手术剪刀，左手示指在内括约肌切开处能摸到缺损并用力压迫，此项操作目的有三：①检查内括约肌切开情况，如果切开满意，应能扪及局部缺损；②凭借示指向外压力，使未断裂的内括约肌纤维断裂；③通过 2 ~ 3min 的压迫，以防切口渗血。

退出左手示指，缝合切口 1 针，肛管内填塞油纱条，无菌纱布加压包扎，以防渗血和水肿。

（2）手术尖刀皮下切开法：消毒后，左手示指伸入肛管作指示，用 4 号手术尖刀在 9 点位括约肌间沟刺入，刀在内括约肌内侧面潜行，进刀的多少根据切开内括约肌的宽度定。

转刀 180° 刀刃向内括约肌，并向外下方用力，切断内括约肌下缘。

拔出手术刀，在切断内括约肌处用示指尖稍用力向外压迫。退出示指，缝合切口 1 针，肛管内填塞油纱条，无菌纱布加压包扎，以防渗血和水肿。

（3）内括约肌直视切开法：消毒后，左手示指伸入肛门，扪清括约肌位置后，在 7 点位距肛缘 1cm 处放射状切口长约 1cm。用中弯血管钳由切口经括约肌间沟在皮下与内括约肌间向上分离至齿状线。

退血管钳回括约肌间沟，在内括约肌外侧分离至齿状线，向上向内用力，将内括约肌挑出，直视下切断。

缝合切口 1 ~ 2 针，肛管内填塞油纱布，无菌纱布加压包扎。

二、外痔手术方式

根据病变的类型选择不同术式。

（一）血栓性外痔剥离摘除术

1. 适应证 如下所述。

（1）发病急，疼痛剧烈，48h 内不见缓解。

（2）保守治疗后仍有剧烈疼痛，肿块仍较硬较大，不易自行吸收消散者。

（3）肿块已经发生破溃、感染。

2. 手术步骤　如下所述。

（1）在痔核外侧皮内注射 0.5% ~ 1% 利多卡因注射液，先做皮丘。然后由皮丘将利多卡因注射液 2 ~ 5mL 均匀地注入痔周围的组织中。

（2）以血管钳夹起痔核表面皮肤，切开一个与肛管长轴平行的小切口。

（3）对孤立与周围组织无粘连的血栓，用拇指和示指将血栓向外全部挤出即可。

（4）对有粘连的血栓，提起创缘皮肤，用弯剪刀或蚊式血管钳沿皮肤和血栓之间分离，完整游离血栓。

（5）将血栓取出，切除多余皮肤，用纱布压迫止血。重新消毒创口，缝合切口 1 ~ 2 针。

术后每日或大便后用 1 ∶ 5 000 高锰酸钾温溶液坐浴，再以油膏纱条嵌塞，外盖纱布块，直至愈合。

3. 注意事项　如下所述。

（1）分离时勿钳夹栓体，以免包膜破裂。

（2）血栓剥离后余留皮瓣较大时，可切除一部分，以免留下皮赘。

（3）血栓挤出应彻底，不要遗留小血栓。

（4）如果疼痛严重，血栓累及范围不足肛周的一半，可在门诊或急诊室局部麻醉下立即手术切除，不提倡单纯切开排出血栓，因为血栓复发率很高。

（二）结缔组织性外痔切除术

1. 适应证　如下所述。

（1）肛周皮赘较大，常有水肿发炎。

（2）多发肛周皮赘，影响局部清洁。

2. 手术步骤　如下所述。

（1）常规消毒肛周肛管，用 1% 普鲁卡因或 0.25% 丁哌卡因或长效止痛液做局部浸润麻醉。

（2）用中弯止血钳将欲切除之结缔组织外痔由根部钳夹一会，取下血管钳，再用剪刀顺钳痕剪除外痔，也可顺钳夹血管钳上方将外痔剪除。

（3）观察无出血，创面敷云南白药或生肌散，纱布包扎术毕。

3. 注意事项　如下所述。

（1）若伤口较宽或有明显出血可缝合固定 1 ~ 2 针。

（2）如果多个外痔切除，应注意保留痔间皮桥，以防肛管狭窄。

（三）结缔组织性外痔切除缝合术

1. 手术步骤　如下所述。

（1）肛周肛管常规消毒，局部浸润麻醉铺巾。

（2）对于结缔组织性外痔伴静脉曲张者，用血管钳夹外痔顶端做放射菱形切口切除皮赘，再用小血管钳将其下曲张静脉丛牵出用剪刀清除干净，然后用小三角针 1 号丝线全层缝合伤口 1 ~ 3 针，上生肌散，外盖纱布包扎即可。

（3）若为弧形增生的结缔组织性外痔，用血管钳将外痔顶端钳夹固定，由根部平行将其剪除，伤口修剪整齐，再用 1 号丝线三角针全层缝合，上生肌散纱布包扎术毕。

2. 注意事项　术中若有多个外痔切除要保留足够皮桥防止肛门狭窄。

（四）结缔组织性外痔锥形剥离切除术

1. 适应证　如下所述。

（1）界限明显的结缔组织性外痔。

（2）孤立较小的静脉曲张性外痔。

2. 手术步骤　如下所述。

（1）常规消毒手术野后，用血管钳提起要切除的痔核，在痔核上 1/3 与下 2/3 交界处做梭形切开，切口方向与肛缘平行。

（2）在切口皮下锐性分离至痔核的基底，在基底部切除痔组织。

（3）彻底止血后将切口对合。如果发现保留的皮片过长，可适当修整，直到切口能满意对合为止。

然后用无菌纱布覆盖切口胶布固定，丁字带加压包扎。

（五）静脉曲张性外痔剥离切除术

1. 适应证 单个孤立状静脉曲张性外痔。

2. 手术步骤 如下所述。

（1）取侧卧位（病侧在下）常规消毒铺巾。

（2）在齿状线下做V形切口，切开皮肤后，用血管钳在两侧皮下做潜行分离，用钳提起曲张静脉团块，用组织剪在皱皮肌浅面剥离出团块并切除之。

（3）两侧皮瓣稍加修平，少许渗血，可盖上吸收性明胶海绵压迫止血，或电灼止血，覆盖敷料。

（六）静脉曲张性外痔潜行旁剥缝合术

1. 适应证 肛缘环状或半环状静脉曲张性外痔。

2. 手术步骤 如下所述。

（1）取俯卧折刀位，阔胶布牵开臀部，常规消毒铺巾，肛管局部浸润麻醉。

（2）沿曲张静脉外缘做弧形切口至皮下，沿切口向肛管方向潜行剥离曲张的静脉团块并全部剔除，电凝、钳夹后结扎止血。

（3）细丝线间断缝合皮肤皮下组织，如果在摘除曲张静脉丛后皮片过长，应适当修剪多余皮肤后缝合切口。同法处理其他部位的静脉曲张性外痔。

（4）术毕消毒缝合创面，无菌敷料加压包扎。

3. 注意事项 如下所述。

（1）剔除静脉团时注意勿损伤肛门括约肌。

（2）若同时伴有结缔组织增生，可在剥离切除曲张静脉丛时将多余结缔组织切除。注意设计皮瓣，防止过多损伤皮肤。

（七）炎性外痔切除术

1. 适应证 如下所述。

（1）已形成血栓肿痛明显的炎性外痔。

（2）肿痛明显的局限性外痔，炎症消退后会形成明显皮赘者。

2. 手术步骤 如下所述。

（1）常规消毒肛周肛管皮肤黏膜，根据炎性外痔的病变情况，决定手术切口的部位。一般情况下切口应选在肿胀明显或者已经形成血栓的部位。

（2）钳夹并提起外痔，在痔的基底用剪刀剪一放射状V形口，扩大切口，摘除全部血栓，剪除多余痔组织，彻底止血，活跃出血点可以结扎或电凝，渗血用于纱布压迫止血，用同样方法切除其他痔核。

（3）肛缘注射长效麻药，切口用油纱条无菌纱布覆盖，胶布固定，丁字带加压包扎。

3. 注意事项 如下所述。

（1）炎性外痔疼痛一般均较显著，术后因切除病灶而减轻，为避免疼痛可用长效止痛液做切口周围局部封闭。

（2）若肛周呈环状发炎水肿，可选择痔核高突点明显者进行切除，可缓解其他水肿，或同时做放射状切口减压。

三、混合痔手术方式

目前，临床上最常用的混合痔的术式是外剥内扎术、外剥内扎注射术、环形混合痔整形术、内外痔分离术等。

（一）外剥内扎术

1. 适应证 混合痣，尤其是较孤立的混合痔或外痔部分较大的混合痔。

2. 手术步骤 如下所述。

（1）麻醉后用组织钳夹住痔核部位皮肤向外牵拉，显露内痔。在痔核基底部两侧皮肤用小剪刀做V

形切口，注意只剪开皮肤，不要剪破痔静脉丛。

（2）夹取皮肤，用包有纱布的手指钝性分离外痔静脉丛，沿外痔静脉丛和内括约肌之间向上分离，并将痔核两侧黏膜切开少许，充分显露痔核蒂部和内括约肌下缘。

（3）用弯血管钳夹住痔核蒂部。蒂上用7号粗丝线结扎一道，再贯穿缝合结扎一道，防止结扎不牢出血，最后剪除痔核。若痔核较大，也可用2–0号肠线连续缝合痔核蒂部，皮肤切口不必缝合，以利引流。

（4）用同法切除其他2个母痔。一般在切除的2个痔核之间，必须保留一条宽约1cm的正常黏膜和皮肤，以免发生肛门狭窄，创面敷以凡士林纱布。

3. 注意事项　如下所述。

（1）痔核基底部两侧皮肤不宜切除过多，以防肛门狭窄。

（2）将混合痔、外痔部分钝性剥离至内痔处，一般不会有出血。

（3）痔核蒂部应做双重结扎。

（4）两个创面之间应留有皮桥，以防肛门狭窄。

（二）外剥内扎注射术

1. 适应证　同外剥内扎术。

2. 手术步骤　如下所述。

（1）消毒、麻醉、铺巾、扩肛。

（2）显露痔核，用小血管钳分别于齿状线上0.5cm处钳夹内痔，碘仿消毒痔表面，参照硬化剂内痔注射，首先进行硬化剂内痔注射。注射完毕后，取下血管钳钳夹外痔顶部在其外缘（或下缘）做V形或梭形切口，切除外痔剥离静脉丛至齿状线下0.3cm处，将剥离切除外痔组织连同内痔上提用中弯血管钳于内痔下半突出部钳夹，然后用圆针7号丝线在中弯血管钳下中上1/3交界处做8字贯穿缝扎，修剪多余残端组织。同法处理其他混合痔。

（三）环状混合痔整形术

1. 适应证　适于Ⅲ、Ⅳ度环状混合痔。

2. 手术步骤　如下所述。

（1）内外痔上方结扎止血：在充分暴露痔核后，在距其上方约1cm处（黏膜）做贯穿缝扎1针，在痔核基底部下方约1cm（皮肤）行贯穿缝扎1针（其目的是减少术中出血，并有利于手术野清晰），待手术完毕后，再将内外缝扎线拆除，以恢复局部血液供应，切不可遗忘。

（2）在肛门左右两侧内外痔交界处切开皮肤及黏膜，分别做3 ~ 5个呈W形切口，并利用切口潜行剥离外痔皮肤及黏膜（向上跨越齿状线上方0.5cm处）向上翻转，将已剥离的曲张静脉团及其结缔组织切除，结扎活动性出血点。

（3）利用外痔皮肤修剪成W形皮瓣，稍做游离并向上方推移，直肠黏膜游离后向下移行亦修剪成W形，再将内外W形皮瓣行上下对角缝合1针，缝合是在黏膜角尖端处深缝至肌层，单缝针至皮肤处宜在角尖端浅浅缝合即可（入针深出针浅），注意缝合时只做角对角缝合，各个边不另做缝合。缝合后切口缘呈波浪形（其目的是切缘不在同一水平线上，减轻术后瘢痕挛缩）。

（4）对角缝合完毕后，在后侧5点或7点肛缘皮肤线上方做约0.5cm横切口，用蚊式钳挑出外括约肌皮下层部分纤维切断（其目的是减轻术后括约肌痉挛致肛门狭窄）。

3. 本术式特点　如下所述。

（1）术前在内外痔的上下方行贯穿缝扎减少术中出血，令术野清晰。

（2）术中保留部分肛垫结构组织，使术后功能不受影响。

（3）利用外痔皮肤制成皮瓣呈W形，移行于创面覆盖，以缩短愈合时间。

（4）手术设计成环形大W形，使切口不在同一水平线，防止术后瘢痕挛缩造成的环形狭窄。

（5）术毕行外括约肌部分纤维切断以减轻术后水肿、疼痛，并防止术后肛门狭窄。

（6）术后肛门完整、平坦，保证肛门闭合功能正常。

4. 术后处理　术后应用有效抗生素预防感染。局部每日清洁换药保持干燥，参照整形植皮术后处理原则。术后4～6d视伤口情况拆线，拆线前禁止坐浴及使用膏油类药物外涂伤口。

（四）内、外痔分离术

1. 适应证 混合痔齿状线未消除者或同一方位内痔、外痔高突隆起而尚未相融合者。

2. 手术步骤 如下所述。

（1）外痔切除+内痔单纯结扎术：适用于混合痔的外痔皮赘较小、内痔较大者。

（2）外痔剥离+内痔单纯结扎术：适用于外痔是血栓或者是静脉曲张性外痔，内痔较大的混合痔。

（3）外痔潜行旁剥离缝合+内痔单纯结扎术：适用于外痔是半环形或环形静脉曲张性外痔，内痔较大的混合痔。

（4）外痔切除缝合+内痔单纯结扎术：适用于结缔组织外痔和内痔都比较大的混合痔。

（5）外痔锥形剥离切除+内痔单纯结扎术：适用于外痔是孤立的圆形，外痔内痔较大的混合痔。

（6）外痔切除+内痔注射术：适用于结缔组织性外痔与较小的内痔组成的混合痔。

（7）外痔切除+内痔套扎术：适用于外痔较小、内痔较大的混合痔。

四、其他手术方式

（一）冷冻疗法

一般是应用−196℃的液态氮或−89℃的液态一氧化氮，通过特制的探头与内痔接触，通过快速冻结内痔组织及随后快速解冻来达到组织细胞坏死的目的。内痔坏死后，通过修复，纤维组织收缩，使内痔皱缩，达到治疗目的。

1. 适应证 如下所述。

（1）适用于Ⅰ、Ⅱ度内痔或脱垂性混合痔、血栓外痔或结缔组织外痔。

（2）年老体弱或伴有心、肺、肝、肾功能不良而不宜手术者及其他方法治疗后复发者。

2. 禁忌证 如下所述。

（1）有急性肛窦炎或肛周炎的慎用。

（2）严重高血压者。

3. 并发症 如下所述。

（1）继发性出血：据文献统计痔冷冻后出血率为1%～3%。一旦发生出血，应及时静脉滴注止血药物，创面应用止血粉或凡士林纱布填塞。所以重在预防，对高血压及便秘患者应先治疗，后再手术。

（2）肛门肿痛：多与操作不当有关，冷冻范围过大，易造成肛管皮肤损伤、愈后遗留肛管皮肤黏膜缺损，甚至造成狭窄。目前对冷冻疗法不提倡使用，因术后局部水肿、疼痛较重。

总之，冷冻疗法缺点较多，主要是术后疼痛较重，肛门渗液时间较长，创面愈合时间过长（6周左右），易发生继发性出血，以及残留皮赘和复发痔需要再处理等。因此，现在该方法很少使用。

（二）红外线凝固疗法

治疗原理是：由特制的14V（伏特）卤素钨丝灯发出的光通过镀铝反光器反射后成为红外光汇聚一点，再经过石英热导管将红外热能传递到治疗器的探头，在短时间内温度骤升到200℃以上，在治疗时利用红外线光束的高热能作用于痔组织，使组织凝固变白，产生无菌性炎症，1周后发展为黏膜的浅表溃疡，2～3周后形成瘢痕，黏膜下纤维化，固定肛垫，减轻脱垂，术后痔萎缩，症状缓解，达到治愈内痔的目的。红外线凝固作用经过测定大约为直径深3mm/s，精确地确定对组织的作用量，根据作用量测算，一般内痔大致需要照射1.5～2s。

1. 适应证 如下所述。

（1）内痔出血及Ⅰ度内痔。

（2）年老、孕妇和伴有其他疾病而不宜手术者。

2. 禁忌证 如下所述。

（1）陈旧性肛裂。

（2）血栓性外痔。

（3）嵌顿痔。

（4）有结肠、直肠炎症者。

总之，红外线凝固疗法虽然具有操作简单、止血快等特点。但对混合痔效果欠佳，治愈率低，治疗时患者有剧烈的热感和针刺感，现在此方法很少使用。

（三）激光疗法

激光是20世纪60年代出现的光电子技术，20世纪70年代开始用于治疗痔疮。原理是利用激光束的能量集中，方向性好，聚焦点微小等特点，使组织凝固、炭化和汽化，而达到治疗目的。目前常用的激光器有氦—氖激光器、二氧化碳激光器、Nd：YAG激光器。

不同性质的激光对生物体的作用不同，在痔疮治疗中适应证不同，采用的方法也不同。

照射法：使用低功率的氦－氖激光器。激光照射局部组织可使血流加快，血液及淋巴循环改善，代谢增强，促进康复；激光的光化学作用及生物刺激作用能促使局部新生血管形成，加快创面愈合；氦－氖激光具有抑菌作用，增强局部抗感染能力，达到消炎、消肿、镇痛、促进创面愈合之目的。

烧灼法：一般使用高功率的二氧化碳激光器和Nd：YAG激光器。激光作用组织，局部组织吸收光能后可产生200 ~ 1 000℃高温，同时由于激光的压强作用可使被作用组织发生凝固、炭化、汽化，从而消除病变，达到根治痔疮的目的。

切割法：临床上多用二氧化碳激光器。激光聚焦光斑非常细小，可小至0.2mm，用此光斑沿预想的切割线移动，可迅速切开组织，称为“激光刀”。治疗时用激光刀对准血管钳夹提的痔根部，在钳上0.2 ~ 0.3cm处切割，可彻底切除痔组织。

1. 适应证　烧灼法与切割法激光治疗适用于各度内痔、外痔、混合痔。多发的或环行痔一般不宜一次切割，以分期分组切割为宜，待第1次手术切面愈合后，再行第2次手术。

2. 禁忌证　有严重主要脏器功能障碍、衰竭等病变不宜手术；痔核糜烂、感染、水肿炎症期或肛门湿疹不宜手术。

3. 手术步骤　如下所述。

（1）术前准备：局部备皮，术前清洁灌肠。

（2）麻醉：骶麻或局部浸润麻醉。

（3）操作方法：患者取患侧侧卧位，上腿屈膝、手术野以0.1%苯扎溴铵溶液或碘仿溶液充分消毒后，1%利多卡因局部浸润麻醉，注药后略做扩肛，暴露痔核，用组织钳夹住拟切除的痔核，以弯血管钳夹其基底部，用消毒生理盐水纱布在钳下包绕痔核四周，保护邻近正常组织以防误伤，然后手术医生戴防护眼镜，将CO_2激光器功率调至40 ~ 60W，对准钳上痔核进行切割，切除后的创面再减低功率至20W左右，进行炭化凝固止血，必要时缝扎止血，最后撤去纱布及血管钳，塞入凡士林纱条、敷上塔形纱布，术毕。

4. 并发症　如下所述。

（1）出血：烧灼凝固不充分、血管内栓塞不全或焦痂脱落过早，活动过多均可能出血。大便干燥，用力过猛，长时间下蹲用力排便等也易造成出血。少量的血性分泌物不需处理，活动性出血应及时重新止血。

（2）水肿：一般术后3 ~ 7d可消退。较重的可用中药熏洗坐浴，可得到缓解。

（3）疼痛：一般较重，不需处理。疼痛重的可应用止痛片或布桂嗪（强痛定）100mg肌内注射。

（4）大小便困难：术后排便困难、尿潴留者很少见，无须导尿。一般可于术前术后口服润肠通便药。

总之，激光疗法有操作简单，切除速度快、出血少、并发症少，不需住院，术后不需特殊护理及用药，但术后水肿、疼痛重。如操作失误，术后有大出血及肛门狭窄的可能。因此必须掌握好激光功率、适应证，现在此方法很少使用。

（四）Utrold疗法（直流电疗法）

Utrold装置是20世纪80年代从美国进的电子痔疮治疗仪。治疗原理是利用直流电阴阳极作用于痔组织时，电解作用在阳极下产生酸，阴极下产生碱；酸使组织凝固变性，碱使组织蛋白溶解破坏，造成局部化学损伤，继而纤维蛋白渗出，组织机化，出血停止，痔核缩小，达到治疗目的。

Utrold 治疗机是一个单极低电压装置，包括一个电源、一个可连的手柄、一次性无菌探头、一个基垫和一个绝缘的肛门镜，适合各期内痔和混合痔的内痔部分。

总之，据有关文献报道，Utrold 疗法对内痔治疗的临床疗效较好。但其不足之处是治疗时间长，操作者必须在一个固定姿势下操作，极易疲劳；对外痔无效，如混合痔的外痔部分，在内痔治疗发生炎症时，则需再次手术；远期效果较差，现在此方法很少使用。

（五）双极透热疗法

双极透热疗法（Bipolar dialysis therapy）是 1987 年 Criffith 首次报道，其原理如同红外线凝固疗法一样，通过电发生器使电流集中到探头，探头放在痔核上，直至痔组织凝固而达到治愈。双极透热疗法起先用于治疗消化性溃疡出血，以后又用于缓解食管癌及直肠癌的症状。电流在探头顶端两个邻近电极之间的组织通过。就单极凝固疗法、激光凝固疗法或红外线凝固疗法等其他疗法相对而言，双极透热疗法理论上的优点为：保持了一个较短而且局限的电流路径，因此，即使多次使用后其穿透深度仍较为有限。

总之，这种治疗方法的优点是安全、简便、清洁，对出血症状疗效较好，但对痔脱出等的效果不甚理想，且操作时间长，现在此方法很少使用。

（六）微波热凝疗法

“微波”是指波长在 1mm 至 1m，频率在 300MHz（1 兆赫等于 100 万赫）到 300GHz（1 吉赫等于 1 000MHz）的电磁波。它在本质上与无线电广播用的中波（波长 545 ~ 182m，频率 550 ~ 1 650KMz）和短波（波长 130 ~ 136m，频率 2.3 ~ 22MHz）相同，只是它的波长更短，故称为微波。微波的频率极高，振荡周期很短，仅 9 ~ 12s，目前，临床上常用的微波是 2 450MHz，波长 12.5cm。

当微波作用于人体时，体内电解质即随频率的变化而发生趋向运动，在振动与转动的过程中，彼此摩擦或与周围媒介相摩擦而产生热效应。使机体局部升温，加速血液循环，增进组织的新陈代谢，改善微循环，有利于血管和神经功能的恢复，达到消炎、消肿止痛的作用。大强度的微波功率可使蛋白质迅速凝固。

微波治疗内痔的原理是通过微波产生高频热量，促使局部血液循环，并可使痔血管丛细胞变性而纤维化，达到止血硬化的效果。

1. 适应证　Ⅰ、Ⅱ度内痔、血栓性外痔、炎性内痔疗效最好。Ⅲ度内痔和环状内痔严重脱垂者、血管瘤性内痔效果较差。

2. 手术步骤　微波电凝治疗电极分为双极型和单极型电极两种。使用双极型电极时，要将内外电极同时接触病灶，微波热凝型电极又可分为接触式电极和刺入式电极，使用接触式电极时将电极压在病灶表面电灼，火化电灼容易使组织炭化。注意因为微波电凝作用有一定范围，考虑热凝效果有一定穿透力，电极刺入痔体底部，不要紧靠根部。

患者取膀胱截石位、左侧卧位均可。在肛门镜下暴露痔核，用苯扎溴铵或碘仿棉球消毒后，将辐射器平行于直肠壁插入痔核内黏膜下，插入密度间隔 5 ~ 10mm，基底中心部微波输出时间可稍长，25W 功率可 8 ~ 10s，30W 功率 5 ~ 8s，40W 功率辐射 3 ~ 5s，此时可见辐射器周围黏膜成苍白改变。处理完痔核基底部以后，改变辐射器插入方向，由痔核左右顶点方向分别插入辐射器，其余痔核均用同法治疗，但一般每次固化不超过 3 个痔核。结束手术后，用甲紫（胆紫液）涂于创面，缓缓退出肛镜。行外痔治疗时，需局部麻醉或骶麻醉，用止血钳夹住痔核基底部，用针式辐射 30 ~ 50W 强度，沿止血钳上缘辐射，视痔核大小需 5 ~ 9s。

3. 注意事项　如下所述。

（1）选择合适的磁控管电流强度，即 MA 量（W），应能使病变接触部位迅速汽化，白色凝固，而又不炭化。MA 量不宜太大或太小，过大则组织炭化粘连显著，既不利于操作，又易产生深溃疡，反致撕裂出血，过小则不起治疗作用。

（2）务必使病灶充分暴露，以利于微波灼除而不伤及正常黏膜。

（3）不能治疗电极空载，治疗间隙及时停止微波散放。

总之，微波治疗有方法简便、快速、安全，疗程短，疗效高，不需住院的优点。而且止血、止痒效果好，无瘢痕而且反应轻。但微波对早期内痔效果较好，对晚期内痔尤其重度痔及静脉曲张性外痔、环状混合痔的疗效较差，远期疗效不肯定，易复发。

（七）射频疗法

射频也属于高频电范畴，作用于组织时能产生 60 ~ 80℃高温，可使痔组织表面凝固坏死，血管内血栓形成，止血效果好，仅用于内痔治疗。

（八）磁场疗法

20 世纪 70 年代起，国内用磁治疗内痔，实验用磁栓，外形如手枪子弹，磁场强度为 300 ~ 500 高斯，重 2.55 ~ 5g。其治疗原理是在病灶周围形成磁场，加快病灶部血液循环，使组织恢复生理状态。治疗方法是将磁栓上涂上液状石蜡，插入肛内 2 ~ 3cm，每日 1 次，每次 1 粒，连用 7d。本法对Ⅰ、Ⅱ度内痔有明显疗效，特别对伴有出血和炎症的内痔有显著疗效，无疼痛及不良反应。缺点是复发率高，对Ⅲ度内痔疗效较差。

（九）ZZ 肛肠综合治疗仪

系利用高频电容场对生物体产生内源性热作用和直流电在生物体产生的电解以及利用直流电药物离子导入等原理，而研制成功的多功能治疗仪。针对痔疮的病理特点设计研制出专用的电容式痔治疗钳，钳的两内侧面为高频输出电极。使用该电极钳夹住痔基底部，可达到 200℃高温，作用 3 ~ 5d，可使血管闭合，组织干结凝固，但不发生组织炭化，凝固的痔组织在 3 ~ 5d 后脱落，达到治疗目的。

1. 适应证　适用于各度内痔、外痔、混合痔，对于较大的混合痔根据情况分次间断治疗，外痔部分每次不宜超过 3 个。此法治疗内外痔无须结扎，再发出血的可能性极小。

2. 手术步骤　患者左侧卧位，常规消毒铺巾，局部浸润麻醉，必要时可采用骶麻。将 ZZ 型肛肠综合治疗仪接通 220V 电源，打开开关预热。肛镜暴露痔核，1‰氯己定液消毒肛管直肠。用其电极钳沿直肠纵轴方向夹住内痔核基底部，注意保留齿状线处正常敏感区。在电极钳前端及下方置纱条以保护周围组织。踏下脚踏开关，仪器开始工作。3 ~ 5s 后，仪器自动报警断电。痔核组织基底部钳夹处干结凝固。松开电极钳，无须结扎和剪除。同样方法逐一钳夹其他痔核，痔核间要保留皮肤及黏膜约 0.5cm，一般治疗 3 ~ 4 个痔核。各钳夹顶点连线呈齿形，不在同一平面。混合痔的外痔部分用其电刀切除止血，切口呈放射状 V 形。术毕用洗必泰痔栓塞肛，凡士林纱条加马应龙痔疮膏填压创面，外盖无菌纱布压迫固定。

总之，临床报道用该治疗机治疗各类痔的有效率为 68% ~ 87%。方法简单，痛苦少，愈合快。由于该仪器是利用高频电容场产生的内源性热，热源是被作用物的本身，所以，具有热的可控性好，局限性强、定向性准、产热快，作用部位与邻近组织有明显温差界限等优点，不同于激光、红外线等外源性热。外源性热为传导热，作用部位与邻近组织无明显温差界限。这就使 ZZ 型肛肠综合治疗仪对治疗部位以外的组织产生较小的影响。高频电容场痔疮治疗技术系靠组织内带电离子和偶极子在两极间高速振荡产热，当带电离子耗竭至组织间液干结时，两极间的电阻值增加，仪器自动停止工作，因此，被治疗组织只能达到干结而不会出现炭化现象，更不会造成立即脱落而导致的大出血。干结组织数日后脱落，在内源型热作用下，3 ~ 5d 各种凝血因子在局部增多，再加上血管闭塞黏合等因素，极少发生治疗后的再次出血，不仅如此，且对较大血管的出血有很好的止血作用。但治疗痔核过大、过多者，有肛门皮肤缺损、肛门狭窄可能。

（十）铜离子电化学法治疗

铜针的临床应用始于治疗海绵状、蔓状血管瘤。漫无边际的海绵状血管瘤、广泛的高低流速的脉管畸形虽属良性疾病，但危害极大，常导致肢体残疾、面容改变或器官损害，严重影响患者身体健康和精神状态。手术治疗创伤大、出血多，常危及患者生命，效果多不理想。1998 年，国内多家医院将铜针留置结合通电疗法（铜离子电化学疗法）用于痔的出血和脱出。临床应用的结果，铜离子电化学疗法有效地治疗痔出血和脱出，手术方法简单、创伤小，可在门诊完成操作和治疗，无严重并发症之虞，因此也被认为是治疗痔的一种新方法。

铜针留置及通电疗法（铜离子电化学疗法）治疗内痔的原理：痔的发生机制相对复杂。通常认为，痔是肛垫的移位而产生，肛垫黏膜下有丰富的静脉丛和动脉静脉吻合网。当腹内压增高、慢性便秘等持续性肛管静息压增高时，肛垫支撑组织变性、退化，甚至断裂，肛垫移位，脱出肛门外形成痔。痔属于血管性病变，铜针留置及通电疗法同样适用于痔的治疗，推测其机制如下。①纤维组织形成。包绕或限制黏膜下静脉丛（和动脉丛）。如果铜针直接置入在痔体内，纤维组织形成可以起到支持和保护层的作用，减少静脉丛在粪便排除时受到的创伤，减少出血。也可以作用于静脉丛，阻塞管腔并导致血栓形成。血管的闭塞从止血的角度讲，起到了止血的作用。如果铜针作用的部位更高，在痔上直肠黏膜，纤维化的形成将会限制并且完全阻塞痔上静脉的根部，同时痔蒂部位的痔上动脉及其分支也被阻断。因此痔体萎缩，在用力排便时痔不会过度的充血、肿大，减轻出血。②肛垫和直肠壁之间纤维组织的瘢痕挛缩使痔的支撑结构加强，使痔固定在黏膜下肌层，这样在排便时不至于脱出肛门外。

1. 适应证　如下所述。

（1）出血为主要症状的Ⅰ、Ⅱ度痔。

（2）部分出血的Ⅲ度痔。

（3）以脱出为症状的Ⅱ、Ⅲ度痔。

2. 禁忌证　如下所述。

（1）脱出难以回纳的Ⅳ度痔，如果患者不能耐受手术治疗也可以作为保守治疗的方法使用。

（2）以皮赘和外痔为主的混合痔。

（3）痔伴发肛乳头肥大、息肉、直肠炎等疾病的患者。

（4）有恶性肿瘤的患者。

3. 术前准备、体位和麻醉　铜离子电化学疗法方法简单、创伤小，可在门诊完成全部操作和治疗。术前明确诊断，除外无须或不能行铜离子电化学疗法的情况。常规术前检查包括血、尿常规和凝血功能检查。治疗前灌肠1次。根据医生习惯和喜好选择左侧卧位、截石位和剪刀位。因剪刀位暴露好，患者舒适，医生从上往下操作，利于助手协助和教学，因此受到更多医生青睐。离子电化学疗法方法全部操作在齿状线以上，痛觉不敏感，仅是在置入肛门镜时感觉疼痛不适，一般采用局部麻醉即可满足手术要求。

4. 手术步骤　①常规消毒，铺无菌巾。碘仿或苯扎溴铵棉球消毒肠腔，直肠镜或乙状结肠经检查，确定痔核部位、大小，再次除外不能行铜离子电化学疗法的情况。②将铜针探头刺入齿状线上痔核，深8 ~ 15mm。按照治疗仪默认的参数治疗280s，取出铜针。同法处理其他痔核。以脱出为主要症状的患者，可以选取齿状线上痔核根部更高的位置置入铜针。③治疗后取出肛门镜，纳入黏膜保护剂或消炎栓。

5. 注意事项　①治疗期间要注意观察患者痔核部位的变化情况。②每一个痔核可同时治疗3次，每次治疗最多4个痔核。③出血为主要症状的患者一般治疗1个痔核即可起到明显作用，而以脱出为主要症状的患者，需扩大治疗范围，治疗区域一般选择在截石位3、7、11点，脱出严重的可以适当地增加在1或9点的治疗。④出血的患者可以将铜针直接刺入痔核内部，脱出的患者则需要将治疗区域上移，在痔核根部或痔上区域。

6. 并发症　铜针留置法治疗血管瘤时，因为铜针为手工制作，而且在体内留置时间长，部分患者可见到体温升高、厌食及局部疼痛。铜离子电化学疗法经过不断改进，用于痔的治疗尚未见到上述并发症，也没有发现出血、水肿、局部感染、发热、剧烈疼痛病例。

总之，铜离子电化学疗法操作简单，对患者创伤小，符合现代微创医学观点，而且手术不切除痔，仅通过铜离子导入和通电治疗，使痔静脉丛血管闭塞、纤维硬化，在肛垫与支撑组织之间形成无菌性炎症和纤维化粘连，达到治疗痔出血和脱出的目的，符合痔的现代观念和解剖生理特性。李东冰等的临床试验证实，铜离子电化学疗法用于痔的出血和脱垂，主要症状缓解率高，未观察到明显的并发症发生。但试验中，虽然采用了对照方法，铜离子电化学疗法与自制栓剂对比，其可比性仍须进一步关注。临床试验中仅单独针对痔出血或者脱出做单一症状观察，痔的其他症状的缓解或加重情况尚不清楚。术后患者肛门功能（失禁和便秘）和远期效果有待长期随访证实。

（十一）枯痔法

枯痔法治疗内痔已有1 000多年的历史。目前改进的枯痔钉疗法和中西医结合的枯痔注射疗法都是在我国传统枯痔散疗法基础上发展起来的。枯痔散的主要药物是“砒”和“明矾”。而其他药物（轻粉、朱砂、乌梅肉、雄黄、蟾蜍等）只是作为“佐药”和“使药”来用的。传统的枯痔钉是由砒、矾、乳香、没药、朱砂、雄黄、糯米粉等药物配制而成。呈两端尖并有一定硬度的钉状物，直接插入痔核。由于并发症多而且严重，目前临床已不用。

痔是常见病，常有“十人九痔”一说。在痔、瘘病例中，痔约占68%的比例。目前对“痔”的治疗方法繁多，但缺乏针对的辨证施治原则，常不按分类进行选择最佳的治疗手段。往往在介绍一种疗法时，“谓之”一统百病，如某注射药物疗法除“痔”外，还治肛裂、肛瘘、内外混合痔等，实际上目前还没有一种疗法什么期的痔都能治好。不论哪一种治疗方法都有它的适应证，哪一种治疗方法都不是万能的，不分轻重、对任何人的痔的病理变化、性质、个体差异、年龄大小、病史长短，一律使用统一治疗方法是错误的。

选择治疗方法，依据痔的分期，病理改变、性质再选择保守或手术治疗，才是科学的方法。

1. 非手术疗法　适用于痔的早期、炎症期，予以局部消炎，外涂“活血化瘀”的水剂（喷雾）、软膏，配合中药坐浴，饮食调整（忌刺激性食物、饮酒，多吃清淡宜消化的食物，多喝白开水，保持粪便软化）采用上述方法，大多的Ⅰ、Ⅱ期早期痔可以不注射或不手术，完全可以自行消退。

2. 注射疗法　对Ⅱ、Ⅲ期内痔又伴有轻度脱出、痔核表面糜烂出血。年老体弱，患糖尿病、心脑血管疾病的患者，不适应手术者，可采用注射疗法：宜采用消痔灵1 ∶ 2的浓度，注射痔核中心，每一痔核内注射0.5 ~ 1mL。目前国内使用的注射药液品种太多，从药理机制上分类，可分为两类作用的药液。一种是起促使组织脱水“硬化”的作用，还有一种是“坏死剂”，两种药液使用上比较安全易掌握的是前一种“硬化剂”。笔者不主张“低浓度大剂量注射”。大剂量在直肠黏膜下注入易造成3种后遗症：①直肠末端黏膜与直肠壁肌层粘连，直肠正常的排便功能下降，致“出口梗阻”；②大剂量注入正常直肠黏膜下，会形成环状硬化带；③一旦感染就会大面积的形成溃疡，甚至肠坏死。所以，笔者的意见是低浓度小剂量的注入痔核体中心即可。

3. 外剥内扎疗法　此种手术适应证是环形混合痔。痔核脱出肛门外，不易自行还纳。痔核组织已形成纤维化，体积较大，不适应注射及保守疗法，可采用此种治疗效果较为理想的疗法，但应注意几点：①外剥结扎不应超过3个痔核，否则肛门术后易狭窄；②结扎痔体之间一定要留健康的皮肤黏膜，否则脱落后形成溃疡不宜愈合；③结扎的痔核外加以胶圈套扎，可加速坏死脱落，以防出血；④外痔剥离到结扎痔核的根部时，应在此处皮肤缝合1 ~ 2针，以防痔核脱落时坠入创面或摩擦创面致出血；⑤主张在外痔部位纵行切开皮肤后，在剥离切除曲张的静脉纤维团组织后，切口皮肤修剪整齐，一次性间断缝合；笔者将此称为“外修内扎术”，避免留下过大的瘢痕；⑥结扎的痔残断端内注入“消痔灵”使痔膨胀，以促进残端硬化加速，防止术后出血。

4. 痔环切术　此种手术的适应证为内外混合环形痔。这种术式目前我国基本不提倡使用，因它的术后并发症较多。其3大后遗症：①不全性失禁（感觉性）；②环形瘢痕挛缩；③肛管皮肤黏膜缺损。

5. 外涂枯痔散　此种方法是古老的“疗法”，通过敷药使组织坏死腐蚀一圈肛门皮肤。全国肛肠学会早已禁止使用坏死、腐蚀、烧灼性治疗方法。目前有人推行所谓“不开刀、不住院、无痛苦”快速根治痔的疗法。在门诊施治，涂药后肛门内外痔全被腐蚀坏死，致肛门一周形成溃疡创面，愈合后创面瘢痕挛缩造成“狭窄”，还需行再次肛门整形。

6. PPH　此种方法是近3年由国外引进的新方法。国内开展的医院较少，有报道术后易造成直肠阴道瘘，直肠狭窄，长期直肠内异物刺激下坠感等并发症，而且手术费用昂贵。关于这种疗法，远期疗效如何，还待观察随访，总而言之应从“少花钱治好病”的国情出发。PPH手术笔者认为适合直肠黏膜脱垂的患者。

7. 铜离子、红外线照射等物理疗法　此法适合单纯性内痔，对外痔无效，对内痔Ⅰ、Ⅱ度痔有一定的疗效，消炎作用强，对那些不适应手术的病例，可采用物理的保守治疗。

8. 电烧、激光、射频等疗法　对一些单纯性外痔治疗可以使用，但不要一次切除多个外痔，最好分期治疗。此类疗法对内痔不太合适，因直肠内遗留创面，不宜愈合且容易出血。

9. 环状混合痔整形术　本术式适于Ⅲ、Ⅳ度环状混合痔，此为环状混合痔最佳手术方式。

第四章

肛裂

第一节　病因病理

肛裂（anal fissure）是齿状线下肛管黏膜纵形全层裂开后形成的缺血性溃疡。以肛裂出现 8 ~ 12 周为界，分为急性和慢性两大类。以排便时和排便后周期性剧烈锐痛、少量鲜红色便血为主要临床症状，常有便秘时用力过度努振或特发性腹泻病史。肛裂是肛门直肠疾病中的一种常见病，临床处理依然存在争议。普通人群确切的发病率不明，大约 80% 有肛门症状的人不会去就诊。国内目前无大样本肛裂流行病学统计资料。王文进等对沧州城乡 5 724 名居民调查中发现，肛裂患病率 7.60%，患病高发的年龄段为 30 ~ 49 岁。马秋丽等在广州市进行围产期产妇前瞻性调查，共收集有效调查表 6528 份，肛裂发病率 31.68%，发病年龄 18 ~ 40 岁，中位年龄 25.6 岁，孕产妇可能为高发人群。据国外统计数据，人一生中发生肛裂的概率约为 11%。在意大利，肛裂是仅次于痔的在肛肠科医师处就诊的第二大疾病。英国 2005—2006 年期间因肛裂住院的概率为居民的万分之 1.56。肛裂的男女发病率无明显差别，可发生于任何年龄段，好发于青壮年。65 岁以上人群少见，这个年龄段如果发生肛裂，需要考虑其他病理改变。接近 75% ~ 90% 的肛裂发生于肛管后正中线上，超过 25% 的女性和 8% 的男性肛裂位于前正中线，另有 3% 的患者前正中和后正中线上均有肛裂。发生在侧方的肛裂应警惕为其他疾病所致，如克罗恩病、结核、梅毒、艾滋病、皮肤病（银屑病）或肛管癌等。据意大利结直肠外科学会（SICCR，Italian Society of Colorectal Surgery）2009 年度统计报告，在意大利结直肠中心诊断的肛裂患者，37% 进行了手术治疗。

一、病因

肛裂的病因一直存在争议。1908 年 Ball 最早提出皮肤撕裂说；1919 年 Miles 提出栉膜带学说；1937 年 Blaisdell 根据外括约肌的解剖学排列，提出栅门说；1959 年 Eisenhammer 发现肛裂底部的肌束是内括约肌而不是外括约肌皮下部，提出肛裂的病因是内括约肌痉挛或纤维化；1977 年 Arnous J 提出上皮纤维化学说；1982 年 Shafik 试图从胚胎学解释肛裂为何易呈慢性过程，提出上皮残留学说。虽然这些学说无法完整恰当地解释肛裂的发病原因和病理过程，但是，对肛裂的病因进行了有益的探索。

干硬粪块的排出导致肛管裂伤被认为是肛裂的一种常见因素。Jensen 研究发现，经常吃水果、粗粮和蔬菜可以降低肛裂的发生率，而常吃肉食、精面及含油脂较多的酱料等可导致高肛裂的发生率升高。但 1977 年 Hamanel 调查了 772 例肛裂患者，发现仅 10% 患者治疗前有排便困难，因此把干硬粪便撕裂皮肤而引起肛裂作为肛裂的病因，无法合理解释其全部病理过程。

19世纪70年代中期，有学者提出：不管什么原因引起的肛管持久性的裂口都和肛管静息压增高有关。1986年Gibbons首次提出肛裂是由内括约肌痉挛导致肛管局部缺血致创面经久不愈而形成。Gibbons分析括约肌痉挛对肛管血供的影响时发现，括约肌痉挛引起肛管压力升高超过小动脉压时，肛管皮肤区的血管灌注压可降至4.7 kPa（35mmHg）。在下肢，此灌注压可发生缺血性溃疡和下肢静息痛，同样的病理改变也可能发生于肛管。1989年Klosterhalfen通过尸体直肠下动脉血管造影发现，正常人两侧肛门动脉的分支在肛管后正中线处吻合者仅有15%，85%的受检者两侧肛门动脉的分支在后正中线无吻合，该区域小血管密度低，为乏血管区域。肛门动脉穿经内括约肌间隔处发出的小支与肌纤维呈垂直方向进入肌内，括约肌痉挛性收缩可压迫血管，造成肛管后正中线区域缺血，为内括约肌痉挛学说提供了解剖学依据。1994年Schouten用多普勒激光皮肤血流测定仪和肛门直肠压力测定仪同时检测包括肛裂在内的各类肛门病患者共178例，发现肛管后正中线区域血流灌注压明显低于肛管其他区域。慢性肛裂患者的平均肛管最大静息压（MARP）明显高于对照组和其他肛门病患者，而肛管皮肤血流灌注压（ADBF）却明显低于其他组。为Gibbons的理论提供了临床证据。1994年Farouk用动态测压也证实，肛裂患者肛管静息压过高，肛管压力和血液灌注压力负相关。1996年Schouten用多普勒激光皮肤血流测定仪检测健康人群肛管皮肤血流量发现，与其他三个区域相比，后正中线区域血流灌注压最低。Schouten在一个包含正常对照组的大队列研究中发现，所有肛裂组肛管静息压最高，后正中线血流灌注压最低；肛管麻醉后，肛管静息压降低，后正中线血流灌注压升高；行侧方内括约肌部分切断术的慢性肛裂患者，术前MARP明显高于对照组，肛裂处血流明显少于对照组的肛管后中线区域；术后MARP明显下降，同时肛裂处血流量明显上升，6周内27例中有24例肛裂愈合，MARP与ADBF均恢复至正常值，表明内括约肌张力降低使肛管静息压降低，可以改善皮肤血供，促进肛裂愈合。1997年Lund发现，局部使用麻醉剂后，肛裂的疼痛消失而MARP并未下降，提示痉挛并非继发于肛裂引起的疼痛；1999年Lund用组织学方法观察肛管各象限皮肤区及内括约肌区的血管分布时发现，齿线上下各1cm的间距中，后方的小动脉数明显低于其他区域。以上的研究为内括约肌痉挛引起肛管压力升高，造成肛管后正中乏血管区缺血性溃疡，是肛裂发生的根本原因。

高括约肌张力导致肛管后中线区域灌注不良学说，可以较满意地解释肛裂的特有临床症状，如好发于后正中线、基底肉芽组织缺如、裂口上皮不生长及缺血性痛等。按照此学说，也可以解释扩肛或内括约肌切开术为何有疗效。因此，目前认为，内括约肌张力增高导致肛管后正中区血流灌注不足，造成缺血性溃疡，是原发性慢性肛裂的病因。

内括约肌张力增高导致肛管后正中区血流灌注不足的诱因很多，情绪精神紧张可能是诱发因素之一。1980年Kumar发现，精神紧张可使内括约肌反射性活动增强，肛管压力升高。1993年Regadas报道，长期受到精神压力的困扰，可导致β-肾上腺素能受体分子的改变，慢性肛裂患者的内括约肌显示对β-受体激动剂的敏感性增加，精神因素可能是诱发肛裂的因素之一。1991年，Shafik发现，便秘患者发生肛裂，其内括约肌痉挛可能与肌内神经丛退变有关。

虽然大量证据提示，肛裂的病理生理实质是高肛压低血流。但也有研究表明，应用药物进行化学性括约肌切开治疗肛裂时，肛管静息压的下降并未与肛裂的治愈率成正比。说明肛管静息压下降，未必改善局部血供，因为肛裂局部的其他因素可能会影响到内括约肌的舒缩。Madalinski认为，肛管区血流灌注可能不仅与内括约肌的机械收缩有关，也与肛裂区域的生化环境有关。当肛管不能产生足够的扩张时，组织就会被撕裂，进而改变肛裂区域局部的生化环境，使血管平滑肌和内括约肌收缩，即使肛管静息压下降，由于血管的收缩，导致血流灌注无法恢复正常，可能是使用化学性切除并不能治愈全部肛裂的原因。

饮食也会引起肛裂症状的改变，如进食辛辣食物，会加重肛裂患者的症状。Jirapinyo发现，对牛奶过敏的婴儿，无论伴或不伴胃肠道症状，肛裂的发生明显高于正常孩子，婴儿肛裂可能是对牛奶过敏的特异性症状。应用药物，如尼可地尔（ATP敏感的钾离子通道激动剂）可能会增加患肛裂的风险。Jenkins报道，3% ~ 11%的肛裂的发生与分娩有关，这种肛裂更易发生在肛门的前部。

此外，并非所有的肛裂都有内括约肌张力升高。肛裂伴有内括约肌张力降低的患者通常都伴有其他病理改变如艾滋病、性虐待、克罗恩病、结核感染、产伤，或与结直肠手术有关，也可能与高龄、糖尿病、周期性或慢性腹泻有关。

总之，肛裂是在长期的、多种诱因的基础上发生的一种疾病。这些因素包括肛管后壁解剖学结构上易于损伤、血供较差以及皮肤弹性降低、内括约肌痉挛导致肛管压力升高、肛管损伤及损伤后局部生化环境改变等。

二、病理改变

肛裂分为急性和慢性两大类。急性肛裂表现为肛管黏膜的单纯撕裂，慢性肛裂病理特点为水肿和纤维化，典型的表现是创面远端的哨兵痔和创面近端肥大的肛乳头。另外，在裂口的基底部常可看见内括约肌纤维。

肛裂的病理组织变化一般可分为三期。

（一）急性期

可见皮肤浅表裂口、新鲜色红、边缘整齐、创面清洁，裂口深者可见内括约肌纤维。指诊创面软、有弹性、触痛明显。显微镜下可见病灶处充血、血管扩张、间质中小静脉瘀血、白细胞浸润并可见条索状平滑肌束、皮下层胶原纤维排列紊乱、增生不明显。

（二）慢性期

形成溃疡，一般深达皮下组织，呈梭形或椭圆形。创面肉芽增生，色灰白，有脓性分泌物，底部见内括约肌纤维，触诊创面触痛明显，边缘硬，弹性差。显微镜下可见血管扩张、充血、间质水肿，内有大量淋巴细胞浸润，小静脉血栓形成，病灶和周围组织纤维性增生。

（三）并发症形成期

见于病程较长、反复发作患者。为陈旧性梭形溃疡，裂口深达肛门内括约肌及邻近组织，创缘不整齐，僵硬，随着炎症的扩散，局部形成前哨痔、肛乳头肥大、皮下瘘等并发症。前哨痔是由于肛裂感染，局部淋巴回流不畅或溃疡慢性炎症刺激，组织增生形成。肛窦炎和肛乳头肥大是由于裂口邻近肛乳头红肿、增生，部分形成息肉样肿物脱出。皮下瘘为溃疡处肛窦感染破溃，在溃疡的基底部形成潜行的窦道与肛窦相通，使溃疡裂口难以愈合。

第二节　临床表现与诊断

一、临床表现

肛裂主要有三大主要症状，即疼痛、便血、便秘。但随着病情的发展，可伴有肛门潮湿、肛门瘙痒，甚至引起全身症状，严重影响着患者的日常生活、工作及学习等。

（一）疼痛

疼痛是肛裂主要的症状，表现为典型的伴随排便而出现的周期性疼痛。初期表现为便时痛，便后痛减。后期不仅便时痛，且便后疼痛不减，甚至加重，可持续数小时甚至到下次排便时间。其疼痛特点非常明显，即开始排便时疼痛，排便后有一短暂疼痛减轻的间歇期，接着又出现更加剧烈的持续疼痛，形成所谓的“肛裂疼痛周期”或“周期性疼痛”（图 4–1）。排便时的疼痛一般认为是创伤性疼痛，便后持续疼痛多是内括约肌痉挛所致，直至内括约肌疲劳，疼痛才会缓解。疼痛发作期，便时疼痛十分显著，患者常形容像是排“玻璃碴”样疼痛，便后常迫使患者卧床休息或静止休息，严重影响着患者的日常生活、工作及学习等。慢性期患者已能忍受了排便时的疼痛，但少数患者在打喷嚏、咳嗽和排尿动作时也可发生肛门疼痛，可能由肛乳头肥大、粪便残渣附着或肛隐窝炎等引起。

（二）出血

肛裂的出血时有时无，主要由于粪便损伤创面所致，一般出血量不多，粪便干硬时可见大便带血、滴血，或手纸带血，血色鲜红。

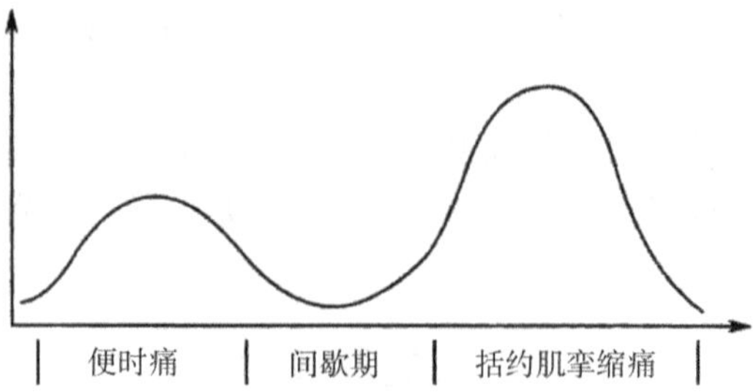

图 4-1　肛裂周期性疼痛

（三）便秘

肛裂患者多伴有便秘，便秘既是肛裂的发病原因之一，又是肛裂的主要伴随症状。因肛裂患者恐惧排便时疼痛，常有意推迟排便时间，减少排便次数，结果使粪便在直肠内停留时间延长，水分被完全吸收，大便变得越发干硬，再次排便就会更加损伤裂口，疼痛加重，形成“疼痛→恐惧排便→久忍大便→粪便水分被重吸收→粪便愈加干燥→再次排便→裂口损伤更深→疼痛更加剧烈”，以致形成恶性循环。为使大便变软，患者多长期服用泻剂，还会因长期腹泻，致肛管狭窄，或形成泻剂依赖性便秘。此种便秘称为直肠型便秘，粪便堆积于直肠处，滞留过久，排出困难，患者有肛门下坠感、排便不净感、残留感，直肠指诊可触及粪块，但患者排便意识淡漠，不能及时地对进入直肠的粪便产生排便反射。

（四）瘙痒

一般肛裂创面只有少量血清样分泌物，创面常可继发感染，形成肛缘脓肿或皮下瘘，肛裂创面和皮下瘘的分泌物多为脓性，可刺激肛缘皮肤引起肛门湿疹和肛门瘙痒，并污染内裤，自觉肛门潮湿，瘙痒不适等。

（五）全身症状

剧痛可影响患者休息，加重精神负担，甚至引起自主神经功能紊乱，有的患者会因排便恐惧，有意减少进食量，长期下去，可引起轻度贫血和营养不良，妇女还可出现月经不调，腰骶部疼痛，肛裂感染期可有发热，肿痛和流脓血等。

（六）肛裂的临床分类

1. 根据肛裂发病的缓急分类

（1）急性肛裂：肛裂裂口新鲜，无肛乳头肥大、裂痔等并发症。

（2）慢性肛裂：肛裂裂口陈旧，形成溃疡，合并有创口硬结、肛乳头肥大、裂痔。

2. 根据肛裂发病的病程分类

（1）早期肛裂：裂口新鲜，尚未形成慢性溃疡，疼痛较轻者。

（2）陈旧肛裂：裂口已呈棱形溃疡，同时有前哨痔、肛隐窝炎或肛乳头肥大，并有周期性疼痛者。

3. 根据肛裂创面的情况分类

Ⅰ期肛裂：即新鲜肛裂或早期肛裂，肛管皮肤表浅损伤，创口周围组织基本正常。

Ⅱ期肛裂：肛管已形成溃疡性裂口，但尚无并发症，无肛乳头肥大、前哨痔及皮下瘘。

Ⅲ期肛裂：裂口呈陈旧性溃疡，合并肛乳头肥大、前哨痔。

Ⅳ期肛裂：裂口呈陈旧性溃疡，合并肛乳头肥大、前哨痔、皮下瘘和肛隐窝炎。

二、诊断

根据病史及典型的排便周期性疼痛，结合以下专科检查，即可做出明确诊断。

（一）肛门视诊

肛裂检查以肛门视诊为主，即患者放松肛门，医生用双手拇指将肛缘皮肤轻轻向两侧分开，可见肛管皮肤有梭形裂口，多见于肛门前、后位，以后位居多，偶见于肛管其他部位。急性肛裂的特点是裂口新鲜，色红，底浅，边缘柔软。慢性肛裂的裂口呈棱形，色白，底深，边缘不整齐，质硬。裂口旁结缔组织增生而形成“外痔”。指诊时因肛门括约肌痉挛可引起剧烈疼痛，需注意。

（二）肛门指诊

肛门指诊可引起肛门剧烈疼痛，一般不做，必要检查时在裂口处及其周围涂抹表面麻醉剂，或局部用0.5% ~ 1% 利多卡因作浸润麻醉，等镇痛后再行肛门指诊检查。Ⅰ期肛裂指诊时，手指在肛管内可摸到边缘稍有突起的纵形裂口。Ⅱ期、Ⅲ期肛裂指诊时可摸到裂口的边缘隆起肥厚、坚硬，可有肥大的肛乳头，肛管多狭窄。Ⅳ期肛裂指诊时还可伴有脓性分泌物，肛管狭窄严重。

（三）肛镜检查

肛门镜检查更容易引起剧烈疼痛，一般不做此项检查。如有必要，可在裂口处及其周围涂抹表面麻醉剂，或局部用0.5% ~ 1% 利多卡因作浸润麻醉，等镇痛后再行肛镜检查。肛镜检查时可见裂口处呈椭圆形或梭形溃疡，Ⅰ期肛裂的溃疡边缘整齐、底呈红色；Ⅱ期、Ⅲ期肛裂的溃疡边缘不整齐、底深、呈灰白色，溃疡上端的肛隐窝呈深红色，可见肥大的肛乳头；Ⅳ期还可见深大的肛隐窝，在裂口下端轻轻按压，可见有少量脓性分泌物从裂口下端溢出。

三、鉴别诊断

（一）肛门皲裂

皲裂是发生在肛缘和肛管处皮肤任意部位的浅表裂口，不局限在前位或后位，多较表浅，局限于皮下，不涉入肌层。常呈放射状裂口，多见于肛门皮肤病，如湿疹、皮炎及肛门瘙痒症等。虽也有疼痛，但无肛裂的典型的周期性疼痛，局部常可见丘疹、角质化和增生等皮肤病变。

（二）肛管损伤

肛管损伤可发生于肛门的任何部位，有外伤史和便秘史，特点是新鲜表浅撕裂、色鲜红、有出血，一般可自愈。

（三）肛管结核性溃疡

溃疡可发生于肛周任何部位，形状不规则，边缘不整齐，溃疡面呈干酪样坏死，边缘呈潜行性，呈卵圆形，疼痛不明显，无裂痔形成，可有结核病史，分泌物培养可发现结核杆菌，活组织病理检查可明确诊断。

（四）梅毒性溃疡

梅毒性溃疡多见于女性患者，初起为肛门部发痒、刺痛，搔破脱痂后形成溃疡，溃疡常发生在肛门两侧，裂口一般不痛，常有少量脓性分泌物，呈棱形、边突起、色红、底灰白色，常伴有腹股沟淋巴结肿大，患者有性病史，分泌物涂片检查可见梅毒螺旋体，Wasserman 试验阳性。

（五）软性下疳

软性下疳又名 Chancroid，有不洁性行为病史，肛周有较多个圆形或卵圆的溃疡同时发生，质软，有潜行边缘，底部有灰色坏死组织，常伴有少量脓性分泌物，肛门疼痛明显，以排便时为甚，双侧淋巴结肿大，阴茎或阴唇可同时伴溃疡，分泌物涂片检查，可见 Ducrey 氏杆菌。

（六）肛管上皮癌

溃疡形状不规则，边缘隆起、坚硬，溃疡底部凹凸不平，表面覆盖坏死组织，伴有特殊臭味，后期可见肛门狭窄或失禁现象，活组织病理检查可明确诊断。

（七）克罗恩病的肛管溃疡

克罗恩病后期常伴发肛管溃疡或肛瘘，或溃疡与肛瘘并存。溃疡位置不固定，形状不规则。同时伴有贫血、腹痛、腹泻、间歇性低热或体重下降等克罗恩病的一系列特征。

第三节　治疗及预后

肛裂的治疗原则应以纠正便秘、止痛和促进溃疡愈合为目的。早期肛裂一般采用保守治疗即可治愈，而陈旧性肛裂必须采用手术治疗才能彻底治愈。

一、内科治疗

（一）一般治疗

1. 饮食调理

应避免饮食辛辣刺激、煎炸油腻之品，多食蔬菜、水果，多饮白开水，保持大便通畅。

2. 情志调理

消除恐惧心理，树立积极应对的信心，防止久忍大便形成恶性循环。

（二）药物治疗

1. 内服药物

口服缓泻剂，避免便秘，是肛裂保守治疗的基本原则，若能避免粪块对肛管的损伤，多数表浅性肛裂常可不用任何治疗而愈合，可口服果导片、番泻叶等，但不能单纯依靠服用泻剂，长期服用泻剂，可形成顽固性泻剂依赖性便秘，而且长期腹泻还会引起肛管狭窄，所以服用泻剂的时间不宜过长，最好是通过饮食调理和定时排便，保持大便通畅。

2. 外用药物

（1）坐浴法。①1 ∶ 5 000 的高锰酸钾溶液坐浴，每日 1 ~ 2 次。②芒硝、金银花、马齿苋各 30g，丹皮、红花、荆芥、防风各 10g，煎水坐浴，每日 1 ~ 2 次。瘙痒时可加花椒 10g，苦参 30g，白矾 10g，煎汤熏洗，每日 1 ~ 2 次。③十味熏洗汤：车前草 45g，枳壳 20g，五倍子、黄柏各 30g，无花果 60g，薄荷、荆芥、威灵仙、艾叶各 15g，煎汤熏洗，每日 1 ~ 2 次。④祛毒汤：马齿苋、瓦松各 15g，川文蛤、川椒、苍术、防风、葱白、枳壳、侧柏叶各 9g，芒硝 30g，煎汤熏洗，每日 2 次。

（2）敷药法。①蛋黄油：即以熟蛋黄在文火上煎，完全炭化后，继续煎，即可有黑红色浓稠蛋黄油，清洁肛门后，外用于肛裂创面，每日 1 ~ 2 次。②黄连膏：黄连粉、地榆粉各 15g，冰片 0.5g，上药加麻油 1 000mL 调和即成，外涂肛裂创面，每日 2 次。③生肌膏：冰片 1g，煅龙骨、儿茶、象皮面、炙乳香、炙没药、血竭、赤石脂各 3g。上药研细末，混匀，外撒患处。④其他：如红霉素软膏、马应龙痔疮膏外涂患处，或局部涂抹利多卡因乳膏等药物。

（3）腐蚀法：陈旧性肛裂可用 10% 硝酸银溶液或硝酸银棒，涂抹溃疡创面，然后用生理盐水冲洗，通过烧灼作用，将肛裂的老化组织去掉，重新生长出新的组织。

（三）其他治疗

1. 局部封闭法

（1）长效止痛剂封闭法：药物选复方薄荷脑注射液或复方亚甲蓝制剂。肛周消毒，距肛裂下端 1cm 处进针，针头由浅入深达到肛门括约肌，沿肛裂基底及两侧作扇形注射，每次 5 ~ 10mL，每周 1 次，注射 1 ~ 2 疗程即可痊愈。

（2）乙醇封闭法：由于乙醇可引起神经组织纤维形态上明显的退行性变化，因此有人称此法为一完美的化学“神经切断术”。肛裂处先后注射普鲁卡因和乙醇，由于乙醇对神经组织的影响，解除了疼痛和括约肌痉挛，增进了组织营养，兴奋了再生过程，因此收到应有的效果。具体操作：局部消毒后，在距肛裂外端 1cm 处注入 0.5% ~ 1% 利多卡因 10mL，浸润于肛门皮下组织和部分括约肌内，针头不必取出，继而将 70% ~ 95% 的乙醇 1mL 注于裂损下 1cm 深处。

（3）其他：尚有激素封闭法、消痔灵封闭法、复方枸橼酸液封闭法等，具体操作方法大致相同。

2. 肛管扩张器疗法

使用扩张器放入肛管内，则可扩张肛管，预防括约肌痉挛，又可保持肛裂创面肉芽组织从基底向外生长，促进肛裂愈合。一般扩张器每日扩张 2 次，每次 1 ~ 2 分钟。

3. 烧灼法

烧灼法即以高热烧焦裂伤，然后焦痂脱落逐渐形成新鲜创面治愈。目前使用二氧化碳激光束对准裂伤处进行烧灼。术后第 2 天便后坐浴，局部用烫伤灵油纱条换药，直至创面愈合。

4. 针灸疗法

通过对经络俞穴的刺激，疏通经络，调理气血，从而达到止痛止血和促进愈合的作用，常用穴有长强、白环俞、承山等，采用强刺激。

二、外科治疗

肛裂的治疗方法多达100余种，据不完全统计手术方法也有32种之多。各种治疗方法都是以消除症状、促进肛裂创面愈合为目的。一般肛裂初期，大多不必手术治疗，保守治疗即可治愈。若病程日久，溃疡久不愈合，边缘增生、肥厚、坚硬，或伴有裂痔、肛乳头肥大、皮下瘘时，均需手术治疗才能治愈。

（一）手术适应证

（1）肛裂经保守治疗无效者。

（2）伴有裂痔、肛乳头肥大者。

（3）伴有裂口边缘脓肿或皮下瘘者。

（4）溃疡边缘肥厚、坚硬、久不愈合者。

（5）伴有肛门中、重度狭窄者。

（二）术前准备

肛裂手术前应排空大便，或术晨清洁灌肠。局部麻醉或骶管麻醉者一般不需禁食水，正常饮食即可。

若采用腰麻或硬外麻醉时，术前6h应禁食水，肛门局部毛发旺盛者应术区备皮。对于少数患者精神紧张者，术前晚可给予安定口服或肌注，以保证良好的精神状态。

（三）手术方式

肛裂的手术方法主要有扩肛法、切除法、括约肌松解法等，但在具体应用中，手术方法不断改良，不断完善，都取得了显著效果。

1. 扩肛术

扩肛术又称肛门扩张术，适用于没有前哨痔及其他并发症的Ⅰ期肛裂。该方法于1829年由Recamier予以推广，方法简单有效。

（1）手术方法：患者取侧卧位或截石位，肛周常规消毒麻醉成功后，术者将戴有无菌手套之双手食、中两指涂以润滑剂，先将右手示指伸入肛内，再伸入左手示指，两手腕部交叉或不交叉缓缓扩张肛管两侧，接着逐渐伸入两手中指，呈四指扩肛。扩张时间不限，一般维持扩张3～5分钟。扩肛时用力应均匀，切忌快速粗野，以免造成皮肤及黏膜撕裂。本法简单易行，无严重并发症和痛苦，目前广泛采用。

（2）并发症：扩肛用力过猛，可再次造成肛管及黏膜损伤，致使裂口更大，甚至形成血肿，创面愈合后形成瘢痕，引起肛门狭窄。若用力过猛，内括约肌断裂严重，也可造成肛门失禁。若扩肛不到位，达不到治疗目的，术后复发率高。

2. 肛裂挂线术

适用于伴有潜行性瘘道的肛裂患者。

（1）手术方法：患者取侧卧位或截石位，肛周常规消毒麻醉成功后，用大圆针7号或10号丝线从肛门裂口下端0.2～0.5cm处进针，贯穿肛裂基底部后从裂口上缘0.2cm处出针，将贯穿丝线一端系一橡皮筋并引出，两端收紧结扎，结扎区及附近注射少量复方亚甲蓝长效止痛剂，外盖无菌纱布即可。橡皮筋约1周左右自行脱落，局部常规换药。

（2）并发症：橡皮筋结扎不紧，长时间不脱可致肛周皮肤过敏，出现潮湿、瘙痒等。

3. 肛裂切除术

适用于Ⅱ～Ⅳ期肛裂，即切除增殖的裂缘、前哨痔、肥大的肛乳头及皮下瘘等，或切断部分内括约肌。本法能一次根治，具有创面引流良好，复发率低等优点。

（1）手术方法：患者取侧卧位或截石位，肛周常规消毒麻醉成功后，在肛裂正中作纵向切口，上自齿线，下到肛缘偏外0.5～1cm，切开深度以切开溃疡中心，切断部分内括约肌至手指无紧缩感为度，此时肛管可容纳2指。同时将裂痔、肥大肛乳头、瘘道甚至充血水肿的肛隐窝一并切除，再将溃疡边缘的结缔组织切除，修剪创缘。用止血纱布或吸收性明胶海绵压迫创面，肛内置入排气管，加压包扎固定即可。

（2）并发症：切口过小，或切除增殖组织不全，容易复发；切口过大，愈合时间延长；切断括约肌过多，可致肛门收缩功能下降，出现漏液、漏便等现象。

4. 纵切横缝术

适用于Ⅱ～Ⅳ期肛裂，特点是恢复快。

（1）手术方法：患者取侧卧位或截石位，肛周常规消毒麻醉成功后，上自齿线、下至肛缘将肛缘及其下病理组织切除，切断栉膜及部分内括约肌，同时将裂痔及肛乳头、瘘道一并切除，潜行分离切口边缘皮肤及黏膜，然后，用细丝线或可吸收线将黏膜与皮瓣做横行缝合3～5针，缝合时的张力不宜过紧，张力过大时，可在肛缘外1.0～1.5cm处与缝合口做一平行减张切口，此切口开放或纵向缝合，术后用止血纱布或吸收性明胶海绵覆盖，肛内置入排气管，加压包扎固定。

（2）并发症：切除缝合后应控制饮食，减少排便次数，宜继发感染形成脓肿，甚至延长愈合时间。

5. 括约肌切断术

即切断部分括约肌肌束以消除或减轻括约肌的痉挛，从而达到治疗的目的。Boyer曾提倡外括约肌浅层切断术，1948年Gabriel曾主张后中位部分内括约肌切断术，1967年Parks提出侧位内括约肌切断术，其他还有后位外括约肌切断术，侧位外括约肌切断术等，但目前采用较多的是后方正中位内括约肌切断术和侧方位内括约肌切断术。不管是后方正中位内括约肌切断术或侧方内括约肌切断术，均在肛管外侧1.5cm处局麻下将肛门内括约肌在正后位或侧位切断，注意被挑出切断的肌束要深达齿线。另外将肥大肛乳头及皮下瘘一并切除。

（1）后位内括约肌切断术。①手术方法：患者取侧卧位或截石位，肛周常规消毒麻醉成功后，用双叶肛门镜或用两把组织钳牵拉，充分暴露后正中位裂口，直接经肛裂处切断内括约肌下缘，切口上至齿线，下至肛缘，同时切除并发的裂痔、肛乳头及肛瘘等，术后创面开放，外敷止血纱布或吸收性明胶海绵，包扎固定。②并发症：创面损伤大，愈合时间长。

（2）侧位内括约肌切断术。①手术方法：患者取侧卧位或截石位，肛周常规消毒麻醉成功后，在肛门左侧或右侧距肛缘1.0～1.5cm处做一弧形切口，长约2.0cm，显露内括约肌后，在直视下用剪刀将内括约肌剪断，查无出血后缝合伤口。②并发症：止血不彻底易形成血肿，切口易并发感染形成脓肿。

6. 皮瓣移植术

国外做肛裂皮瓣移植术较多，常用的方法有Ruiz-Moreno法、Samson法、Nickell法、Carmel法等，操作复杂，恢复快，但不易成功，临床上应用不多。现仅将倒“Y-V”带蒂皮瓣移植术介绍如下：

（1）手术方法：患者取侧卧位或截石位，肛周常规消毒麻醉成功后，沿肛裂正中起自齿线上方0.5cm处做一纵切口直至肛缘，切断部分内括约肌肌纤维，并在肛缘外作分叉切口使呈例“Y”形，再将肛门外的倒“V”形皮片游离，将皮片尖端向肛管内牵拉，并缝合于肛管内的纵切口处，使倒“Y”形切口变成倒“V”形缝合口，缝合后肛管应容纳2指为度，术后用止血纱布或吸收性明胶海绵覆盖，肛内置入排气管，加压包扎固定。

（2）并发症：术后切口感染，或并发皮下脓肿，致皮瓣移植失败。

三、预后

本病经过规范的治疗一般均可治愈，后遗症及并发症较少发生。关键是手术切除或括约肌切断要适当，比如内括约肌下缘充分切断，肛门狭窄要完全解除，术后一般是不会复发的。复发的因素往往与手术保守、不能充分手术到位有关。术后仍要保持大便通畅，防止干硬粪便损伤肛管，形成肛裂。积极治疗肛门其他疾病，如肛隐窝炎等，防止感染后形成溃疡和皮下瘘。

第五章

便秘

第一节　慢性顽固性便秘

慢性便秘是由不同的病因所引起的十分常见而又复杂的临床症状，主要是指不经常排便或排便困难以及排出干结的粪便。便秘病人可能就诊于不同的科室，但顽固性便秘常就诊于消化内科和肛肠或胃肠外科。美国每年有 400 万以上的人因便秘就诊，发病率约 2%；每年有 200 万 ~ 300 万便秘病人用泻剂辅助排便，住院病人的出院诊断中有便秘一项者有 92 万人，约 900 人死于便秘或与便秘有关的疾病。北京、天津地区普通人群的便秘患病率相近，分别为 4.6% 和 4.43%。60 岁以上老年人的便秘患病率明显增高，天津地区对普通人群的调查显示，60 岁或 60 岁以上的便秘者达 50% 以上，脑力劳动者多于体力劳动者，分别为 5.7% 和 3.4%。

一、定义

便秘不是一种疾病，而是一种可见于多种疾病的症状群，不同的病人有不同的含义，近年来，对慢性便秘的定义提出了量化的指标。在不用通便剂的情况下，1 周自发性排空粪便（spontaneous complete defecation，SCD）不超过 2 次，且 1/4 以上的时间内至少具有硬便、排便困难或排便不畅三项之一，为时 3 个月以上，称为慢性便秘。便秘病人可伴有腹痛、腹胀等症状。顽固性便秘病人常依赖于药物才能排便，或对各种治疗无反应。重度或顽固性便秘病人常焦虑不安，不能坚持工作和正常生活，生活质量受到明显影响。临床上，因便秘诊治的病人数量和耗资巨大。不少病人由于疗效不佳，滥用泻药，反而加重了病情。

二、病因

正常排便要求结肠和肛门直肠有正常的功能。粪便在结肠内以正常的速度通过，到达直肠后刺激直肠引起肛门直肠反射，再依赖于正常的盆底肌群的协调运动，使粪便顺利排出。以上排便生理上任何环节的异常均可导致便秘，包括：①平滑肌功能异常，导致肠内容物通过减慢，直肠感觉阈值增加，低级或高级中枢神经功能异常，排便反射敏感性降低；②肛门和盆底肌群的功能不协调，使排便时肛门括约肌呈反向性收缩，导致肛门出口阻力增加，排便困难。

1990 年 11 月在全国便秘诊断、治疗标准研讨会上对便秘的原因进行了详细地探讨，将便秘的病因分为六类二十七条。

1. 不合理的饮食习惯和不良的排便习惯　①饮食摄入量不足（食物含纤维素少）；②过度吸收（粪

便量少）；③平日运动量少；④人为抑制便意；⑤滥用泻剂；⑥环境改变。

2. 结肠、直肠功能性障碍及器质性病变

（1）结肠机械性梗阻：良性与恶性肿瘤、扭转、炎症（憩室炎、阿米巴病、结核、性病性肉芽肿）、缺血性结肠炎、吻合口狭窄、慢性套叠、子宫内膜异位症等。

（2）直肠、肛管出口处梗阻：①肛管，狭窄、痔、裂；②直肠，直肠前膨出、直肠黏膜内套叠、盆底痉挛综合征、会阴下降综合征；③结肠神经病变及结肠肌肉异常，先天性巨结肠、后天性巨结肠、传输性结肠运动缓慢、肠易激综合征。

3. 结肠神经异常　①中枢性：各种脑部疾患、脊髓损伤、肿物压迫、多发性硬化症。②支配神经异常。

4. 精神障碍　①抑郁症；②精神病；③神经性厌食。

5. 医源性　①药物（可待因、吗啡、抗抑制剂、抗胆碱剂、铁剂）；②制动。

6. 内分泌异常及代谢性疾病　①甲状腺功能低下；②甲状旁腺功能亢进；③高钙血症；④低血钾症；⑤妊娠；⑥糖尿病；⑦垂体功能低下；⑧嗜铬细胞瘤；⑨原发性或继发性脱水；⑩铅中毒；⑪老年、营养障碍。

在国外，对便秘的分类方法较多，如有根据病因将其分为原发性和继发性的，有根据部位分为结肠型、直肠型的，也有根据病理分为功能性和器质性的。在这些便秘当中，与外科治疗关系密切的主要是结肠、直肠的器质性病变，如乙状结肠冗长、出口处梗阻等。

三、检查方法

为了制订合理的治疗方案，治疗前详细评估便秘的动力障碍类型非常必要。目前，用于调查便秘的方法有结肠通过时间测定、肛门直肠测压及排粪造影等（表 5–1）。

表 5–1　调查慢性便秘的有关检查方法

检查方法	检查目的
胃肠通过时间	测定通过时间和判断便秘类型
肛门直肠测压	测定肛门括约肌功能和神经反射
直肠壁感觉和顺应性测定	测定排便阈值和直肠壁的顺应性
排粪造影	检测排粪功能及肛门直肠角的变化
肛门外括约肌肌电图测定	了解是肌源性或是神经源性异常
阴部神经潜伏期测定	了解是否存在神经传导的异常
超声内镜	判断有无肛门括约肌受损及其程度和方位

1. 结肠运输时间测定　是采用不透 X 线标志物测算胃肠通过时间（gastrointestinal transit time，GITT）。包括全胃肠、结肠及不同节段结肠的通过时间。1992 年国内所制定的统一标准：口服 1 枚内装 20 粒不透 X 线标记物的胶囊 72h 后摄片，结肠标记物剩余数 72h ≥ 4 粒，可诊断为结肠慢传输型便秘（STC）。实际上 STC 的诊断不仅要根据 72h 标记物剩余数的多少，还要看剩余标记物在各部结肠分布的情况，以助评估慢传输结肠病变的程度、部位和范围及是否有出口梗阻。结肠运输实验的结果易受到被检者的生活规律、情绪、饮食等多种因素的影响，所以不能仅凭检查的结果而轻易做出诊断。最近同位素扫描法被认为是肠道运输的金标准，常用 ^{111}In 标记颗粒检测从回盲部到直肠的运输过程，24 ~ 48h 可获得结果，但目前尚未普及应用。这是诊断结肠慢传输型便秘不可缺少的检查，但应与其他生理检查进行综合分析。

在多数情况下，结肠节段运输时间延长是出口处梗阻的结果，随着梗阻的解除这种异常可以恢复正常。只有在直肠排空功能正常或治疗后排空功能恢复正常后仍有便秘的情况下，结肠传输试验才能发现真正的原发性结肠慢传输型便秘。

2. 肛管直肠压力测定　病人取左侧卧位，先不做直肠指检，将球囊或探头置于肛管内，测量肛管静息压和最大缩窄压。然后将球囊送入直肠壶腹部测量直肠静息压，导管接拖动装置测括约肌功能长度。

换双囊导管，大囊置于壶腹，小囊置于肛管，向大囊内快速充气 50 ~ 100mL，肛管压力下降且时间大于 30s 为肛管直肠抑制反射阳性。所测得肛管括约肌的压力、直肠容量及其顺应性以及肛管直肠抑制反射（RAIR）是否存在，并可协助诊断有无直肠前突和黏膜内脱垂。若 RAIR 存在，则可除外巨结肠症；若 RAIR 不存在或有疑问，则可行肛管直肠切断术以协助诊断。

3. 排粪造影检查　经肛管注入 300 ~ 400mL 钡剂，让病人坐在特制的排粪桶上，X 线侧位透视下调整位置，使左右股骨重合并显示耻骨联合。以通过肠腔内钡剂的显影来观察直肠和盆底在动静态下的 X 征象，为功能性出口梗阻的诊断奠定了基础，特别是对直肠形态的改变判断已很准确。由于盆腔造影同步排粪造影可使盆腔同时显影，所以增强了对盆底病变的观察。四重造影进一步使直肠、盆腔、子宫、膀胱全盆脏器同时显影，使对肠疝、腹膜疝、子宫后倾、膀胱脱出等诊断更为准确。

4. 直肠感觉功能测定　包括直肠扩张试验和直肠黏膜电感觉试验，分别通过直肠内球囊注气或电感受测试直肠感觉阈值。方法是将球囊导管插入壶腹，每隔 30s 注气 10mL，当受试者刚开始有直肠扩张感觉时，记录注入的气体量，此即为直肠感觉阈值，以后每次注入 50mL，当受试者出现排便紧迫感时，即为排便容量阈。继续注气当出现无法忍受的排便感觉时或疼痛时为最大耐受容量。慢性便秘病人直肠感受功能常常下降，而结直肠炎病人直肠敏感增加。

四、治疗

便秘治疗宜采取综合措施和整体治疗，以改善或恢复肠道动力及排便的生理功能。

1. 一般治疗　注重改变生活方式，对那些饮水量很少、膳食中纤维太少以及活动少的便秘病人，应鼓励增加晨起一次性饮水量、每日的膳食纤维摄取量和活动量。增加饮水和膳食纤维能增加和保留粪便内的水分，使粪便变软，体积变大。膳食纤维能加快胃肠通过速度。同时，应消除某些诱因尤其是引起便秘的药物因素。避免滥用泻药，因为长期服用大剂量刺激性泻药，可以损伤肠壁神经丛细胞，加重便秘。

2. 药物治疗　药物治疗的目的是软化粪便，促进肠道动力，刺激排便。临床上可根据便秘的程度、类型和性质，选用合适的通便剂（表 5-2）。

表 5-2　便秘的药物治疗

药物分类	举例	作用
长性泻药	欧车前、麦胶等	强吸水性，增加容积，松软粪便，加强刺激
渗透性泻药	福松（聚乙二醇 2 000） 杜秘克（乳果糖）	增加容积，松软粪便，加强刺激
盐类泻药	镁盐，如硫酸镁	高渗盐吸收大量水分，增加容积，松软粪便
润滑剂	液状石蜡、麻仁润肠丸	润滑和松软粪便
刺激性泻药	番泻叶、鼠李、酚酞、蓖麻油	刺激肠道动力和分泌
肠促动力药	西沙必利、普卡必利	作用于肠神经丛（ENS）的 5-HT_4 受体，并刺激神经递质，刺激肠动力
软化剂	开塞露、灌肠	松软粪便，刺激排便
中药	通便灵、新清宁片	辨证施治
微生态制剂	培菲康、丽珠肠乐	纠正肠内异常菌群

3. 心理和生物反馈治疗　除药物以外，有些便秘病人需要接受心理或生物反馈治疗。严重便秘病人常有焦虑或伴有抑郁，有一半以上盆底痉挛综合征病人有应激史，包括手术、分娩等，焦虑可加重便秘，因而，这些病人需接受心理治疗。虽然抗抑郁、焦虑药有引起便秘的不良反应，但有些便秘病人由于症状严重，终日虑及如何排出粪便，精神异常焦虑，对该类病人抗焦虑治疗是必要的。

对一些盆底痉挛综合征的病人，如治疗不满意，可以选择生物反馈治疗，纠正病人在排便时肛门括约肌和盆底肌的不协调运动。该法系让病人在排便时腹肌用力，而盆底包括肛门外括约肌则放松，使之引起适宜的腹内压和肛门括约肌的压力梯度，从而达到排便的效果。

4. 外科治疗　便秘手术治疗的主要适应证是慢通过型便秘。对一般治疗和药物治疗无效、严重影响工作和生活的病人，可以考虑手术切除结肠。但在对慢通过型便秘手术治疗的评估中，应注意有无并发出口梗阻性便秘。对于出口梗阻性便秘的手术治疗指征，目前已逐渐取得一定的共识。由于出口梗阻性便秘常并发肛门直肠以及盆底的解剖结构异常，如直肠前膨出、直肠脱出等，因此对是否需要手术和怎样手术，应进行分析和判断，对手术后疗效做出术前预测。某些肛门痉挛的病人合并的直肠前膨出，在进行直肠前膨出纠正术后，仍可能存在排便困难，这在术前应充分估计到，要在病人全面理解，完全同意的基础上才能进行。

第二节　习惯性便秘

习惯性便秘（habitual constipation，HC）是指原发性持续性便秘。如果只是排便间隔时间超过48小时，无任何痛苦时，则不属于便秘。习惯性便秘在临床上把它视为一个独立的疾病。便秘是指比健康时便次减少，粪质干硬、排便困难及患者有不舒适的感觉而言。笔者在临床上经常遇到这类患者，虽然中老年人较多见，但每个年龄组均可见到，在治疗上均感到棘手。

一、病因

1. 原发性（功能性）便秘的原因　正常情况下，从横结肠开始的推进性集团蠕动每日发生3～4次，使粪便进入直肠，引起便意。这种蠕动是胃－结肠反射引起，故常发生在进食后。一般正常人多于每日早餐前后形成了排便1次的习惯。便秘常见原因有：①结肠功能紊乱，如肠易激综合征；②食物过少或过精，缺少纤维残渣对结肠运动的刺激；③妊娠，妊娠后期平滑肌动力减低，可能是由于黄体酮的作用所致；④生活规律的改变；⑤某些药物，如鸦片、吗啡、可待因、抗胆碱能和神经节阻滞药、镇静药、抗郁药、某些制酸剂（碳酸钙、氢氧化铝）等。此外，经常应用灌肠和服用泻药，可使肠道的敏感度减弱，以致引起或加重便秘。

2. 便秘一般分类　①按病因性质分为原发性（功能性）便秘和继发性（器质性）便秘；②按解剖部位分为结肠性便秘和直肠性便秘；③按结、直肠平滑肌状态分为弛缓性便秘和痉挛性便秘。

二、临床表现

1. 一般表现　便秘患者由于粪块在乙状结肠和直肠内过度壅滞，常觉左下腹胀压感，且有里急后重，排便不畅等症状。痔疮常为便秘的继发症而出现。习惯用泻药或洗肠的患者，由于胃肠运动功能的紊乱，可有中上腹饱胀不适、嗳气、反胃、恶心、腹痛、腹鸣、排气多等表现。长期便秘部分患者可有食欲不振、口苦、精神萎靡、头晕、乏力、全身酸痛等症状。少数患者有骶骨部、臀部、大腿后侧隐痛与酸胀感觉，系由于粪块压迫第三、四、五骶神经根前支所致。

粪便形状常成为患者的特有的主诉。直肠便秘者排出的粪便多数粗大块状，而结肠便秘则多为小粒，类似羊粪状。硬便的机械性刺激引起直肠黏膜分泌黏液，常覆在硬粪的表面及缝隙间，有时呈黏液膜状排出。便秘患者有时于排便过程中，突然腹痛发作，开始排出硬便，继之有恶臭稀便排出称为“假性腹泻”。

2. 便秘者多无明显体征　痉挛性便秘者，可触及痉挛收缩的肠管；直肠便秘时，左下腹部可触及质硬肿块，系滞留的粪块，在排便后肿块消失。

3. 钡餐检查　对观察胃肠运动功能有参考价值。在张力减退性便秘者，可看到钡剂到达结肠后排空明显延迟，在左侧结肠内长期停滞，能显出扩张的直肠壶腹。痉挛性便秘者，可见钡剂在结肠内被分成许多小块，并可见由于逆蠕动已到达降结肠或乙状结肠的钡剂，有时又逆行到横结肠的征象。胃肠X线钡剂检查的更大意义在于排除肿瘤、结核、巨结肠症等器质性病变致梗阻而引起的便秘。

4. 直肠、乙状结肠镜及纤维结肠镜检查　可直接观察肠黏膜的状态、肿瘤、狭窄等，并可做组织活检，明确病变的性质。在习惯性便秘患者，由于粪便的滞留和刺激，结肠黏膜特别是直肠黏膜常有不同程度的炎性改变，表现为充血、水肿、血管走向模糊不清。在痉挛性便秘者，除炎症改变外，有时肠镜下可见肠管的痉挛性收缩，表现为肠壁向腔内聚拢，肠腔收缩变窄，推进肠镜困难，稍停片刻痉挛可缓解。

三、诊断与鉴别诊断

习惯性便秘的诊断须依靠病史，分析便秘的原因，配合指诊可做出便秘的诊断。必要时可进行胃肠道 X 线钡灌肠和（或）结肠镜检查，以排除器质性疾病，确定习惯性便秘的诊断。便秘患者的发病年龄有时可提供线索。如年幼开始就有顽固性便秘时，应想到过长结肠和先天性巨结肠症的可能；中年以上患者，排便习惯一向规律，逐渐发生顽固性便秘时，应注意除外结肠癌，选择必要的 X 线检查及结肠镜检查尤为重要。

四、治疗

根本的治疗在于去除病因。对于习惯性便秘者，应建立合理的饮食和生活习惯，纠正不良习惯、调整饮食内容，增加富含纤维素的蔬菜和水果，适当摄取粗糙而多渣的杂粮，如标准粉、薯类、玉米、大麦等。油脂类的食物、凉开水、蜂蜜均有助于便秘的预防和治疗。

合理安排工作和生活，做到劳逸结合。适当的文体活动，特别是腹肌的锻炼有利于胃肠功能的改善，对于长期脑力劳动，久坐办公室少活动者更为有益。

养成良好的排便运动习惯，建立每日按时排便运动产生条件反射。神经衰弱的患者，可适当服用安慰剂调节自主神经中枢的功能。对有肛裂、肛周感染、子宫附件炎的患者，应及时给予治疗，消除其以反射方式影响排便，造成便秘的可能。

经上述处理未能解除的顽固性便秘患者，主要应选择润滑性药物治疗，必要时可考虑酌情使用下列药物，如甘油或石蜡油，硫酸镁或氧化镁、山梨醇、半乳糖果糖苷、酚酞、番泻叶、大黄苏打片、通泰胶囊。另外还可以采用温盐水或肥皂水灌肠以及使用开塞露或甘油栓剂等。

第三节　结肠慢传输型便秘

结肠慢传输型便秘又称结肠无力，其病因尚未完全明确。除肠壁神经丛的神经节细胞减少或缺如以外，可能与水分摄取、性别、年龄以及神经内分泌改变、体液变化等因素有一定关系。长期大量使用泻药也会造成结肠运输缓慢。本病以中老年女性发病率较高。1908 年 Arburthnot 首次提出经腹手术治疗慢性顽固性便秘，1911 年 Chapple 也报告 50 例慢性顽固性便秘的外科治疗。手术方式主要有次全结肠切除及回肠乙状结肠吻合（ISA），结肠转流及回肠乙状结肠吻合，结肠转流及回肠 – 直肠吻合（IRA）。早期报道成功率不高，且有一些严重的并发症，但却给慢性顽固性便秘的外科治疗打下了基础。

一、临床表现及诊断

在慢性顽固性便秘中结肠慢传输型便秘（STC）约占 45%，其绝大多数是由于结肠结构变异或结肠神经节病变（如缺如、萎缩甚至消失）引起结肠蠕动张力下降和推进速度减慢所形成的不完全或假性肠梗阻。结肠慢传输型便秘者常有腹部膨胀及不适，病人无自行排空大便史，用泻剂的效果比用灌肠、栓剂及手法助排便为好，结肠传输时间测定可发现结肠明显弥漫性延迟。排粪造影及肌电图可发现耻骨直肠肌有阵发性收缩。若单有结肠无力，可考虑行结肠切除术治疗便秘；若合并有耻骨直肠肌阵发性收缩，则应首选反馈治疗以改善肛管括约肌功能。当训练完毕应重做生理学检查，若结肠传输时间测定仍有结肠无力，而耻骨直肠肌阵发性收缩已改善，则可行结肠切除术。

二、治疗

结肠慢传输型便秘患者的肠道功能丧失是一个渐进过程，为尽早减轻患者痛苦，避免病变加重和病情复杂化，对经正规系统保守和联合治疗 6 个月无效者，在排除出口处梗阻型便秘和手术禁忌证的前提下，积极慎重的外科手术治疗应作为慢传输型便秘的首选，Rex 认为下列几点是长期严重便秘患者行结肠切除术的指征：①有确切结肠无张力的证据；②无出口处梗阻；③肛管有足够的张力；④临床上无明显的焦虑、忧虑及精神异常；⑤无弥漫性肠道运动失调的临床证据，如肠激惹综合征。此外还须考虑以下 3 点：①对发病时间短的病人不要轻率行结肠次全切除术；②对须做结肠次全切除术者，不要轻易接受精神科的评价而下结论；③不要以单项检查来诊断出口梗阻型便秘。对轻型病人仍首先考虑保守治疗为主。

手术目的是使慢性便秘患者结肠解剖关系得以恢复以改善排便功能。自 1908 年 Arburthnot 首先提出经腹部手术治疗慢性顽固性便秘至今，国内外关于手术治疗慢传输型便秘的主要方式有以下几种。

1. 全结肠切除术　切除从回肠末端至直肠上段范围内的结肠、施行回肠直肠吻合，是国外治疗慢传输型便秘的经典手术，术后长期有效率约 90%，该术式彻底，复发率低，已作为国内外公认的标准术式。据围内外总的综合资料分析，其治愈率为 50% ~ 100%。主要并发症包括腹泻，其发生率为 30% ~ 40%，尤其是短期腹泻几乎 100%，主要是由于切除了回盲部，短期内腹泻发生率较高，需经 0.5 ~ 1 年不断治疗和训练方可望好转，但若术中发现盲肠功能差，不做切除，术后腹泻同样不可避免，甚至更加严重，故大多学者认为，术前或术中发现盲肠功能差，扩张明显者应选用此术式，可减少腹胀、腹痛和腹泻。另一常见并发症为小肠梗阻，发生率为 8% ~ 44%，小肠梗阻发生率如此之高，除了粘连性肠梗阻缘故外，可能由于肠肌层神经反射障碍，而影响肠道功能。也有学者认为，这种障碍也可能影响近端小肠。约 10% 的患者术后便秘复发，其中 41% ~ 100% 须再次手术。其他的并发症有吻合口漏和盆腔感染。因此，除从严掌握手术适应证外，还需在术中特别注意手术技术，以免发生粘连性梗阻和便秘复发。

2. 结直肠全切除、回肠储袋肛管吻合术　切除回肠末端至齿状线范围内全部大肠，取 30cm 回肠做 15cm J 型储袋，行储袋肛管吻合术。鉴于该术式创伤大，操作复杂，术后可能出现吻合口漏、储袋炎、储袋排空障碍、性功能及排尿功能障碍等多种并发症，不作为慢传输型便秘的常规手术方式，仅在结肠（次）全切除术后效果不佳，经测压、排粪造影等证实存在直肠无力时采用，有助于改善其生活质量。Kalbassi 报道 15 例，均行暂时性去功能回肠襻式造口，无吻合口漏，2 例因顽固性盆腔疼痛切除储袋，平均排便次数 5 ~ 8 次 / 天，病人生理功能、社会功能和疼痛记分明显改进。Aldulaymi 报道 1 例慢传输型便秘术前直肠排空正常，但最大耐受容积达 700mL，行结肠次全切除后仍然便秘而行回肠储袋肛管吻合治愈。Hosie 等也报告 13 例手术治疗的经验，8 例结肠无力行结肠次全切除及回肠—直肠吻合，5 例有巨直肠、便秘及肛门失禁。巨直肠施行手法回肠肛管吻合，其余的用吻合器吻合。随访 20 个月，排便白天 4 ~ 8 次，晚间 1 ~ 2 次。白天污染内裤 1 例，晚上污染内裤 6 例，11 例（85%）对手术效果满意。

3. 结肠次全切除术　有切除升结肠至直肠中上段、施行盲肠直肠吻合，以及切除盲肠至乙状结肠中下段、施行回肠乙状结肠吻合两种方法。前者又有顺蠕动和抗蠕动的盲肠直肠吻合两种，均保留盲肠、回盲瓣和末端回肠襻，有助于控制食糜进入结肠的速度，同时盲肠作为一生理性容器，保留了代谢未消化的淀粉和制造短链脂肪酸的结肠菌群，有助于形成正常的粪便，维持正常的水分、钠和维生素 B_{12} 吸收，减少术后腹泻发生，预防肾、胆结石等，但升结肠须从右侧翻转 180° ，操作较复杂，增加肠梗阻发生率，切除直肠可能损伤腹下神经，顺蠕动吻合须还保留 5 ~ 10cm 升结肠，术后便秘复发率及腹痛发生率较高。后者保留全部盆腔结直肠，术后无性功能及排便功能障碍，也保留了末端回肠，操作简单，但术后一段时间内可出现腹泻。结肠次全切除术疗效不低于全结肠切除术而术后腹泻发生率却明显降低，损伤也较之减小，恢复较快，已作为国内外推荐术式。刘勇敢等报道用次全结肠切除盲肠直肠端端吻合术治疗 73 例，复发 1 例，并发肠梗阻 1 例，短期腹泻 19 例，与全结肠切除术相比，腹泻发生率降低了 26.6%；刘勇敢等又报道用次全结肠切除（旷置）盲肠直肠端侧吻合术治疗 12 例，手术均成功，术时平均 85 分钟，出血 50 ~ 200mL，平均 72mL，术后无肠梗阻和切口感染，排便 1 ~ 3 次 / 天，而对照组做次全结肠切除盲肠直肠端端吻合术 34 例，手术成功 33 例（1 例因肠吻合口梗阻次日回肠造口），术时平均 174 分钟，失血 200 ~ 750mL，切口感染 2 例，排便 1 ~ 5 次 / 天，两组术后随访 1 年均无症状复发，两组相比，治疗组具有疗效确切、手术时间短、出血少、损伤小及术后并发症低等优点；Vasilevsky 曾报道用次全结肠切除回肠乙状结肠端端吻合术（ISA）治疗 46 例，有效率 79%，术后排便 2 ~ 8 次 / 天，有 60% 伴有多种并发症，且有 5 例再次手术治疗，他认为严格选择该术式对治疗特发性便秘患者还是有意义的。1992 年 Pena 报告了 Vasilevsky 的 105 例行次全结肠切除术病人长期随访结果，术前排便次数为 4 ~ 6 次 / 周，随访 8 年（1 ~ 15 年），共随访 84 例。结果：10% 排便明显改进，28% 仍用泻剂，16% 仍用灌肠。术后排便次数每天 3 次，27% 病人主诉腹泻，89% 病人感觉满意。

4. 结肠部分切除术　根据结肠传输试验和结肠压力测定，若动力障碍局限于某一肠段，可行选择性肠段切除，如乙状结肠切除或左半结肠切除等。由于对结直肠生理病理的认识尚不全面，如扩张的直肠是否影响近端肠道的传输等；以及各种功能检查本身的局限性，如放射线标记物法的节段性结肠传输时间计算方法简单地将结肠分为右半、左半及乙状结肠直肠部，并不能计算出某一具体结肠段的传输时间；而放射性核素法和腔内压力测定方法远未普及，故该手术有较大争议，多数学者认为其复发率高，不应作为慢传输型便秘的手术方式。Kamm 认为，特发性便秘除了全结肠切除外，其他手术治疗方式常有不可预测的结果。国内众多资料亦表明：结肠部分切除术效果不肯定而不主张采用，尤其是半侧结肠切除效果最差，除非患者拒绝其他术式。黄显凯等认为：对于便秘病史较短、钡灌肠片显示结肠梗阻段扩张、胃肠通过时间证明标志物滞留于某一肠段，做局部部分切除效果尚好；张连阳等认为结肠部分切除虽然疗效较差，但肠道结核病变和功能丧失是一个渐进过程，它可由起初的某一肠段病变逐渐发展到整个结肠，为避免长期滥用泻剂而引起泻剂性结肠和使病情加重或病变复杂化，对经长期保守治疗效果不满意者，在胃肠通过时间计时检查并测定传输指数（IT）值以及钡灌肠摄片判定明确为结肠属某一肠段病变的情况下，做部分结肠切除术仍有一定的积极和实际意义。此类手术保留了更多的结肠，术后不易发生腹泻和肛门失禁。随结直肠功能检测方法的进步，特别是放射性核素法传输试验和 24 小时不卧床的结肠测压方法的应用，该手术的成功率可望提高。

结肠慢传输型便秘的手术治疗是有效的，但其手术方式目前尚未完全定型，国外应用较多的是全结肠切除及回 - 直肠吻合，也公认有较好的结果。其次为结肠次全切除及盲 - 直肠吻合。有关结肠部分切除，一般预后不佳，若钡灌肠只有一段结肠扩张，可切除该段结肠，后果良好。以上手术可治愈一些难治性便秘患者，但仍有一些后患及并发症，因此，对手术适应证的选择一定要严格。决定是否手术，及采用何种术式，一定要靠结肠运输状态及盆腔动力学检查，并结合病史及体格检查进行综合分析，然后决定治疗方案。

5. 慢传输型便秘患者常常合并出口处梗阻型便秘　Kamm 认为慢传输型便秘合并出口梗阻者，行结肠切除效果不好，手术的成功率只有 50%。混合型便秘手术治疗的成功率不仅和慢传输病变的结肠是否切除完全有关，还和所并发的出口梗阻是否能予以纠正密切相关。因此对混合型便秘的手术治疗，除选择适当的结肠切除术式外，还对其所伴有能通过手术治疗的出口梗阻病变等采取同期或分期手术治疗的方案。①分期手术方案：对合并有直肠前突、直肠黏膜内套叠或脱垂及耻骨直肠肌肥厚的病变者，于结肠切除前期先行前突修补、黏膜结扎切除或耻骨肌切开等相应的纠正手术。一般于 3 个月后再Ⅱ期行结肠切除术。采取此方案主要是基于考虑到出口梗阻有时很难和左半结肠慢传输相鉴别，而先行纠正出口梗阻手术的优点是如术后便秘好转，即可避免结肠切除。倘若手术证实出口梗阻已解除，但仍有便秘存在，则再行结肠切除。②同期手术方案：对合并有盆底下降、盆底腹膜疝或子宫后倾者，于结肠切除同期采用盆底抬高、直肠悬吊、子宫同定之相应修复手术。对合并有严重的直肠黏膜内套或内脱垂的病人，可考虑将有黏膜病变的直肠尽可能切除后行低位吻合。但混合型便秘比在单纯慢传输型便秘的诊断和治疗均为复杂和困难，术后便秘的改善率明显低于单纯慢传输型便秘的病人，所以混合型便秘的病人采用手术治疗更应慎重选择。

第六章

小肠疾病

第一节　肠梗阻

一、概述

肠内容物不能正常运行或通过发生障碍称为肠梗阻（intestinal obstruction）。

（一）病因和分类

1. 根据梗阻发生的基本原因分类

（1）机械性肠梗阻：最常见，系各种原因所致的肠腔狭小。①外压（肿瘤或脓肿、粘连带、肠套叠、肠扭转、嵌顿疝及先天性肠旋转不良）。②内堵（瘤、石、虫）。③肠壁本身病变或损伤[先天性肠隔膜（蹼）或肠闭锁、炎症（Crohn 病、憩室炎、溃疡性结肠炎和结核）、狭窄、放射性损伤或子宫内膜异位症]。

（2）功能性梗阻：系神经功能失调出现肠蠕动异常。①麻痹性（肠肌的蠕动减弱），见于腹腔手术后、腹腔感染、腹腔炎症、腹膜后血肿、后腹膜分离的手术、神经根受压、严重电解质紊乱、阿片类药物、拟交感药、副交感阻断药。②痉挛性（肠肌强烈、不协调收缩），为暂时性，见于铅中毒。

（3）缺血性肠梗阻：肠管血供障碍致肠麻痹，见于肠系膜血管血栓形成或栓塞。

2. 根据肠壁血供有无障碍分类　①单纯性肠梗阻仅有肠内容通过障碍，无缺血或穿孔等并发症。②绞窄性肠梗阻是梗阻肠襻的血供明显障碍，原因有血管受压（肠扭转）或血管阻塞（肠系膜血管血栓形成或栓塞），长时间单纯性梗阻肠壁小血管受压或微血栓形成也可发生绞窄。

3. 根据梗阻部位分类　①高位小肠梗阻。②低位小肠梗阻。③结肠梗阻。

4. 根据梗阻肠襻两端的通畅性分类　①开襻性肠梗阻（梗阻肠襻的远端不通，近端通）。②闭襻性肠梗阻（梗阻肠襻的两端均不通），见于肠扭转和结肠梗阻。闭襻性肠梗阻容易发生绞窄。

5. 根据肠腔通畅程度分类　①完全性肠梗阻。②不完全性肠梗阻。

6. 根据发病缓急分类　①急性梗阻（发病时间为几小时或几天，发展迅速，易发生绞窄）。②慢性梗阻（病程较长，伴营养不良、便秘和慢性病的其他体征，不容易绞窄）。

7. 根据病因分类　常见的肠梗阻依次为粘连性肠梗阻、嵌顿疝和肿瘤性肠梗阻。小肠梗阻病因中 60% 为术后肠粘连，20% 为嵌顿性疝，其他原因有 Crohn 病、肠套叠、肠扭转和肠肿瘤。

（二）临床表现

1. 症状　在病史采集和体格检查中，重要的是既往腹部手术史、腹痛的性质（绞痛、阵发性痛抑或持续性痛）、腹胀情况和肠鸣音情况。

（1）痛：①阵发性绞痛是机械性肠梗阻的特征，梗阻部位越高疼痛发作越频。②持续性阵发性加剧的绞痛提示缺血（绞窄）性肠梗阻或机械性肠梗阻伴感染。③持续性胀痛，无绞痛提示麻痹性肠梗阻。

（2）吐：①高位小肠梗阻呕吐早、频繁，吐出物呈胆汁样。②低位小肠梗阻呕吐迟、稀疏、量多、稠，吐出粪臭样物。③结肠梗阻呕吐迟，以腹胀为主。④吐出咖啡样物或血性物提示绞窄性肠梗阻。

（3）胀：①高位梗阻一般无腹胀，可有胃型。②低位梗阻腹胀出现迟，有肠型。③结肠梗阻腹胀出现早。④不均匀腹胀提示绞窄性肠梗阻。

（4）闭（停止肛门排便、排气）：见于急性完全性肠梗阻。梗阻初期、高位梗阻、不全性梗阻可有肛门排便、排气。血性便或果酱便见于绞窄性肠梗阻、肠套叠、肠系膜血管栓塞等。

2. 体格检查

（1）全身情况：单纯性肠梗阻可发生水、电解质和酸碱平衡紊乱。绞窄性肠梗阻可发生休克，表现为 T、P、R、BP 的改变。

（2）腹部：①望。腹部膨隆、肠蠕动波、肠型提示机械性肠梗阻。不均匀性腹胀提示肠扭转。均匀性腹胀提示麻痹性肠梗阻。②触。压痛提示单纯性肠梗阻。腹膜刺激征提示绞窄性肠梗阻。扪及痛性包块提示绞窄性肠梗阻。索条状肿块提示蛔虫性肠梗阻。③叩。移动性浊音提示腹内有渗液。④听。肠音亢进提示机械性肠梗阻。肠音消失提示麻痹性肠梗阻。⑤直肠指检。扪及肿块提示肿瘤或肠套叠的套头。血迹提示肠套叠或绞窄。

（三）辅助检查

（1）实验室检查：单纯性肠梗阻晚期，白细胞计数增加；血液浓缩后，红细胞计数增加、血细胞比容升高、尿比重增高。绞窄性肠梗阻早期即有白细胞计数增加。水、电解质紊乱时可伴 K^+、Na^+、Cl^-、CO_2CP 改变。磷酸肌酸激酶（CPK）测定对肠绞窄的诊断有一定意义。

（2）X 线腹部平片（AXR）：立位和卧位 AXR 在肠梗阻的诊断中都同样具有重要价值。①在梗阻 3 ~ 5h 后立位 AXR 可见到梗阻近段肠襻扩张和多个气液平，梗阻远段肠内无气体。小肠直径大于 3cm、近端结肠大于 8 ~ 10cm、乙状结肠大于 4 ~ 6cm 时称肠扩张。②空肠梗阻 AXR 示“青鱼骨刺”征，结肠梗阻示结肠袋。③肠梗阻 X 线征、胆液内气体加右下腹不透光结石影是胆石性肠梗阻 X 线三联征。④肠梗阻，尤其当有坏疽、穿孔可能时，忌钡灌肠检查，因为钡剂溢入腹腔会加重腹膜炎。结肠梗阻和肠套叠时低压钡灌肠可提高确诊率。⑤闭襻性肠梗阻时气体难以进入闭锁肠襻内，因此在梗阻早期很难从 AXR 上识别。

（3）CT：不但可以了解梗阻存在与否，对是否存在绞窄也有良好的判断价值，如增强扫描时肠壁未见强化增强、腹水、肠系膜水肿、肠壁增厚和肠壁积气都提示绞窄性肠梗阻。CT 三维重建可以进一步提高诊断的正确率。

（四）诊断

诊断中必须辨明下列问题。

（1）有无梗阻：根据症状（痛、吐、胀、闭）、腹部体征（波、型、响）及 X 线（积气、液平、肠管扩张）可诊断。

（2）机械性梗阻抑或麻痹性梗阻：麻痹性梗阻见于腹膜炎和腹部手术后（参见本节分类），患者无阵发性绞痛，早期即有均匀性腹胀、肠音低或消失，AXR 示大、小肠均扩张。

（3）单纯性梗阻抑或绞窄性梗阻：这是肠梗阻诊断中最重要的问题。下列情况应考虑绞窄性梗阻。①全身情况：早期出现休克，一般抗休克治疗无效，体温高，脉率 >100 次 /min、白细胞计数升高、血淀粉酶升高、代谢性酸中毒。②腹痛骤起、剧烈、伴或不伴腹膜刺激征，腹痛呈持续性阵发性加重伴腰痛或腹膜刺激征。③呕吐出现早、频繁。④腹胀不对称、可扪及固定痛性肿物。⑤血性液：呕吐物中、粪便中、腹穿液中或指检时发现血性液。⑥肠音消失。⑦影像检查：AXR 示扩张肠襻不随时间改变、空回肠转位或假肿瘤影（病变肠内有液体无气体，周围环绕着含气肠襻）；黏膜水肿、肠壁增厚、肠壁积气。CT 示梗阻处“鸟嘴样”狭窄、肠系膜水肿或血管充血、肠壁中度或重度增厚和肠壁积气，腹腔积液。超声示腹水多、肠襻扩张、无蠕动。血肌酸磷酸激酶（CPK）测定：肠绞窄坏死时 CPK 会增高。

（4）梗阻原因：可根据年龄、病史和体征做出判断。如新生儿以肠道先天性畸形多见，婴幼儿以肠套叠和疝多见，儿童以蛔虫性梗阻多见，青年以粘连性梗阻、疝及肠扭转多见，老年人则以肿瘤多见。

小肠梗阻病因中60%为术后肠粘连，20%为嵌顿性疝，其他原因有Crohn病、肠套叠、肠扭转和肠肿瘤。肠扭转可很快发生坏死、穿孔，很少有前驱临床表现。在医疗条件差的国家和地区，小肠梗阻最常见的原因是嵌顿疝，其次是肠粘连。

大肠梗阻病因中结肠癌占65%，憩室病占20%，结肠扭转占5%（其中90%为乙状结肠扭转，10%为盲肠扭转）。

（五）治疗

肠梗阻的诊断和治疗主要根据临床征象。原则是解除梗阻、治疗缺水、酸中毒、感染和休克等并发症。小肠梗阻，尤其是高位小肠梗阻，一般应尽早手术。对有机械性肠梗阻依据，义无手术史的患者，也应即时手术，不要等待。

1. 一般治疗　“四禁”（禁食、禁止灌肠、禁用强导泻剂、禁用强镇痛剂）、“四抗”（抗腹胀——胃肠减压、抗生素、抗水和电解质紊乱、抗休克）。

2. 非手术治疗　麻痹性和某些单纯性肠梗阻（如粘连、蛔虫、粪块、结核）可先考虑非手术治疗。方法有针灸、颠簸、麻油200mL经胃管注入、低压灌肠和解痉剂。

3. 手术治疗

（1）适应证：绞窄性梗阻（紧急手术）、闭襻性梗阻或极度扩张的结肠梗阻（尽早手术）和非手术治疗无效或恶化的单纯性梗阻。

（2）手术时机：对有手术适应证者要尽早手术，切勿坐失良机。围术期要用覆盖Cram阴性菌和厌氧菌的抗生素，降低术后切口和腹腔内感染的发生率。

（3）手术原则：①去除病因［松解粘连、解除疝环压迫、扭转复位、取蛔虫、切除病变肠管（肿瘤、坏死、狭窄）］。②排尽梗阻近侧肠道内的积气、积液，减少毒物吸收。③恢复肠道通畅，修补腹壁缺损。④腹腔清洗、引流。⑤对肠切除后可能发生短肠综合征的患者，可将“坏死”的肠管放回腹腔，等24h后再次探查（second-look），此时往往有部分“坏死”的肠管恢复了活力。

（4）肠管活力判断：①临床指标是肠壁色泽、肠系膜血管搏动、蠕动和切缘出血情况，但这些指标受低血容量和体温影响。②多普勒超声检查肠壁对系膜缘有无血流，距有血流处1cm切肠吻合是安全的。③静脉内注入荧光素100mg，用紫外线灯观察肠壁有无荧光，可精确判断肠有无血供。

（六）小肠切除及吻合术要点

小肠手术最常见的指征是肠梗阻，往往是再次手术。

（1）切口：对粘连性肠梗阻患者，一般习用沿原切口进腹解除梗阻，切口应超过原切口瘢痕上方或下方2cm，从无瘢痕处切开腹膜进腹，这有利于避开粘连入腹。进腹后分离粘连的策略是“先易后难”。作者主张用剪刀钝锐结合分离粘连。

（2）小肠切除：在预定切除范围的肠系膜做“V”字形切开。先剪开系膜表面的腹膜，显露其下的系膜血管，用血管钳对拟切断的血管逐一钳夹、切断、结扎，最后切断小肠系膜的另一侧腹膜。

（3）吻合肠襻选择：要求供吻合的小肠血供良好，吻合后吻合口无张力。

（4）吻合：主张用单层间断吻合法，针距和边距均为3mm。当小肠近远断端口径相差悬殊时（如肠梗阻肠切除后），可用1/2等分法进行吻合，即先在系膜缘和对系膜缘各置一针全层吻合线，打结。此后，每次都在两针中点缝第三针，直至吻合完毕。

二、粘连性肠梗阻

粘连性肠梗阻是最常见的一种肠梗阻，占小肠梗阻的一半以上。粘连可为广泛性，累及全部腹膜，也可为局限性，仅累及部分肠管。一般是腹部手术或腹内炎症后的并发症，常见于阑尾切除、子宫切除和腹会阴联合手术后，少数由胎粪性腹膜炎或Meckel系带等先天性因素所致。

剖腹术后早期（30d内）粘连性肠梗阻的发生率约为1%。大多数见于结肠手术等下腹部手术后，尤其是腹会阴联合手术，上腹部手术后很少发生这种肠梗阻。术后早期粘连性肠梗阻中 90% 为粘连，7% 为疝，剩余的原因是肠套叠、脓肿和技术问题。75% 的术后早期粘连性肠梗阻保守治疗有效，这种梗阻一般不会发生绞窄，如无特殊情况，应尽可能选择观察保守治疗。但对腹痛突然发生，短时间内肠鸣音由正常或亢进发展至消失者，或观察中有绞窄征象出现者，应及早手术。

大多数患者在术后 1 ~ 2 年内发生机械性肠梗阻。80% 的小肠粘连性梗阻非手术治疗有效，是否采取手术治疗取决于患者的临床表现，对不完全性梗阻、单纯性梗阻或广泛粘连者可行观察，保守治疗 48 ~ 72h，否则应手术治疗。

预防粘连的方法是精确止血，操作轻柔，不在腹内残留异物和用单股缝线关腹。

三、嵌顿或绞窄性疝

嵌顿疝是一肠段离开原来位置经腹壁缺损（外疝）或经肠系膜、网膜缺损（内疝）突出，被狭小的疝环卡压所致。

在肠梗阻的原因中，嵌顿疝仅次于粘连性肠梗阻，占第二位。内疝包括闭孔疝、十二指肠旁疝、Winslow 孔疝、膈疝和系膜孔疝，一般都在手术中才得到证实。对嵌顿疝应立即进行体液复苏，并送手术室手术。手术要点是解除嵌顿，切除无活力肠襻，修补缺损。

四、恶性肿瘤性肠梗阻

在肠梗阻原因中处于第三位的是恶性肿瘤性肠梗阻，其中最常见的是结肠腺癌，其次为类癌和淋巴瘤。肿瘤性肠梗阻多见于结肠，特别是左半结肠；小肠肿瘤致肠梗阻少见，多为不全性肠梗阻，常伴有消化道出血。

小肠肿瘤可分为良性和恶性，均可伴有消化道出血。良性小肠肿瘤所致的梗阻主要是肠套叠，表现为急性梗阻，可反复发作。恶性小肠肿瘤呈浸润性生长，因此，主要表现为不全性肠梗阻。

恶性肿瘤性肠梗阻中另一类是既往曾因恶性肿瘤手术，本次表现为肠梗阻入院的病例。这种患者是否为恶性肿瘤复发而致肠梗阻取决于原发恶性肿瘤的起源、原发恶性肿瘤的分期以及当初手术的方式（治愈性或姑息性）。一般来讲，胃癌和胰腺癌易发生腹膜种植，造成梗阻，而结直肠癌在切除后所发生的梗阻患者中，有一半以上为粘连性梗阻，即使是肿瘤复发，也有 75% 的病例可做肠捷径术。

五、肠扭转

肠襻沿其系膜纵轴旋转 180° 以上者称肠扭转，原因有肠系膜过长、肠管重量增加（餐、粪）或体位改变。肠扭转造成肠梗阻和不同程度的肠系膜血管受压。常见的肠扭转有小肠扭转和结肠扭转，结肠扭转不会在肠襻充满粪便的情况下发生。结肠扭转主要见于乙状结肠（90%），其次是盲肠（10%）。

（一）小肠扭转

小肠扭转多见于青壮年劳动者，患者多在餐后或劳动后突然发生腹部绞痛、频吐、很快出现休克，AXR 示空回肠换位或多形态小跨度肠襻等特有征象。小肠扭转应立即手术。

（二）乙状结肠扭转

乙状结肠扭转与慢性便秘有一定关系，导致乙状结肠冗长，活动度大。患者大多为长期不活动的体弱老年男性，15% 的人有使用精神性药物史。

1. 诊断　表现为突然腹痛，呕吐不著、腹胀显著呈鼓音、便秘。AXR 示极度扩张的乙状结肠襻，其内有两个气液平。CT 可以见到特征性的肠系膜“漩涡改变”。低压盐水灌肠不能灌入 500mL。泛影葡胺灌肠见梗阻部呈典型的“鸟嘴样”改变。疑有肠坏疽者，忌灌肠。

2. 治疗　原则是体液复苏，尽早减压。①如没有腹膜炎体征，首选纤维乙状结肠镜下将镜子缓慢推进直至气体和粪液喷出，并置入肛管排气、排液，保留 1 ~ 2d。然后在充分的肠道准备下择期行乙状结肠切除术，否则，复发率达 40%。乙状结肠缝合固定术和乙状结肠系膜折叠术的疗效均不可靠。本病非手术治疗复发率很高。②若患者有腹膜炎体征、全身感染症状、休克或肠镜下发现有血性物或黏膜溃疡，应急诊行液体复苏和乙状结肠切除、近侧结肠造口术，以后再考虑二期手术恢复肠道通畅。

（三）盲肠扭转

正常盲肠固定于后腹壁。若盲肠在胚胎时未固定，盲肠和升结肠系膜过长，活动度过大，则容易发生扭转。盲肠扭转是以回结肠动脉为轴心，属闭襻性肠梗阻。

1. 诊断　临床上为急性小肠梗阻表现，有腹膜刺激征时提示肠绞窄。AXR和钡灌肠有助于诊断。

2. 治疗　原则是立即手术，诊断和治疗的延误可导致死亡率增高。总死亡率约10%。①有血运障碍时，应做右半结肠切除，然后根据患者情况行回肠横结肠吻合或末端回肠造口术。②无血运障碍时，可在扭转之结肠复位后，将盲肠与侧腹壁缝合固定。

六、肠套叠

原发性肠套叠多见于2岁以内的小儿，原因不明，可能与病毒感染有关。继发性肠套叠多见于成人，占肠套叠的5%，其中65%以上的患者肠腔内有息肉样肿瘤，如脂肪瘤等小肠和结肠内的良性肿瘤。

1. 临床特点　①阵发性腹痛、呕吐、黏液血便和腹部肿块四大症状。②直肠指检可扪及宫颈样套入部及果酱样便。③钡灌肠见钡剂阻于杯口阴影部，这是诊断肠套叠的主要手段。

2. 治疗　原发性肠套叠48h内、无腹膜炎者可通过灌肠复位治疗，否则，应手术治疗。继发性肠套叠应手术治疗，不主张用灌肠复位治疗。

七、急性肠系膜缺血综合征

腹腔动脉与肠系膜上动脉通过胰十二指肠动脉弓相交通，肠系膜上动脉与肠系膜下动脉通过Drummond边缘动脉弓和Riolan结肠系膜动脉弓相互吻合，肠系膜下动脉与髂内动脉通过直肠上动脉经直肠中、下动脉弓相沟通。因此，除肠系膜上动脉外，在肠系膜下动脉和髂内动脉两支中，任何一支发生闭塞，都不会导致肠缺血。

（一）肠系膜上动脉栓塞

本病占急性肠系膜缺血的1/2，早期诊断困难，死亡率高。栓子一般来源于心脏，常见的是房颤和心肌梗死后的附壁血栓，此外，心律失常、心脏解剖缺损、心房黏液瘤也可有栓子脱落。横结肠中动脉分叉以远端是肠系膜上动脉栓塞最常见的部位，因此，近侧空肠的血供一般不受影响。

1. 诊断

（1）典型临床表现是患者在全身情况良好的前提下突然出现Bergan三联征。①中上腹持续性剧痛阵发加剧骤然发作，患者可以准确记忆发病的时间。②在剧痛时发生强烈的胃肠道排空症状，表现为呕吐或“爆炸性”排便。③器质性心脏病或栓塞史，心脏检查可发现心律不齐、杂音或心脏增大。

（2）发病早期腹部检查的特点是“重症轻征”，症状重、体征轻（无压痛和反跳痛）。后期表现为腹膜刺激征、血便、休克。25%的患者既往有栓塞病史。

（3）确诊的“金标准”是血管造影和剖腹探查。血管造影耗时，又会延误剖腹探查时机，仅适用于不全性闭塞（病情迁延）病例。多排螺旋CT增强加血管三维重建已逐渐取代血管造影的地位。Doppler超声虽然也可用于诊断，但欠确切。对年龄大于50岁突然剧烈腹痛，症征不符的患者应该立即进行剖腹探查。

2. 治疗首选开腹取栓。

（1）如果先选择血管造影，无论患者是否为闭塞性肠缺血，都可经导管灌注盐酸罂粟碱，先用2min推注罂粟碱60mg，然后按30～60mg/h泵入，再进行手术取栓。

（2）在剖腹探查中确诊者，应进行手术取栓或坏死肠段切除。在手术恢复肠系膜血供前，不要先切除肠管，因为部分似无活力的缺血肠管在血供恢复后，仍然可以恢复。

（3）确诊后应立即进行体液复苏、肝素化、患者立即送手术室。

（4）预防用抗生素，并进行血流动力学监测。栓子多位于动脉分叉处，常见的部位是胰十二指肠下动脉或结肠中动脉起始处。因此近侧空肠的血供一般不受影响。一般在横结肠系膜下方、胰腺下缘切开后腹膜（切断 Treitz 韧带），沿结肠中动脉起始部寻找显露肠系膜上动脉，阻断栓子近、远侧动脉，横行切开动脉前壁，用 3 ~ 4F 的 Fogarty 管先取远侧的栓子，后取主干的栓子，然后注入罂粟碱。用 5-0 或 6-0 Prolene 线缝合动脉切口（间断缝合、连续缝合均可），血流再通后，肠管的颜色会明显改善。探查全部肠管，确认无缺血后再关腹。

肠系膜上动脉的远端如果没有血栓，即使反流弱也不会有问题，注意不要反复取栓以免损伤血管内膜。

阻断肠系膜上动脉要用血管钳，不要用狗头夹，因其力量不足。

（5）如果剩余肠道长度不足 2m，则应严格限制肠切除范围，必要时将“生机可疑的肠管”放回腹腔，24h 后做“再次探查”（second-look），此时，偶可见到跳跃式分布的梗死区，宁可做多个吻合最大限度地保留肠管长度。

（二）肠系膜上动脉血栓形成

患者有动脉粥样硬化的基础。邻近腹主动脉肠系膜上动脉的开口处是肠系膜上动脉血栓形成最常见的部位，全部小肠和右半结肠的血供一般都会受影响。

1. 诊断　①表现为剧烈的中腹部疼痛，但发病不像栓塞那样突然。②部分患者既往有多次肠缺血绞痛史，临床特点是进餐后诱发肠缺血性绞痛，结果患者惧怕进餐，出现消瘦。③有些患者有恶心、呕吐、便秘等肠运动功能障碍表现，常被疑诊为肠道恶性肿瘤而进行检查。也可以表现为腹胀而误诊为肠梗阻，直到白细胞明显升高以及病情急剧恶化时才进行动脉造影确诊。④内脏动脉造影有助于诊断，但闭塞的部位比 X 线检查所显示的往往要广泛得多。⑤血管超声肠系膜上动脉收缩期峰值流速 > 275cm/s 提示狭窄程度 >70%，肠系膜上动脉舒张末期流速 > 45cm/s 提示狭窄程度 >50%。

2. 治疗　治疗原则是恢复肠道灌注。①本病须紧急手术，坏死肠管应切除之，对慢性缺血的部位也要用人造血管或自体静脉做血管再通手术。常用的术式是右髂动脉 - 回结肠动脉侧侧吻合、肠系膜上动脉 - 腹主动脉侧侧吻合以及肠系膜上动脉 - 腹主动脉架桥吻合。②由于这种患者全身情况差、消瘦、营养不良、免疫功能差、愈合能力差，手术风险很大。③对无肠坏死者，可用溶栓剂灌注等方法达到暂时维持肠管活力的目的，如果该方法有效，待营养改善后择期手术。

（三）肠系膜上静脉血栓形成

肠系膜上静脉血栓形成起病急、累及范围广者可导致小肠广泛坏死，危害不亚于肠系膜上动脉闭塞。由于病情复杂，早期诊断困难，临床上应予重视。

1. 病因　一般由肿瘤或血液病高凝状态所致（红细胞增多症）。

2. 临床表现　缺乏特征性。轻重不一，可以无症状，也可以极为严重。典型临床表现是缓慢的进行性全腹痛和腹胀、厌食和呕吐，进展不如急性肠系膜动脉缺血那样迅速，易与肠梗阻相混淆。可以有消化道隐性出血，没有肉眼出血。

3. 诊断

（1）CT 检查可发现肠系膜静脉壁有造影剂浓聚，但静脉腔内无造影剂流过。CT 典型三联征为肠系膜上静脉低密度、小肠壁增厚以及腹腔积液。

（2）腹部平片可以显示小肠壁增厚和门静脉内气体。

（3）经腹腔动脉或肠系膜上动脉门静脉造影可以发现肠系膜上静脉闭塞。

4. 治疗　手术处理对静脉闭塞效果不理想，溶栓疗法治疗本病的效果也不明了。因此，一旦明确诊断，只有选择全身抗凝治疗，限制血栓进一步发展，同时治疗原发病。如诊断及时，治疗恰当，75% 的患者可通过非手术疗法治愈。

（1）许多患者是在剖腹后才得到明确诊断：如果术前明确了诊断，手术应该推迟到出现肠坏死，依据手术原则是尽可能保留足够长度的有生机的肠管。

（2）这些患者容易发生血流动力学不稳定和多脏器衰竭，围术期处理需要内科支持治疗，包括 ICU 监护、气管插管、肠外营养和广谱抗生素等。

八、麻痹性肠梗阻

麻痹性肠梗阻（ileus）是指肠运动功能障碍而造成的功能性梗阻。这里主要介绍术后麻痹性肠梗阻。术后肠功能恢复迟缓受许多因素影响，如腹膜炎、毒性肠内容物（酸、胆汁、粪）的溢出、交感神经亢进、内源性阿片样物质和其他肽类（降钙素基因相关肽和胃动素）释放增多、抗胆碱和镇痛药的应用、低钾血症、高钙血症或低钙血症、低镁血症、尿毒症、糖尿病酮症酸中毒、甲状腺功能低下。

（一）诊断

不同手术后肠功能的恢复时间不同，如胆囊切除后一般不会超过 48h，而结肠低位前切除后可达 3 ~ 5d。超过预计时间肠功能仍然未恢复，患者诉腹胀，腹部平片示小肠和大肠均有积气时，应考虑麻痹性肠梗阻，但要注意与术后早期粘连性肠梗阻鉴别。CT 扫描有助于鉴别，并且可发现脓肿等其他病变。

（二）治疗

临床研究表明甲氧氯普胺、西沙必利和红霉素能加速胃排空，对上消化道的麻痹性梗阻有效。手术操作应细致、轻柔，少用镇痛药，防止电解质和代谢紊乱，及早识别感染并发症，可防止麻痹性肠梗阻。

九、假性结肠梗阻

假性结肠梗阻又称 Ogilvie 综合征，是大肠的一种以急速进行性腹胀为特征的无痛性麻痹性肠梗阻，主要累及右半结肠。这种梗阻为非机械性，但盲肠壁可因极度扩张而发生血运障碍和坏疽，甚至穿孔、腹膜炎和休克。

（一）病因

（1）原发性假性结肠梗阻是一种空腔脏器肌病综合征或弥漫性肠壁自主神经动力性疾病。

（2）继发性假性结肠梗阻比较常见，可能病因很多，确切病因仍不清楚。主要诱发因素是严重创伤、骨科手术、急性心脏疾病或冠状动脉搭桥手术、急性神经疾病或神经外科手术等。发病机制之一是交感神经兴奋过度、骶副交感神经传出障碍。支持该理论的间接依据是新斯的明治疗该病有效，此外，用硬膜外麻醉阻断交感神经后也有效。

（二）诊断

除临床表现外，确诊性检查首推水溶性造影剂灌肠，可以用排除法来诊断。

（1）一般见于老年患者，服地高辛或抗帕金森病药物者，但是最常见的还是重症患者。

（2）起病缓急：假性肠梗阻可以急性发病，也可以慢性起病。急性发病者多有慢性肾、呼吸道、脑或心血管疾病，一般仅累及结肠；而慢性起病者多累及胃肠道的其他部位，表现为亚急性发作或不全性肠梗阻，且有反复发作倾向。对既往有慢性病突然发生腹胀的患者，应该考虑急性假性结肠梗阻的诊断。

（3）早期表现是腹胀，无腹部疼痛和压痛，晚期症状与一般肠梗阻相似。此时，患者的腹部呈鼓音、无压痛，肠鸣音存在。

肠壁血运障碍的临床特点是局限性压痛，白细胞增多，代谢性酸中毒，全身感染征象和全身情况迅速恶化。

（4）AXR 示结肠扩张，以右侧结肠和横结肠为著，貌似大肠梗阻。但是，结肠扩张与小肠扩张不成比例。在肝曲或脾曲处常有切断征。

疑为假性结肠梗阻时，只要患者的全身情况允许，都应该做低压水溶性造影剂灌肠，这是诊断假性结肠梗阻最有意义的检查手段，可以鉴别机械性抑或假性（非机械性）。

（5）结肠镜对假性梗阻既有诊断价值，又可减压治疗。

（6）本病应与肠扭转、机械性肠梗阻、先天性巨结肠、中毒性巨结肠和粪块堵塞等鉴别。

（三）治疗

大多数患者经保守治疗有效。

（1）补充细胞外容量、纠正水和电解质及代谢紊乱，胃肠减压。停用阿片等抑制肠蠕动的药物，动态观察腹部情况并做 X 线检查。

（2）保守治疗 48h 结肠扩张不能缓解者或盲肠直径大于 10 ~ 12cm，同时无肠壁血运障碍或中毒症状的患者，可行结肠镜下肠腔减压，60% ~ 90% 有效，缺点是有结肠穿孔之虞。此外，若结肠再次扩张，可能需要再次行结肠镜减压。肛管减压对近端结肠扩张无效。

（3）假性结肠梗阻的诊断明确，排除机械性肠梗阻（通过水溶性造影剂灌肠或结肠镜）后，可用新斯的明 2.5mg 静脉缓慢注入（2mg/h），不良反应是心动过缓，用药时应该监测心率，备阿托品，心脏病患者不宜使用新斯的明。

（4）T_7 硬膜外注射利多卡因阻断结肠的交感神经丛可以缓解本病。

（5）疑有肠血供障碍或结肠镜减压失败时，应考虑手术切除坏疽肠襻，行回肠或结肠造口术，待Ⅱ期行吻合术。

十、内疝

（一）发病率

在急性肠梗阻的患者中，内疝不足 5%。内疝并发肠扭转时，绞窄和坏疽的发生率达 80%。

（二）病因和病理

有先天性和后天性原因之分。

1. 先天性原因　包括肠旋转失常所致的结肠系膜疝（mesocolic hernias，又称十二指肠旁疝，分左、右两类），以及回盲系膜异常开口所致的跨系膜疝（transmesenteric hernias）。其他比较少见的还有盲肠旁疝（paracecal hernias）、乙状结肠系膜疝、横结肠系膜疝、胃结肠韧带疝、肝胃韧带疝和大网膜疝。

（1）右侧结肠系膜疝形成是动脉前的中肠肠襻未能绕肠系膜上动脉旋转，结果，大部分小肠依旧位于肠系膜上动脉右侧。与此同时，盲肠和近侧结肠向右侧的逆时针旋转以及与后腹膜的固定照常进行，结果小肠被裹入右侧结肠的系膜后方（右侧结肠的系膜构成了疝囊的前壁），回结肠血管、右结肠血管和横结肠血管都走行于疝囊前壁中，肠系膜上动脉沿疝囊颈的内下缘走行。

（2）左侧结肠系膜疝是小肠在肠系膜下静脉与后腹壁之间突出，降结肠系膜构成疝囊的前壁，肠系膜下动脉和下静脉都走行于疝囊前壁中。

2. 后天性原因　有肠切除后和肠造口后系膜孔缺陷，既往手术形成的粘连也可以有小肠疝入。

（三）诊断

一般需要等到肠襻疝入腹内缺损处形成肠梗阻才能得到诊断。先天原因所致的内疝，既往可以没有腹部手术史，内疝继发急性肠梗阻的死亡率为 10% ~ 16%。

（1）症状：症状同小肠梗阻，没有腹外疝的依据。此时，肠梗阻和肠绞窄的诊断都依据临床，不依靠实验室。

（2）影像检查：AXR 示小肠梗阻征象，术前腹部 CT 有助于确立内疝的诊断。也可以做造影检查。

（3）鉴别诊断：需要与肠梗阻的其他原因做鉴别，如粘连、恶性肿瘤、胆石性肠梗阻以及肠套叠。

（四）治疗

内疝的诊断一般是在肠梗阻剖腹探查术中做出。

梗阻近侧肠襻扩张、水肿、脆，梗阻远侧肠襻塌陷。疝复位后应该对肠襻的活力进行评估，没有活力的肠襻应该切除。如果有大段的肠襻活力存在疑问，可以暂时关腹，24 ~ 48h 后再次剖腹（second-look laparotomy），往往能减少肠襻的切除长度。疝的缺损部位应该用不可吸收线一期缝闭。

（1）右侧结肠系膜疝的手术方式是沿右侧结肠外侧剪开腹膜反折，把盲肠和右半结肠翻向左侧，肠道的位置按胚胎期未旋转的中肠（动脉前中肠和动脉后中肠）放置。不要切开疝囊颈，以免损伤肠系膜上血管，也不可能使疝出的小肠回纳。

（2）左侧结肠系膜疝的手术方式是沿肠系膜下静脉右侧剪开后腹膜与后腹壁的附着，在肠系膜下静脉下方回纳疝出的小肠。最后，将静脉旁的腹膜与后腹壁缝合，关闭疝囊颈。

第二节　小肠憩室病

小肠憩室是一种较常见的消化道疾病，是指由于肠腔内压力影响或先天性肠壁发育缺陷，薄弱肠壁向外膨出所形成的袋状突起，或者因胚胎期卵黄管回肠端未闭而形成的 Meckel 憩室。前者憩室壁因不含肌层，称为假性憩室，后者则为真性憩室。

小肠憩室按发生部位可分为十二指肠憩室，空肠、回肠憩室，以及 Meckel 憩室，其中以十二指肠憩室最多见，钡餐检查发现率为 3% ~ 7%，空肠、回肠憩室发现率次之，Meckel 憩室最少见，发现率仅为 1% ~ 2%。本节主要讨论空回肠憩室和 Meckel 憩室。

一、空肠、回肠憩室

空肠、回肠憩室中以空肠憩室为多，且 2/3 为多发性憩室。回肠憩室则少见，同时累及空肠、回肠者更为罕见。男性发病率是女性的 2 倍，最常见于 70 岁以上的老年人。

1. 病因病理　发病原因尚不清楚。憩室壁主要由黏膜，黏膜下层和浆膜层组成，肌层极少或缺如。憩室一般位于小肠系膜缘，但亦可位于对系膜缘侧。肠系膜两叶附着处之间和穿入肠壁肌层的两支纵行血管之间的局部肠壁常较薄弱。进入肠壁的动脉在空肠上段较粗，往下逐渐变细，到回肠末端又变粗。进入肠壁的血管越粗，该处的肠壁也越薄弱，所以小肠憩室多位于空肠上段和回肠下段。由于黏膜通过肠壁薄弱部分向肠腔外突出，可发生不协调的肠蠕动亢进，即所谓的“空肠运动障碍”。

2. 临床表现　空肠、回肠憩室一般无任何自觉症状，少数患者有模糊的消化不良、餐后不适、腹鸣音等症状，但这些症状均缺乏特异性。患者有明显腹部症状而就诊时，往往提示伴有并发症出现。①憩室炎和憩室穿孔：憩室内异物容易积聚或肠石存留，反复刺激黏膜，可引起炎症。如果异物堵住狭窄的憩室口，细菌在内滋生感染，憩室内压力增高，最终可导致憩室穿孔，出现弥漫性腹膜炎、局限性脓肿，或形成肠内、外瘘。患者感觉明显腹痛，疼痛可扩散至全腹，并伴有明显的腹部压痛，肠鸣音消失等腹膜炎征象，以及体温升高，脉搏增快等全身反应。②出血：肠黏膜溃疡可导致大量和反复出血，与胃十二指肠溃疡出血相似，所以在为消化道大出血的患者施行手术时，如果未发现有消化性溃疡，应注意检查有无憩室。③梗阻：炎症引起的粘连，憩室所在部位肠袢扭转或巨大憩室压迫周围肠管可引起肠梗阻。④代谢方面紊乱：空回肠在正常空腹时是无菌的，发生憩室后可继发混合性大肠杆菌生长，导致消化紊乱和维生素 B_{12} 吸收障碍，患者出现脂肪痢和巨幼红细胞贫血。

3. 诊断　凡有消化不良和餐后不适等症状而常规检查不能确诊的患者，均应怀疑消化道憩室。腹部隐痛或反复发作的腹部绞痛，常提示有亚急性肠梗阻。腹部平片显示散在性含气囊袋阴影时提示憩室的存在。钡餐 X 线检查可以进一步帮助确诊，可见造影剂进入憩室内，肠道黏膜延续完整，表现为肠道一侧囊袋状龛影。也有人认为螺旋 CT 对小肠憩室诊断更有效。

4. 治疗　空肠、回肠憩室大部分可内科保守治疗，通过适当增加粗纤维饮食，解痉、抗生素抗炎以及补充维生素 B_{12} 等处理，症状一般会缓解。在内科治疗无效或有严重并发症时，考虑手术治疗。

手术采用右侧脐旁或经腹直肌切口，术中仔细寻找憩室，特别注意憩室多发情况。单个憩室只需行单纯憩室切除术，对于较集中的多发憩室，可切除该段肠袢并行端端吻合术。如多发憩室散在整个小肠，应限于切除最大憩室所在肠段。在大出血、憩室穿孔等紧急情况下只应切除有并发症的憩室所在肠段。

对于腹部其他手术时发现的无症状憩室，如憩室较大，可手术切除，对小的多发憩室一般不作处理。

二、Meckel 憩室

Meckel憩室在小肠憩室中最为少见，为胚胎期卵黄管退化不全所致。男性发病多于女性，比例为2 ∶ 1。大多数人终生无症状，出现症状时多为发生了各种并发症。任何年龄可出现临床症状，但大多数见于2 ~ 3岁以内的婴幼儿期，成人后很少再出现症状。

1. 病因病理

（1）病因：胚胎在正常发育早期，卵黄囊与中肠通过卵黄管相通。胚胎第7周时卵黄管逐渐萎缩，管腔闭锁形成纤维索带，出生后很快从肠壁脱落消失。发育异常时，由于退化不完全，卵黄管可全部或部分残留形成各种类型的畸形：①脐肠瘘或脐窦，即脐肠瘘，肠与脐相通，或肠端已闭合而脐端开放。②卵黄管囊肿，即卵黄管两端均已闭合，未闭合的中间部分由于分泌液的积聚而形成囊肿。③Meckel憩室，为卵黄管靠近回肠侧未闭合而形成的指状或囊状结构，最多见。

（2）病理：Meckel憩室多数位于距回盲瓣约100cm的回肠末段，一般长约4 ~ 5cm，偶可达20cm。憩室腔较回肠腔窄，一般直径为1 ~ 2cm。与空肠憩室开口肠系膜缘不同，95%Meckel憩室开口于肠系膜对侧缘，仅5%开口靠近回肠系膜，盲端常游离于腹腔，顶部偶有纤维索条与脐部或腹壁相连。Meckel憩室有自身的血供，组织结构与回肠基本相同，但憩室内常伴有异位组织，如胃黏膜（80%）、胰腺组织（5%）、十二指肠黏膜、结肠黏膜组织等。异位组织黏膜能分泌消化液，可引起溃疡、出血或穿孔。

2. 临床表现　临床症状与发生以下并发症有关。

（1）下消化道出血：出血多见于婴幼儿，约占Meckel憩室并发症一半以上，为异位胃黏膜分泌胃酸导致回肠溃疡所致。急性出血时便血鲜红，短期内可发生失血性休克。慢性长期出血可引起严重贫血。出血常反复出现，检查腹部无阳性体征。

（2）肠梗阻：张于憩室顶端和腹壁的纤维索带可压迫肠管，或以索带为轴心发生的肠扭转，以及憩室带动回肠形成的回结型肠套叠，均可导致急性肠梗阻，常为绞窄性，起病比较急骤，病情严重，很快发生肠坏死及全腹膜炎。

（3）憩室炎及穿孔：憩室有异物存留或引流不畅时可发生炎性病变。慢性憩室炎患者可有反复右下腹隐痛，急性憩室炎除腹痛加重外，还可引起憩室坏疽性穿孔，此时腹痛突然加剧，呕吐和发热，腹部检查右下腹或脐下明显的腹膜炎体征。急、慢性憩室炎注意与急、慢性阑尾炎鉴别。

（4）憩室肿瘤：憩室偶然会发生良性肿瘤（平滑肌瘤、脂肪瘤、神经纤维瘤、腺瘤）、恶性肿瘤（平滑肌肉瘤、腺癌、类癌）以及囊肿。

（5）其他：憩室自身扭转也可发生坏死；憩室滑入腹股沟管疝囊内形成Littre疝，嵌顿后会引起不完全性肠梗阻症状。

3. 诊断　Meckel憩室并发症与急慢阑尾炎、阑尾坏疽穿孔、其他原因引起的肠梗阻以及下消化道出血等疾病的临床表现相似，诊断比较困难，多数患者需要手术探查才能明确诊断，但在儿童期出现上述临床表现，尤其是5岁以下小儿有反复便血者，均应考虑本病的可能。腹部体检时发现有脐瘘或脐窦，有助于确诊。

钡餐X线检查偶可发现Meckel憩室，诊断率较低。由于异位胃黏膜对锝元素有摄取浓聚的特性，故利用^{99m}Tc同位素扫描检查具有诊断意义，准确率可达70% ~ 80%。

4. 治疗　对于已出现并发症的Meckel憩室，均应行手术切除。较小憩室可楔行或V形切除Meckel憩室所在部分回肠壁，烧灼残端，横行缝合缺口两端肠壁，防止肠腔狭窄。对于巨大憩室或有溃疡出血、憩室穿孔、恶性肿瘤等严重并发症患者，主张将憩室及其所在一段回肠一并切除，行端端吻合术。术中发现有纤维索带压迫肠管、肠扭转、肠套叠等情况，解除梗阻后应仔细检查肠管活力，切勿将活力可疑肠段未经处理就送回腹腔。

对于其他疾病腹部手术时意外发现的无症状憩室，切除与否仍有争议。有学者认为，如果患者情况允许，尽量切除憩室以免后患。也有人认为Meckel憩室出现并发症的比例很低，成年后几乎很少发生症状，切除憩室不仅没有必要，还会增加术后并发症。一项研究显示，40岁以下男性，憩室长于2cm者有较高危险性，应考虑行憩室切除。

第三节　小肠肿瘤

一、小肠肿瘤

（一）概述

小肠肿瘤（small intestine tumor，SIT）是指发生于小肠的肿物，可发生于小肠各种组织，种类繁多，临床表现缺乏特异性，复杂多样，缺乏有效诊断方法，漏诊或误诊率高，而小肠肿瘤手术切除较容易，早期治愈率较高。因此，早期诊断是提高小肠肿瘤诊治水平的关键。临床医师必须熟悉小肠肿瘤的流行病学及临床表现，对有反复腹痛、腹部包块、不全性肠梗阻及不明原因发热或消化道出血等临床表现的患者应将小肠肿瘤作为主要鉴别诊断之一，对于小肠疾病的各种检查手段宜合理选择、联合应用、互为补充，对于检查阴性而症状反复者须注意定期随访。

（二）流行病学

小肠占胃肠道全长的 70% ~ 80%，其黏膜面积逾消化道总面积的 90%，但小肠肿瘤少见。目前缺乏详细的流行病学资料，但依据现有的临床资料，认为小肠肿瘤约占全胃肠道肿瘤的 1% ~ 5%，小肠原发性恶性肿瘤占全胃肠道恶性肿瘤的 1% ~ 3.6%。好发部位依次为回肠、空肠、十二指肠，以恶性肿瘤居多，约占 75%，良性者约占 25%。发病年龄多在 40 岁以上，男性多见，男：女 =1.64 ： 1。

（三）病因和发病机制

小肠肿瘤的发病与遗传因素、环境因素、免疫因素、胆盐衍生物及病毒感染等因素有关。

（1）遗传因素：研究表明，某些遗传性综合征的患者患小肠癌的发病率明显高于一般人群，占 1% ~ 5%，家族性腺瘤性息肉病危险性最高。遗传性非息肉病性结肠癌综合征的患者可发生多原发性癌，常见于结肠、胃、子宫及卵巢。发生于小肠的 Peutz-Jegh-ers 综合征常引起肠梗阻。

（2）环境因素：临床研究发现，回肠造瘘术的患者发生造瘘术内腺癌的发生率高，可能由于术后回肠造瘘部的菌群与结肠相似，接触的致癌物多于正常回肠。另外，克罗恩病发生癌变的部位多位于炎症活动的病变区，故考虑与慢性炎症刺激及黏膜的内分泌细胞异常增殖有关。

（3）免疫因素：各种原因引起的免疫功能低下者的小肠肿瘤发病率高于一般人群。艾滋病者以 Kaposi 肉瘤和淋巴瘤较常见。

（4）胆盐及其衍生物：研究发现胆盐在细菌的作用下可转变成致癌物质，后者在小肠肿瘤的形成过程中起一定的作用。脂肪摄入与小肠肿瘤的发生明显相关。

二、小肠良性肿瘤

小肠良性肿瘤（benign tumor of the small intestine）发病年龄以 40 ~ 60 岁多见，男女发病率相近。肿瘤通常根据组织来源分类，其中腺瘤、平滑肌瘤、脂肪瘤、血管瘤相对常见，而纤维瘤、神经纤维瘤、淋巴管瘤较罕见。

（一）临床病理

（1）腺瘤：好发于十二指肠，可以是单个或多个，也可成串累及整个小肠段。由增生的黏膜腺上皮构成，常呈息肉状。根据其组织学结构可分为 4 种类型，其中管状腺瘤是十二指肠内最常见的良性肿瘤，绒毛状腺瘤和管状绒毛状腺瘤容易发生癌变，Brunner 腺瘤罕见、极少恶变。

（2）平滑肌瘤：好发于空肠和回肠，多单发，由梭形平滑肌细胞组成，边界清楚，但无包膜，外观灰色，呈分叶状。肿瘤大小不一，生长方式多种，以腔内生长多见。15% ~ 20% 的平滑肌瘤可发生恶性变。

（3）脂肪瘤：为起源于黏膜下层、界限明显的脂肪组织肿块，好发于回肠末端，多见于老年男性。

（4）血管瘤：多见于空肠，分为毛细血管瘤、海绵状血管瘤、混合型血管瘤 3 种类型，无被膜，界限不清。

（5）纤维瘤及神经纤维瘤：均少见。纤维瘤由致密的胶原囊及多少不等的成纤维细胞组成，可累及黏膜下、肌层或浆膜层。神经纤维瘤由增生的神经膜细胞和成纤维细胞构成，多发生在终末回肠、盲肠部和升结肠及其相关的肠系膜，常为多发性而称为神经纤维瘤病。

（6）错构瘤样病变：最常见的是 Peutz-Jeghers 综合征，有家族史。错构瘤不属于癌前病变，是肠道息肉而不是真性肿瘤。典型的临床表现是界限清晰的黑色素斑，直径 1 ～ 2mm，分布在面部、唇颊黏膜、前臂、手掌、足底、指（趾）和肛周区。息肉数目很多，大小不等，多在空肠和回肠。

（二）临床表现

小肠良性肿瘤多无症状，而在手术、体检或尸检时发现，少数患者以急腹症或腹部肿块就诊。其临床表现与肿瘤类型、瘤体大小、部位、生长方式等有关，一般认为腹痛、消化道出血、腹部肿块、肠梗阻为主要表现，但对确定肿瘤性质无鉴定意义。如腺瘤、平滑肌瘤、脂肪瘤均可使表面黏膜糜烂、溃疡而发生肠道出血，亦都能引起肠套叠、肠腔狭窄、肠扭转导致肠梗阻。血管瘤和错构瘤样病变均主要表现为反复消化道出血。

（三）实验室检查及特殊检查

（1）实验室检查：血常规可有血红蛋白减少，白细胞升高。

（2）X 线钡餐检查：应作为常规和首选，主要的 X 线表现包括充盈缺损、肠袢推移、龛影及肠套叠或梗阻。

（3）内镜检查：胃镜及结肠镜检查可发现十二指肠和回肠末端的肿瘤，对怀疑小肠肿瘤者具有重要的鉴别意义。小肠镜对本病的诊断有重要作用，但因这种方法费时长、技术高，临床尚未普及。胶囊内镜的应用可提高小肠肿瘤的检出率，其缺点是不能取活检。超声内镜对小肠肿瘤的诊断亦有重要价值。

（4）其他：腹部 CT、B 超、放射性核素扫描及选择性肠系膜上动脉造影有助于小肠肿瘤的诊断。对于疑诊者，必要时可行腹腔镜检或剖腹探查。

（四）诊断和鉴别诊断

小肠肿瘤的诊断较为困难，近年来，随着影像、腹腔镜、小肠镜以及胶囊内镜等诊疗技术的提高和应用，其检出率明显提高。对有以下临床表现者需警惕小肠肿瘤可能性：①原因不明的小肠梗阻，或反复发作的不完全性小肠梗阻，并可以除外术后肠粘连及腹壁疝的患者。②原因不明的多次消化道出血，或伴有贫血表现而无胃及结肠病变的患者。③原因不明的下腹部或脐周肿块患者。宜进一步做 X 线或内镜检查等方法加以明确，必要时可考虑剖腹探查。

（五）治疗

手术是首选方法，由于小肠良性肿瘤可引起严重并发症，并有恶变可能，因此一旦诊断明确即应积极切除。近年来，由于内镜和腹腔镜技术发展，一些病例可采用内镜、腹腔镜治疗。

（六）预后

一般经手术切除或内镜下治疗者预后良好，少数可发生癌变。

三、原发性小肠恶性肿瘤

原发性小肠恶性肿瘤（primary malignant tumor of the small intestine）占全消化道恶性肿瘤的 1% ～ 3%，60 ～ 70 岁较多，男性多于女性。小肠恶性肿瘤以腺癌、恶性淋巴瘤多见，平滑肌肉瘤及类癌较少见，其他少见的尚有脂肪肉瘤、纤维肉瘤、血管肉瘤和恶性神经鞘瘤等。

（一）临床病理

（1）腺癌：好发于十二指肠和空肠上段，尤以十二指肠降部最多见。组织学分为腺癌、黏液腺癌及未分化癌，以分化较好的腺癌多见。腺癌呈息肉样肿块或浸润型增生，容易转移至区域淋巴结，晚期穿透浆膜侵犯邻近脏器，并可转移到肝、肺、肾和肾上腺等处。小肠腺癌有时可同时有两个原发病灶，另一个癌灶可位于结肠、乳房、胰腺、肾脏等器官。

（2）平滑肌肉瘤：占各型小肠肉瘤的 90% 以上，可发生于小肠各段，以空肠最多，十二指肠最少。小肠平滑肌肉瘤与平滑肌瘤往往较难区别，肿瘤细胞异型性、凝固性坏死和核分裂象多少对平滑肌肉瘤诊断及其恶性程度判断很重要，一般认为 10 个高倍镜视野下 >5 个核分裂象是诊断平滑肌肉瘤的依据。

肉瘤可直接浸润周围组织或通过血道转移，常见的是肝、肺和骨转移，也可通过腹膜种植转移。

（3）类癌：类癌是一组源于嗜铬细胞，能产生小分子多肽或肽类激素的肿瘤，即APUD细胞瘤，90%以上的类癌发生于胃肠道，主要见于阑尾、小肠和直肠。小肠类癌发病年龄平均60岁左右，男性较多。多见于末端回肠，常为黏膜下多发性小肿瘤，发生转移者远多于阑尾和直肠类癌，转移主要和肿瘤大小有关。

（4）恶性淋巴瘤。

（二）临床表现

早期常无典型临床表现，甚至无症状，中晚期出现症状亦表现多样复杂且无规律。主要临床表现如下。

（1）腹痛：最常见，轻重不一，隐匿无规律，呈慢性过程，也有急性起病呈急腹症。腹痛可因肠梗阻、肿瘤牵拉、肠管蠕动失调及继发肠管炎症、溃疡、穿孔所致。

（2）消化道出血：以腺癌最常见，平滑肌肉瘤和淋巴瘤次之。可表现为间歇性，反复小量出血，亦可表现为急性消化道大出血。

（3）肠梗阻：多为不完全性梗阻，如肿瘤带动肠扭转，可导致绞窄性肠梗阻。

（4）腹块：恶性肿瘤腹部肿块多于良性肿瘤，肉瘤多于腺癌。

（5）肠穿孔：恶性肿瘤穿孔发生率明显高于良性肿瘤，常由于肠壁发生溃疡、坏死、感染引起，可导致腹膜炎，死亡率高。

（6）其他：常可出现腹泻、发热、腹胀、乏力、贫血、消瘦等症状，位于十二指肠的肿瘤，特别是十二指肠乳头及其附近可出现黄疸。肿瘤广泛浸润可压迫淋巴管引起乳糜泻、小肠吸收不良、低蛋白血症、浮肿、恶病质、腹水及远处转移等症状。此外，类癌由于能分泌5-羟色胺、缓激肽、组胺等生物活性因子，可引起血管运动障碍、胃肠症状、心肺病变等，称为类癌综合征。

（三）实验室检查及特殊检查

各种检查手段运用应遵循合理顺序。腹部平片可显示小肠梗阻的典型征象。怀疑患者小肠肿瘤，常先行胃、十二指肠镜和结肠镜检查，能发现十二指肠和回肠末端病变。如无病变，可通过导管捕入将稀钡注入小肠行低张气钡双重对比X线检查。如已有梗阻，则禁用稀钡灌肠造影，可先插管吸引减压，梗阻缓解后再用30%泛影葡胺溶液经管缓注造影，也有助于小肠肿瘤诊断。X线主要表现为病变部肠管僵硬、黏膜破坏、充盈缺损、龛影或不规则狭窄，伴有近侧的扩张及组织阴影等。若上述X线造影检查阴性，并不能排除肿瘤存在的可能性，应进一步采用选择性肠系膜上动脉造影，对血管瘤和血管丰富的平滑肌肿瘤、腺癌等具有较高诊断率。放射性核素扫描能显示胃肠道出血部位，与血管造影联合应用可提高诊断率，并可作为血管造影的预先检查方法。近年来，内镜技术发展，可望提高小肠肿瘤早期检出率：双气囊小肠镜能观察全部小肠的病变并能进行组织活检，超声内镜对十二指肠肿瘤的诊断和鉴别诊断具有重要的价值，胶囊内镜亦应用于临床，患者耐受良好。至于B超、CT及MRI，对肿瘤早期诊断价值不大，但对中晚期肿瘤性质鉴别、生长和浸润转移情况、指导肿瘤分期、穿刺活检以及治疗方案有意义。总的来说，虽然小肠肿瘤的检查方法很多，但各有其局限性，应注意联合应用。如经各种检查仍不能确诊，应考虑行腹腔镜检查或剖腹探查术。

（四）诊断和鉴别诊断

小肠恶性肿瘤早期症状多缺乏或不典型，极易漏诊误诊，而且从症状出现到明确诊断往往经历较长时间，一经确诊，多属于晚期。因此对出现下列情况应做进一步检查，及早确诊：①近期食欲减退、消瘦、腹痛、不明原因的反复消化道出血或持续大便隐血阳性，而经食管、胃、结肠等部位各种检查未发现病变者；②无痛性黄疸、慢性腹泻或不完全性肠梗阻，成人反复肠套叠或腹部有肿块者；③不明原因的贫血，伴有粪便隐血反复阳性或有慢性小肠穿孔及腹部包块伴压痛者。

（五）治疗

手术仍为首选的治疗方法，应尽可能行根治手术。多数小肠恶性肿瘤对化、放疗不敏感，化疗需根据病理分类选用药物，以联合用药较好，肝转移者还可行供瘤动脉栓塞化疗。但小肠淋巴瘤术后应辅以

化疗和 / 或放疗，能明显减少术后复发和提高治愈率。化疗也可提高腺癌术后疗效，但类癌一般对化疗不敏感，类癌患者还应注意防治类癌综合征。

（六）预后

在小肠恶性肿瘤中，5 年生存率腺癌最低，20% ~ 28%，预后最差。

四、小肠恶性淋巴瘤

小肠恶性淋巴瘤（malignant lymphoma of the small instestine）起源于肠道黏膜下淋巴组织，在小肠恶性肿瘤中占较大比例，发病年龄多在 40 ~ 50 岁，男多于女，发病部位以回肠最多，其次为空肠。

（一）临床病理

根据组织病理学，淋巴瘤可分为霍奇金淋巴瘤（Hodgkin lymphoma，HL）和非霍奇金淋巴瘤（non Hodgkin lymphoma，NHL）两大类。2001 年 WHO 的分型方案将淋巴组织肿瘤分为三大类：B 细胞肿瘤、T 和 NK 细胞肿瘤和 HL。NHL 大部分为 B 细胞性，常有侵袭性，发展迅速，早期即易远处扩散。小肠恶性淋巴瘤多为成熟 B 细胞肿瘤，T 细胞淋巴瘤和 HL 很少见。常见的淋巴瘤类型如下。

（1）弥漫性大 B 细胞淋巴瘤：最常见的侵袭性 NHL，呈弥漫生长，常有 BC1-2 或 BC1-6 基因过表达。

（2）伯基特淋巴瘤（Burkitt lymphoma，BL）：多见于感染 EB 病毒的儿童和青少年，多累及末端回肠，是严重的侵袭性 NHL。BL 由形态一致的小无裂细胞组成，表达表面 IgM 和泛 B 细胞标志，伴 t（8；14），与 MYC 基因表达有关。

（3）结外边缘区 B 细胞淋巴瘤：是发生在结外淋巴组织淋巴滤泡及滤泡外套之间区域的淋巴瘤，亦称为黏膜相关性淋巴样组织（MAIJT）淋巴瘤。细胞表达分泌型免疫球蛋白，B 细胞相关抗原，常出现 3 号染色体三体，cylin D_1（-）。临床预后较好，但也可能向高度恶性转化。

（4）套细胞淋巴瘤：由淋巴小结外套区的 B 淋巴细胞发生，常在肠黏膜下形成多个结节，肉眼观察似息肉，称淋巴瘤息肉病。细胞常同时表达 sIgM、IgD、泛 B 细胞抗原 CD_{19}、CD_{20}、CD_{22} 和 T 细胞相关抗原 CD_5，常有 t（11；14），表达 cylin D_1。本病多见于老年男性，发展迅速，化疗完全缓解率低。

（5）滤泡淋巴瘤：发生于生发中心的淋巴瘤，细胞表达泛 B 细胞标志和 BCl-2 蛋白，伴 t（14；18）。肿瘤属低度恶性 B 细胞淋巴瘤，但不易治愈，病程长，反复复发或转成侵袭性。

（6）T 细胞淋巴瘤：原发性于肠道者少见，包括肠病型 T 细胞淋巴瘤和无肠病表现的 T 细胞淋巴瘤，以前者常见，来源于肠道黏膜 T 淋巴细胞群。细胞表达全 T 细胞抗原（CD_3^+、CD_7^+），也表达 CD8 和黏膜淋巴抗原 CD_{103}，常存在 TCR β 基因的克隆性重排。本病多见于有麸质过敏性肠病病史的成年男性，病变常见于空肠，呈单个或多发的黏膜溃疡，为穿孔性，伴或不伴相关性包块。病情进展快，预后差。

（二）临床表现

小肠恶性淋巴瘤病程较短，症状较明显。主要表现为腹痛，呈隐痛、钝痛或胀痛，当有梗阻时，出现阵发性绞痛。其次为恶心、呕吐、食欲减退、体重下降、乏力、腹泻、便秘、间歇性黑便、吸收不良综合征等。常有发热，易并发肠穿孔，也可发生肠套叠。体检时可扪及腹部包块，质地较硬，呈结节状，有时尚可触及肿大淋巴结。

（三）诊断和鉴别诊断

诊断要排除继发性小肠恶性肿瘤，可参考 Dawson 原发性胃肠淋巴瘤诊断标准：①无浅表淋巴结肿大；②无肝脾肿大；③胸片无纵隔淋巴结肿大；④周围血白细胞总数及分类正常；⑤手术证实病变局限于小肠及引流区域淋巴结。

怀疑小肠恶性淋巴瘤，应进一步做影像、内镜等检查。X 线钡剂造影可显示小肠呈现不规则边缘，多发性结节状隆起或溃疡形成。B 超、CT 可显示肠壁局限或不规则增厚，腹腔淋巴结肿大等，超声内镜有助于判断病变深度和分期，对疑难病例应尽早手术，内镜下活检及术后组织病理学检查是最可靠的确诊方法。在组织学诊断基础上，应尽量采用单克隆抗体、细胞遗传学和分子生物学技术，按 WHO 的淋巴组织肿瘤分型标准进行分类分型诊断。

明确淋巴瘤的诊断后，还需根据其分布范同进行临床分期，可参考表 6-1。

表 6-1 原发性小肠 NHL 分期

分期	分布
Ⅰ期	累及小肠局部肠段，无淋巴结转移
Ⅱ期	累及小肠局部肠段，伴局部淋巴结转移
Ⅲ期	累及小肠和膈上、下淋巴结，脾脏
Ⅳ期	广泛累及器官和组织，无论其有无淋巴结受累

（四）治疗

应采取手术，放、化疗等相结合的综合治疗。手术可以切除病灶，解除肿瘤所致的肠梗阻，还可预防出血和穿孔。对肿瘤局限于某一肠段，无或仅有区域淋巴结转移或肠道梗阻有明显外科体征者，首选手术治疗。但除局限于黏膜层的孤立病灶外，其余术后需辅加放疗或化疗，对有残存病变者可先给予放疗。

如病变广泛则根据肿瘤范围和恶性程度，进行以化疗为主的放、化疗结合的综合治疗。滤泡淋巴瘤、边缘区淋巴瘤等低度恶性 NHL，放、化疗有效，但不易缓解。单药可给予苯丁酸氮芥或环磷酰胺，联合化疗可用 COP 方案（环磷酰胺、长春新碱、泼尼松）。临床资料表明无论单药或联合化疗，强烈化疗效果差，不能改善生存。新药氟达拉宾、2- 氯去氧腺苷等有报道能提高缓解率。高度恶性 NHL，如大 B 细胞淋巴瘤、套细胞淋巴瘤、周围性 T 细胞淋巴瘤等，不论分期均应以化疗为主，常用的化疗方案为 CHOP（环磷酰胺、阿霉素、长春新碱、泼尼松），BACOP（博莱霉素、阿霉素、环磷酰胺、长春新碱、泼尼松）等，伯基特淋巴瘤等增生极快，应采用强烈的化疗方案予以治疗。小肠 HL 非常少见，其化疗方案同其他部位的 HL，一般首选 ABVD 方案（阿霉素、博莱霉素、长春碱、达卡巴嗪）。

近年来，生物辅助治疗淋巴瘤取得可喜进展：①单克隆抗体。凡 CD_{20} 阳性的 B 细胞淋巴瘤，均可用 CD_{20} 单抗治疗，与化疗合用疗效更好。②干扰素 α 用作低度恶性淋巴瘤化疗后的维持治疗，可延长患者的无病生存期。③ BCl-2 的反义寡核苷酸可减少 BCl-2 基因的表达，促使表达 BCl-2 的淋巴瘤细胞凋亡，靶向治疗淋巴瘤。

中、高度恶性 NHL 患者，如常规治疗只取得部分缓解或复发，应及时做自体骨髓移植治疗。对某些高危型如伯基特淋巴瘤，如不为化疗和放疗所缓解，宜考虑行异基因骨髓移植。

（五）预后

恶性淋巴瘤预后较差，仅次于腺癌，5 年生存率约 35%，与年龄、性别、组织病理类型及原发肿瘤大小等因素有关。

第七章

炎症性肠病

第一节 溃疡性结肠炎

一、溃疡性结肠炎的内科治疗

溃疡性结肠炎（ulcerative colitis，UC）的治疗目标是诱导缓解并维持缓解，防治并发症，改善患者生存质量。当今的观点，缓解（remission）的定义是指无激素治疗的临床缓解和黏膜愈合。研究证明取得内镜下黏膜愈合与低复发率密切相关，只达到临床缓解而未取得内镜下黏膜愈合者往往处于所谓“亚理想治疗”状态而反复复发。

（一）活动期的治疗

治疗方案的选择主要根据病变累及的范围和病情活动性的程度，并结合疾病的模式加以考虑（病程、复发频率、对既往治疗的反应及对药物的耐受情况）。治疗过程中应根据对治疗的反应及对药物的耐受情况随时调整治疗方案。决定治疗方案前应向患者详细解释方案的效益与风险，在与患者充分交流并取得合作之后实施。

1. 直肠炎

美沙拉秦栓剂直肠给药为首选。剂量为 1.0g/d，超过 1.0g/d 一般不会产生剂量效应。每日 1 次与分次用药疗效相当。因栓剂能更有效地向直肠释放药物，对直肠炎而言栓剂比灌肠剂更有效。局部使用美沙拉秦的疗效优于局部使用糖皮质激素，因此，局部使用糖皮质激素可作为局部美沙拉秦无效或不能耐受者的二线方案，如布地奈德泡沫剂 2mg/ 次、1 ~ 2 次 / 日。单独口服美沙拉秦疗效逊于局部使用美沙拉秦的疗效，但联合应用口服及局部美沙拉秦比任何单一途径更有效，因此联合应用口服 5- 氨基水杨酸（5-ASA）及局部美沙拉秦可作为升级治疗方案。局部美沙拉秦与局部糖皮质激素联合应用比任何单一药物更有效，因此可作为疗效欠佳时的替代方案。

联合应用口服及局部美沙拉嗪或（及）糖皮质激素治疗无效者，可加用口服糖皮质激素。

2. 轻至中度左半结肠炎

（1）氨基水杨酸制剂：以口服氨基水杨酸制剂联合美沙拉嗪灌肠为首选治疗方案。如前述，对照研究证明口服美沙拉嗪联合美沙拉嗪灌肠的疗效优于单独口服美沙拉嗪或单独美沙拉嗪灌肠的疗效，因此，强调治疗左半结肠炎以口服联合灌肠为首选（局部美沙拉嗪不耐受者可用糖皮质激素灌肠）。

氨基水杨酸制剂包括柳氮磺吡啶（SASP）和其他各种不同类型 5- 氨基水杨酸（5-ASA）制剂。口服 SASP 疗效与其他 5-ASA 制剂相似，但不良反应远较这些 5-ASA 制剂多见。没有证据显示不同类型 5-ASA 制剂疗效上有差别。口服 5-ASA 存在量效关系，诱导缓解的美沙拉嗪口服剂量至少 2g/d，更高剂量可能提高有效率。欧洲国家推荐美沙拉嗪灌肠的剂量为不少于1g/d。研究证明，治疗活动性UC，美沙拉嗪每日1次顿服与分次服用疗效相当，对左半结肠炎的亚组分析显示，1次顿服获得的临床缓解率更高（86%vs73%，P=0.0298）。

柳氮磺吡啶不良反应多见，分为两大类型，一类是剂量相关的不良反应如恶心、呕吐、食欲减退、头痛、可逆性男性不育等，餐后服药可减轻消化道反应。另一类不良反应属于过敏，有皮疹、粒细胞减少、自身免疫性溶血、再生障碍性贫血等，因此服药期间必须定期复查血常规，一旦出现此类不良反应，应改用其他药物。美沙拉嗪不良反应很少见，患者易耐受。不良反应包括皮疹、头痛、肌痛、恶心、腹泻、血小板减少等。肾功能损害（包括间质性肾炎和肾病综合征）罕见。对已存在肾功能受损或者正在使用额外的潜在肾毒性药物的患者，在使用5-ASA期间应监测肾功能，在治疗开始及第1年每3～6个月检查肌酐，之后每年复查1次。

（2）糖皮质激素：轻至中度活动性左半结肠炎一般以氨基水杨酸制剂治疗为首选，是否使用口服糖皮质激素则取决于患者对氨基水杨酸制剂的反应和耐受程度、患者的期望以及医生的经验。一般而言，按标准氨基水杨酸类制剂治疗的患者，直肠出血停止时间为7～14天，达到各种症状完全缓解的时间为1～2个月。因此，下列情况可考虑应用口服糖皮质激素：①足量氨基水杨酸类制剂治疗（一般2～4周）症状控制不佳者。②对美沙拉嗪不耐受。③症状较重，医生认为需要或患者希望更快、更有效控制症状时，口服糖皮质激素剂量按相当于泼尼松0.75～1mg/（kg·d）给药，达到症状缓解后开始逐渐缓慢减量至停药（一般2个月左右），注意快速减量会导致早期复发。

3. 轻至中度广泛性结肠炎

广泛性结肠炎的特点是发展为重度活动性较多见，因此，开始治疗时要更积极、随访要更紧密。轻至中度活动性广泛性结肠炎与轻至中度活动性左半结肠炎的治疗原则相仿，但强调：①治疗以口服足量氨基水杨酸类制剂为主，为提高疗效，在患者能耐受时宜辅以美沙拉嗪或糖皮质激素灌肠。②足量氨基水杨酸类制剂治疗无效时，即应改用口服糖皮质激素治疗。

4. 重度结肠炎

病情重、发展快，处理不当会危及生命。应立即收入院，予积极治疗。

（1）一般治疗：a.补液、补充电解质，防治水电解质、酸碱平衡紊乱，特别是注意补钾。便血多、血红蛋白过低者适当输红细胞。病情严重者暂禁食，予胃肠外营养。b.大便培养排除肠道细菌感染。检查是否合并艰难梭菌及CMV感染。如有则做相应处理。c.注意忌用止泻剂、抗胆碱能药物、阿片制剂、NSAIDs等以避免诱发结肠扩张。d.对中毒症状明显者可考虑静脉用广谱抗菌药物。

（2）静脉用激素：为首选治疗。甲泼尼龙60mg/d，或氢化可的松400mg/d，剂量再大不会增加疗效，但剂量不足亦会降低疗效。

（3）需要转换治疗的判断及转换治疗方案的选择。

①需要转换治疗的判断：在静脉用足量激素治疗3～5天仍然无效，应转换治疗方案。所谓“无效”除看排便频率和血便量外，宜参考全身状况、腹部体检、腹部平片（结肠扩张、黏膜岛、小肠袢积气）及血清炎症指标（血沉和c-反应蛋白）进行判断。转换治疗的时间点，亦宜视病情之严重程度和恶化倾向，适当提早或延迟。但应牢记，不恰当的拖延势必大大增加手术风险。

②转换治疗方案的选择：两大选择，一是转换药物的所谓“拯救”治疗，依然无效才手术治疗；二是立即手术治疗。

“拯救”治疗下如。环孢素（CsA）：2～4mg/（kg·d）静脉滴注。该药起效快，短期有效率可达60%～80%，可有效减少急诊手术率。使用期间需定期监测血药浓度，严密监测不良反应。有效者，待症状缓解改为口服继续使用一段时间（不应超过6个月），逐渐过渡到硫嘌呤类药物维持治疗；4～7天治疗无效者，应及时转手术治疗。研究显示，以往服用过硫嘌呤类药物者对环孢素短期及长期疗效显著差于未使用过硫嘌呤类药物者。英夫利西单抗：新近一项对照研究提示英夫利西单抗和环孢素作为“拯救”治疗的疗效和不良反应均无显著差异。因此，选择何种“拯救”治疗，取决于患者个体状况及医生的用药经验。在“拯救”治疗失败而手术不可避免的情况下，环孢素远比英夫利西单抗更快被清除，而鉴于脓毒症是结肠切除术后的主要并发症与致死原因，因此，环孢素较英夫利西单抗更有优势。但环孢素治疗窗窄、不良反应较多（国外报道有 3% ～ 4% 的死亡率），在合并低胆固醇血症及低镁血症的患者中更易引起神经系统不良反应，这也是应用时的顾虑。已往使用硫嘌呤类药物治疗无效者，环孢素亦多无效，宜优先考虑英夫利西单抗。

立即手术治疗：在转换治疗前应与外科医师和患者密切沟通，以权衡先予“拯救”治疗与立即手术治疗的利弊，视具体情况决定。对中毒性巨结肠者一般宜早期手术。

5. 难治性 UC

临床上可把常规糖皮质激素和 5-ASA 治疗无效或激素依赖的 UC 视为难治性 UC，在排除感染等并发症后，根据不同情况处理如下。

（1）激素依赖性 UC：在激素减量过程中复发者，加用硫唑嘌呤（AZA）或 6- 巯基嘌呤（6-MP）。国外报道 AZA 对维持无激素临床缓解有效。在停用激素以 5-ASA 维持治疗期间短期内（<3 个月）复发者，需再次接受激素诱导治疗，并宜加用 AZA 或 6-MP。关于硫嘌呤类药物的使用详见 CD 治疗部分。但要注意，临床上治疗 UC 时常将 5-ASA 与硫嘌呤类药物合用，5-ASA 会增加硫嘌呤类药物骨髓抑制的毒性，因此，此时硫嘌呤类药物的起始剂量宜少于通常的推荐剂量［如 AZA 用 1mg/（kg · d）］，并在严密监测下进行剂量调整。亦可在一开始即考虑给予英夫利西治疗，或在加用硫嘌呤类药物无效时给予英夫利西治疗。关于英夫利西单抗的使用详见 CD 治疗部分。

（2）口服激素无效的 UC：足量糖皮质激素口服治疗 1 个月未取得临床缓解者，视为口服激素无效，应考虑改变治疗方案（临床实际工作中宜视病情，不必等至 1 个月）。尝试静脉使用激素并加用硫嘌呤类药物疗效不确定。英夫利西单抗应是这类患者的最佳选择，英夫利西单抗疗效已为国外研究所肯定，国外报道英夫利西单抗与 AZA 合用可取得更佳疗效。有个别非对照研究报道口服他克莫司有一定疗效，但要求达到较高谷浓度。白细胞洗涤技术日本有成功报道。粪菌移植正在研究中。

（3）择期结肠切除术：对上述各种药物治疗无效或（及）药物不良反应已严重影响生存质量者，应考虑择期结肠切除术。

（二）缓解期的维持治疗

1. 维持治疗的目标

维持临床（无症状）和内镜（黏膜愈合）的无激素缓解。

2. 需要维持治疗的对象

推荐所有确诊的 UC 患者接受维持治疗。

3. 维持治疗的药物

激素不能作为维持治疗药物。维持治疗药物选择视诱导缓解时用药情况而定。

（1）氨基水杨酸制剂：由氨基水杨酸制剂或激素诱导缓解后以氨基水杨酸制剂维持，口服剂量为原诱导缓解剂量的全量或半量，可根据个体化调整，如原病情较重、复发较频（≥ 2 次 / 年）者可能需要较高剂量 5-ASA。如用 SASP 维持，剂量一般为 2 ～ 3g/d，并应补充叶酸。欧洲共识意见认为 5-ASA 每天 1 次顿服优于分次口服。远段结肠炎以美沙拉嗪局部用药为主（直肠炎用美沙拉嗪栓剂 0.5 ～ 1g 每晚 1 次；直乙结肠炎用美沙拉嗪灌肠剂 1 ～ 2g 隔天至数天 1 次），加上口服氨基水杨酸制剂更好。

（2）硫嘌呤类药物：用于氨基水杨酸制剂不耐受者、激素依赖者、环孢素或他克莫司诱导缓解者、英夫利西诱导缓解者。剂量与诱导缓解时相同。

（3）英夫利西：以英夫利西单抗诱导缓解后继续英夫利西单抗维持，用法参考 CD 治疗。也可试用硫嘌呤类药物维持，但既往使用硫嘌呤类药物失败者不宜。

（4）其他：肠道益生菌和中药治疗维持缓解的作用尚有待进一步研究。

4. 维持治疗的疗程

（1）口服氨基水杨酸制剂维持治疗的疗程，如为防止复发而言，宜视病变范围、复发频率、最近复发病情活动性严重程度及治疗效果、药物耐受性等因素而作个体化决定，基于发病后 3 ～ 5 年复发可能较频，我国共识提出疗程 3 ～ 5 年或更长，但从减少大肠癌风险而言，则主张长期维持治疗。

（2）对硫嘌呤类药物及英夫利西单抗维持治疗的疗程未有共识，视患者具体情况而定。

（三）储袋炎的治疗

UC 结肠切除及 IPAA 术后储袋炎的治疗，尤其是对慢性难治性储袋炎的治疗，至今尚无很理想的治疗办法。我国这方面的临床经验很少，下面所介绍的治疗方法主要摘录于欧洲近年的共识意见。治疗前强调鉴别诊断。

急性储袋炎抗生素有效，常用环丙沙星（1g/d，分次服）或甲硝唑［20mg/（kg·d），分次服］，疗程 2 周。水泻严重者可加用止泻药。大部分患者经抗生素治疗可缓解。单一抗生素治疗 4 周无效者视为慢性储袋炎，可予两种抗生素联合应用，4 周疗程相当部分患者可获缓解。无效者试用布地奈德（9mg/d，分次服）。上述治疗无效者视为难治性储袋炎，可试加用环丙沙星、甲硝唑或布地奈德等灌肠剂，硫唑嘌呤可用于布地奈德依赖者，近年报道英夫利西有效。复发频、慢性、难治性的储袋炎均应维持治疗，益生菌有效，经证实有效的益生菌为 VSL#3。

二、溃疡性结肠炎的外科治疗

（一）概述

全结直肠切除及回肠储袋－肛管吻合术（IPAA）目前已成为治疗绝大多数溃疡性结肠炎（UC）患者的标准术式。这一重建性术式恢复了消化道的连续性，保留了肛门括约肌的功能，避免了术后永久造瘘的痛苦，开创了溃疡性结肠炎外科治疗的新时代。该术式改良自 19 世纪 40 年代采用的回肠肛管直接吻合术，为解决患者术后便次频繁、紧迫感等排便功能障碍，Valiente 和 Bacon 于 1955 年首次描述了回肠储袋－肛管吻合术的动物实验，最终英国伦敦圣马克医院的 Parks 医生于 1978 年报道了首例应用于患者的 S 形回肠储袋肛管吻合术。尽管此后出现了一些技术上改良的术式，但其基本原则并未改变，即首先施行全直肠结肠切除术，然后构建回肠储袋，最后行回肠储袋－肛管吻合。大多数患者需行预防性回肠造口。

（二）手术适应证和禁忌证

药物治疗失败的顽固性溃疡性结肠炎、激素依赖或不耐受病例以及在结肠炎基础上发生黏膜不典型增生或恶变是择期行全结直肠切除及回肠储袋－肛管吻合术的适应证。合并严重并发症或药物治疗无效的溃疡性结肠炎急性发作通常需要急诊行结肠全 / 次全切除术，然后分期行直肠切除及回肠储袋－肛管吻合术。

进展期低位直肠癌、肛门括约肌功能障碍及病理学确诊的克罗恩病是全结直肠切除及回肠储袋－肛管吻合术的禁忌证。尽管年龄不是绝对禁忌，但肛门括约肌的静息压和收缩压通常随年龄增长而下降，对 60 岁以上的老年女性病例尤其需要加以注意。

（三）手术时机

回肠储袋－肛管吻合术应择期进行。下列情况应先考虑先施行结肠全 / 次全切除及末端回肠造瘘（图 7–1），再分期行直肠切除及回肠储袋－肛管吻合术：可疑克罗恩病，术前需要大剂量激素治疗（强的松 50 ~ 60mg/d），中毒性巨结肠，严重肥胖，重度营养不良。随着英夫利昔单抗等抗肿瘤坏死因子制剂的广泛应用，越来越多的患者在手术前接受了生物治疗，需要考虑这些药物带来的额外风险。建议最后一次使用英夫利昔单抗距手术不足 12 周的患者应首先施行结肠次全切除术以避免术后感染性并发症的发生。主张将远端无功能性乙状结肠残端闭合后上提固定于正中切口尾端的皮下层（图 7–2），以降低残端漏导致腹膜炎的风险。一旦发生结肠残端破裂，只需敞开残端表面的皮肤切口，按结肠造瘘处理即可。此外，包埋于皮下的残端可以在施行下一阶段直肠切除术时轻松找到。如果行分期手术，回肠储袋一肛管吻合术可在结肠切除后 6 个月进行。90% 以上的患者需要行临时性回肠造口，3 个月后关闭造口。关闭回肠造口前，常规对储袋行造影和内镜检查以明确回肠储袋和吻合口的完整性。

（四）术前准备

术前应与患者及家属充分沟通，包括手术适应证、替代疗法、并发症及储袋功能等。术前准备包括以下几种。

（1）全面评估患者的手术耐受力。

（2）结肠镜检评估病变范围，活检排除克罗恩病或恶变。

（3）肛门括约肌功能检查。

（4）标记回肠造口位置，造口治疗师指导造瘘口护理。

（5）机械性肠道准备。

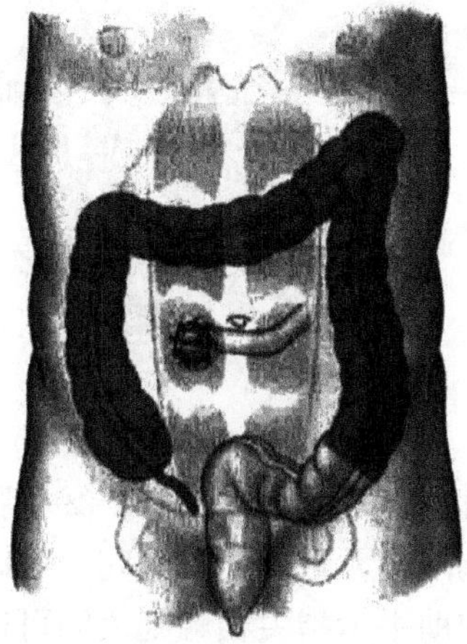

图 7-1　结肠次全切除及末端回肠造瘘

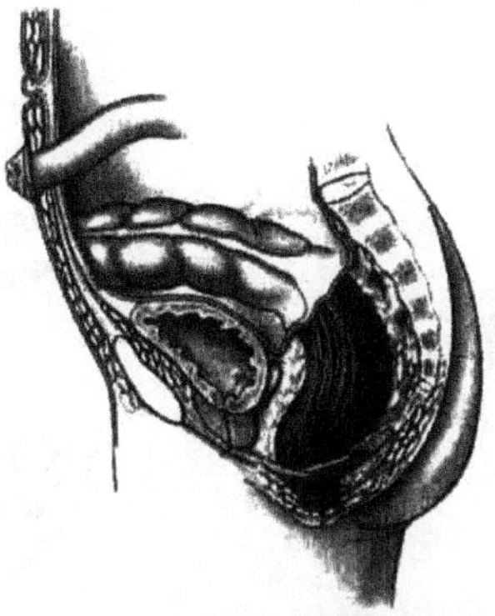

图 7-2　结肠次全切除，乙状结肠残端固定于正中切口尾端的皮下层

（6）麻醉后，患者取截石位，以生理盐水盥洗直肠直至清亮。留置导尿，胃肠减压。静脉预防性应用甲硝唑和三代头孢菌素。预防深静脉血栓形成。

（五）手术技巧

1. 游离结肠

取腹部正中切口，进腹后探查小肠，排除克罗恩病或恶性肿瘤。游离全结肠，贴近肠管结扎并切断肠系膜血管。如果术前发现不典型增生或癌变，或者患者病史超过 10 年以上，推荐高位结扎肠系膜血管，行根治性结肠切除。

2. 游离直肠

识别输尿管，在骨盆缘识别并保护骶前神经，沿直肠固有筋膜和骶前筋膜之间平面游离直肠后壁直达肛提肌水平(图 7-3)。保证骶前筋膜的完整能避免损伤神经和骶前血管，从而预防性功能障碍和大出血。直肠后壁游离结束后，自腹膜反折上方 1cm 开始游离直肠前壁。游离层面位于 Denonvilliers 筋膜后方，越过精囊腺下缘后贴近直肠游离，这有助于最大限度地避免损伤位于 Denonvilliers 筋膜前方的自主神经丛。贴近直肠切断直肠侧韧带。向下游离到达前列腺下缘或阴道的下 1/3 水平，此时直肠已被充分游离达肛提肌平面，最后按吻合方式（吻合器法或直肠黏膜切除手工缝合法）决定直肠离断水平。大纱布垫填塞盆腔以充分止血，剖开切除标本检查是否存在克罗恩病或大肠癌的表现。

3. 游离小肠

回肠储袋构架的关键在于充分游离小肠，使之无张力地到达肛提肌平面。可能造成吻合口张力的原因：①过度肥胖。②既往腹部手术导致的广泛粘连。③既往小肠切除。④患者需要直肠黏膜剥除，手工缝合。

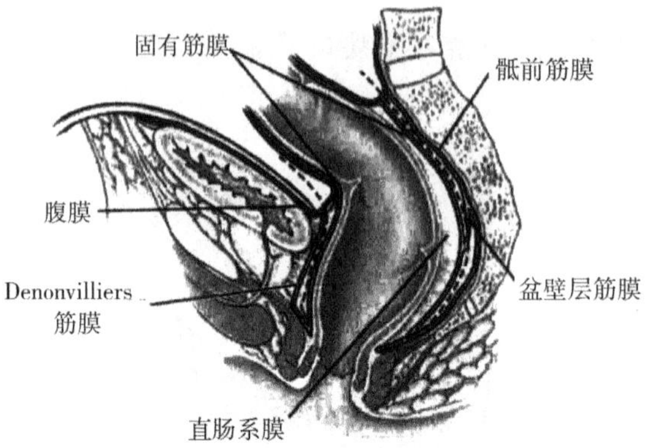

图 7-3 游离直肠

解决方法：①充分游离小肠系膜直到十二指肠水平部。②在肠系膜上动脉起始处结扎切断回结肠动静脉。③在吻合前一定要确定储袋顶端能够无张力到达盆底，可以如图 7-4 所示，钳夹储袋顶端牵拉储袋达肛提肌水平，如顺利与伸入肛管的助手示指尖相触则表明可以无张力完成吻合，否则：切除肠系膜上血管右侧的腹膜，以增加肠系膜的活动度；或者，沿肠系膜上血管走行，于其表面的腹膜做多个 1 ~ 2cm 的横切口（图 7-5）。

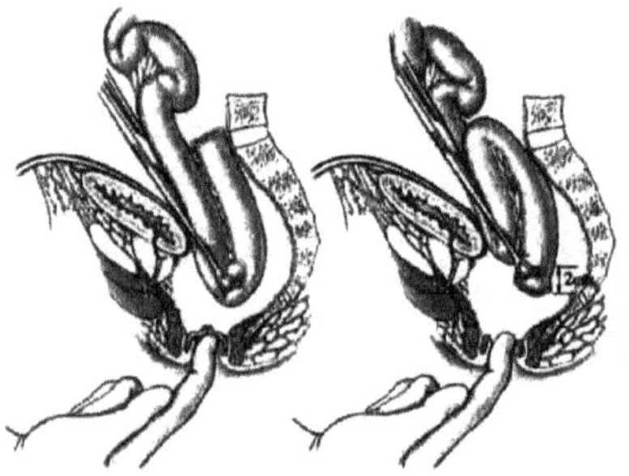

图 7-4 确定储袋顶端能够无张力到达盆底

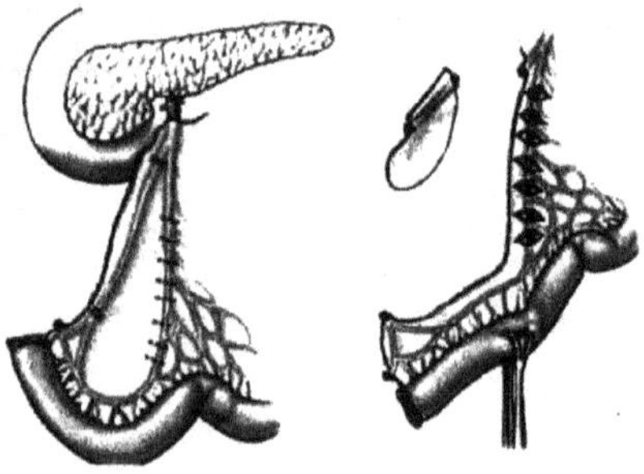

图 7-5 肠系膜上血管表面系膜开窗

4\. 储袋构建及吻合

常见的储袋结构包括 J 形（2 袢）、S 形（3 袢）或 W 形（4 袢）（图 7-6）。其构建可用吻合器法或手工缝合法。J 形储袋构建最为简单，其功能与上述结构复杂的储袋功能相当，因而最为常用。除结构外，其他因素诸如菌群、动力及通过性亦是决定储袋功能的重要因素。储袋的大小至关重要，过小的储袋不具备储便功能，过大则易导致排便困难。储袋的容量一般在术后 1 年增大到最初的 2 ~ 4 倍。

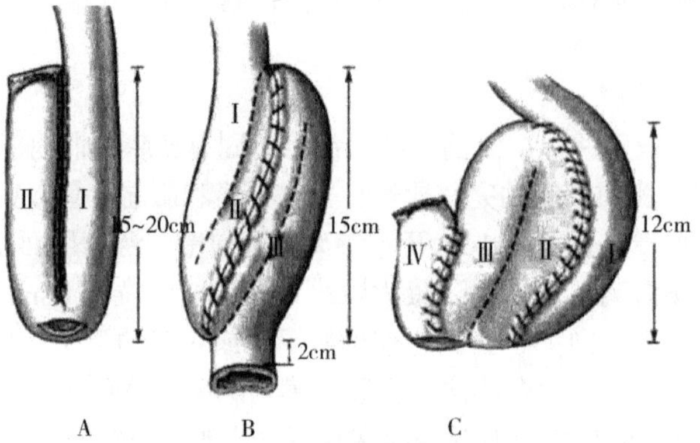

图 7-6 常见的储袋结构

A. J 形储袋；B. S 形储袋；C. W 形储袋

J 形储袋由于制作简便而被广泛应用。以温盐水清洗远端 1/2 回肠后，将末段 30 ~ 40cm 的回肠折叠成 15 ~ 20cm 的两段。在储袋尖端做一 1.5cm 的纵向切口。使用 ILA-100 直线切割缝合器通过切口行两段回肠间行侧一侧吻合 2 次。关闭 J 形储袋的盲袢，连续缝合加固残端。检查吻合口判断有无出血。在储袋尖端切口处行荷包缝合后，用生理盐水灌洗来确定储袋的完整性（图 7-7）。

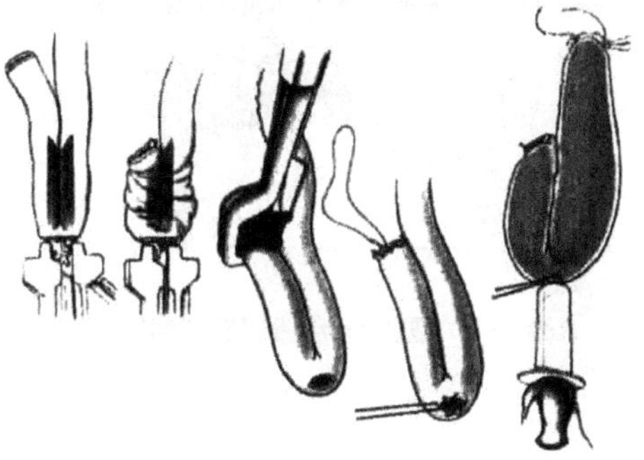

图 7-7 J 形储袋的制作

尽管 J 形储袋最为常用，但当患者肠系膜较短、脂肪组织较多，或骨盆深窄时，S 形储袋可能是最佳选择，因为 S 形储袋可以比 J 形储袋多向下延伸 2 ~ 4cm（图 7-8）。S 形储袋的制作需要 3 段长 12 ~ 15cm 的末端回肠，首先在 3 段肠袢间行浆肌层缝合，然后 S 形切开肠管前壁，分别连续缝合后壁和前壁全层，前壁浆肌层包埋，注入生理盐水试漏。储袋的出口应短于 2cm，以避免排便困难（图 7-8）。

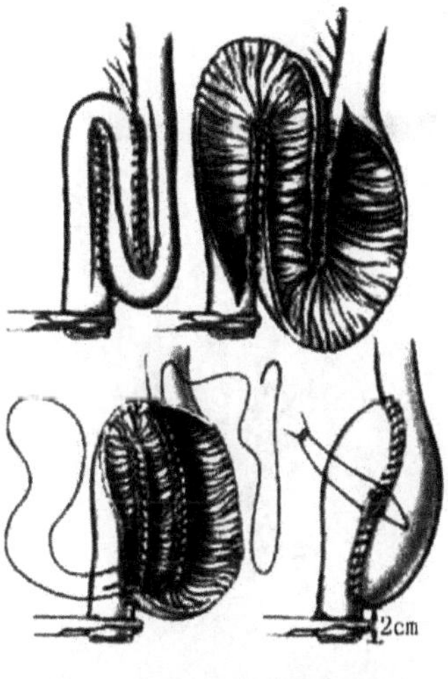

图 7-8 S 形储袋的制作

关于究竟采用吻合器法还是手工缝合法完成储袋 - 肛管吻合一直存在争议。争论的核心在于是否要切除肛管移行带（Anal Transitional Zone，ATZ）。吻合器法在肛管直肠环水平切断直肠，保留了 1 ~ 2cm 的肛管移行带黏膜以便插入吻合器头部，因此使肛管的感觉上皮得以保留，同时降低了吻合口的张力。其优点是操作简便、较低的并发症发生率和更好的排便功能。其缺点在于保留的移行带上皮存在恶变可能。但研究表明，经过 10 年以上的随访，移行带上皮发生不典型增生的概率为 4.5%，没有出现癌变。肛管移行带切除理论上消除了残留上皮恶变的可能，但残留的一些“上皮岛”被包埋在储袋下，一旦恶变，反而更加难以早期发现。术前已经确诊的直肠中下段癌或不典型增生的病例，移行带切除和手工吻合应作为首选。

如果采用双吻合器法，则一般用 PI-30 直线缝合器在肛管直肠环水平切断闭合直肠（图 7-9）。此时可由助手协助确定切断线，助手将右手示指伸入肛门，近端指间关节置于肛缘，指尖即对应肛管直肠环水平（图 7-10）。自肛门插入 29mm 或 31mm 圆形吻合器头部，枪头自直肠闭合线下方穿出（图 7-11），与已置于储袋顶端的吻合器抵钉座对合。旋紧吻合器使两端肠管靠拢，击发吻合器完成吻合（图 7-12）。检查远近端两个吻合圈。使用生理盐水进行试漏检查确认吻合的完整性。吻合完成前注意理顺小肠的方向避免小肠系膜扭转。对女性患者应注意避免误将阴道后壁夹入（图 7–12）。

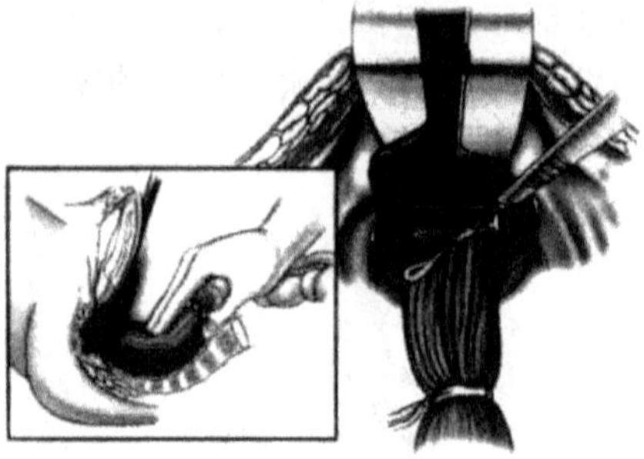

图 7–9　直线缝合器切断闭合直肠

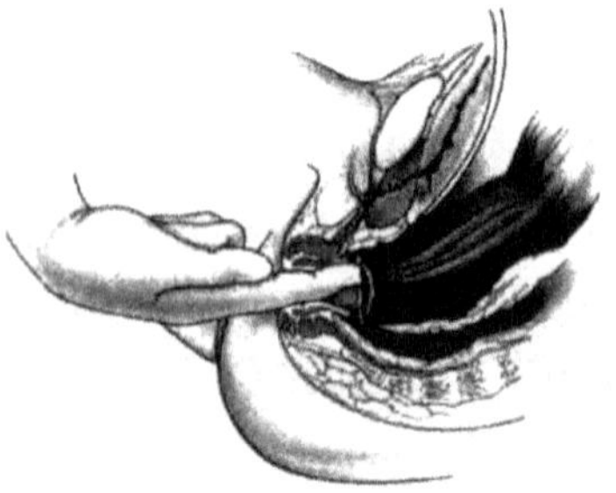

图 7–10　确定离断直肠的位置

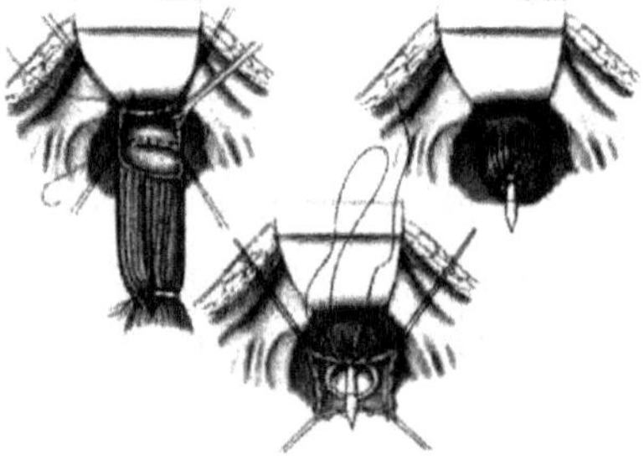

图 7–11　经肛门插入吻合器

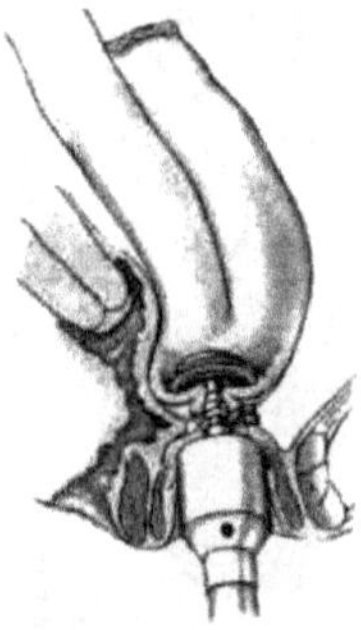

图 7–12　击发吻合器完成吻合时应注意避免误将女性患者的阴道后壁夹入

如果采用手工缝合法，首先在肛门的四个象限以牵引线牵开肛缘，置入肛门拉钩。避免过度牵拉肛管以免损伤肛门括约肌。自齿状线向上注射 10 ~ 15mL 稀释肾上腺素（1 ： 100 000）溶液，使直肠黏膜与其下的括约肌分离，以电刀直视下切除全部黏膜，注意避免残留“上皮岛”。于齿状线上放射状留置缝合线，向下将储袋顶端拉至肛管边缘，将此前缝合在齿状线上的缝线全层穿过储袋的顶端完成吻合（图 7–13）。为避免储袋 – 阴道瘘的发生，在女性患者直肠前壁缝合时不宜过深。无论以何种技术而完成吻合，都要经肛门注入空气进行试漏试验（图 7–14）。术后常规留置骶前负压引流 3 ~ 4 天，或当引流量小于 50mL/d 时予以拔除。

5. 回肠造口

由于大量的吻合存在以及患者常伴有贫血、营养不良等并发症，绝大多数患者需要临时转流粪便。一般将距储袋近端 20 ~ 25cm 的回肠于右下腹预先标记处造口，3 个月后关闭造口。抗拒造口意愿强烈的择期手术患者，如符合标准可以不进行粪便转流，患者需满足：无张力下吻合器法吻合，吻合圈完整无渗漏，止血充分，患者无贫血、营养不良、长期大量激素治疗（泼尼松大于 20mg/d）病史。术后常规经肛留置 32 号蘑菇头引流管 4 ~ 5 天。

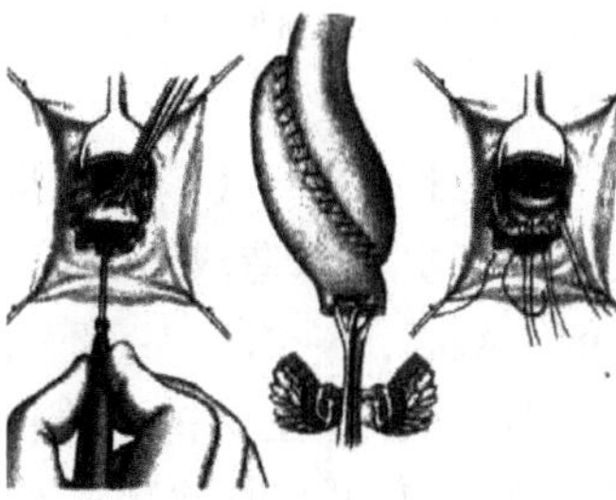

图 7-13　手工缝合法

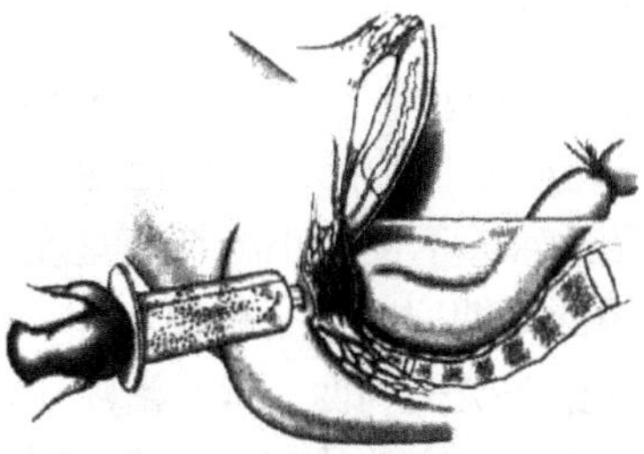

图 7-14　空气测漏试验

第二节　克罗恩病

一、克罗恩病的内科治疗

克罗恩病（Crohn’s disease，CD）的传统治疗目标是诱导临床缓解和维持临床缓解，防治并发症，改善生存质量。

（一）活动期的治疗

治疗方案的选择建立在对病情进行全面评估的基础上。开始治疗前要认真检查有无全身或局部感染，特别是使用全身作用激素、免疫抑制剂或生物制剂者。治疗过程中应根据对治疗的反应及对药物的耐受情况随时调整治疗方案。决定治疗方案前应向患者详细解释方案的效益与风险，在与患者充分交流并取得合作之后实施。

1. 一般治疗

（1）戒烟：必须要求患者戒烟，继续吸烟会明显降低药物疗效、增加手术率及术后复发率。

（2）营养支持：CD 患者营养不良常见，注意检查患者的体重及 BMI（并作营养风险评估），铁、钙等物质及维生素（特别是维生素 D、维生素 B_{12}）的缺乏，并做相应处理。对重症患者可予肠内营养及 / 肠外营养。

2. 药物治疗方案的选择

1）根据疾病活动严重程度及对治疗反应选择治疗方案如下。

（1）轻度活动性 CD 的治疗。①氨基水杨酸类制剂：适用于结肠型，末段回肠型和回结肠型应使用美沙拉嗪。②布地奈德：病变局限在回肠末段、回盲部或升结肠者，布地奈德疗效优于美沙拉嗪。

对上述治疗无效的轻度活动性 CD 患者视为中度活动性 CD，按中度活动性 CD 处理。

（2）中度活动性 CD 的治疗。①激素，是治疗的首选。病变局限在回盲部者，为减少全身作用激素相关不良反应，可考虑布地奈德，但该药疗效对中度活动性 CD 不如全身作用激素。②激素与硫嘌呤类药物或甲氨蝶呤（MTX）合用：激素无效或激素依赖时加用硫嘌呤类药物或 MTX。有研究证明这类免疫抑制剂对诱导活动性 CD 缓解与激素有协同作用，但起效慢（硫唑嘌呤要在用药达 12 ~ 16 周才达到最大疗效），因此其作用主要是在激素诱导症状缓解后，继续维持撤离激素的缓解。硫唑嘌呤（AZA）与 6-巯基嘌呤（6-MP）同为硫嘌呤类药物，两药疗效相似，开始选用 AZA 还是 6-MP，主要是用药习惯问题。我国医师使用 AZA 的经验较多。使用 AZA 出现不良反应的患者转用 6-MP 后，部分患者可以耐受。硫嘌呤类药物无效或不能耐受者，可考虑换用 MTX。③生物制剂：抗 TNF-α 制剂包括英夫利西单抗、阿达木单抗、赛妥珠单抗。英夫利西是我国目前唯一批准用于 CD 治疗的生物制剂。英夫利西用于激素及上述免疫抑制剂治疗无效或激素依赖者，或不能耐受上述药物治疗者。

（3）重度活动性 CD 的治疗：重度患者病情严重、并发症多、手术率及病死率高，应及早采取积极有效措施处理。①确定是否存在并发症：局部并发症如脓肿或肠梗阻，全身并发症如机会感染。强调通过细致检查尽早发现并做相应处理。②全身作用激素：口服或静脉给药，剂量为相当泼尼松 0.75 ~ 1mg/（kg·d）。③英夫利西单抗：视情况，可在激素无效时应用，亦可一开始就应用。④手术治疗：激素治疗无效者可考虑手术治疗。手术指征和手术时机的掌握应从治疗开始就与外科医师密切配合共同商讨。⑤综合治疗：合并感染者给予环丙沙星和（或）甲硝唑或其他广谱抗生素。视病情给予输液、输血及输清蛋白。视营养状况及进食情况给予肠内营养和（或）肠外营养支持。

（4）特殊部位 CD 的治疗。①广泛性小肠病变的治疗：存在广泛性小肠病变（累计长度 >100cm）的活动性 CD 常导致营养不良、小肠细菌过度生长、因小肠多处狭窄而多次手术造成短肠综合征等严重而复杂的情况，因此早期即应给予积极治疗，如早期应用免疫抑制剂（AZA、6-MP、MTX），对病情重或复发者早期考虑给予英夫利西。营养治疗应作为重要辅助手段，亦可考虑试用全肠内营养作为一线治疗。②食管和胃十二指肠病变的治疗：食管、胃、十二指肠 CD 可单独存在，亦可与其他部位 CD 同时存在。其治疗原则与其他部位 CD 相仿，不同的是：①加用质子泵抑制剂对改善症状有效。②该类型 CD 一般预后较差，宜早期应用免疫抑制剂（AZA、6-MP、MTX），对病情重者早期考虑给予英夫利西单抗。

2）根据对病情预后估计制订治疗方案：生物制剂的应用改变了传统的治疗观点。因为生物制剂能大大提高黏膜愈合率，而黏膜愈合又与 CD 的临床复发率以及手术率的减少密切相关。因此有理由预期，在 CD 病程未进展至狭窄或穿透等不可逆性肠道结构损害前，早期应用生物制剂有可能改变或延缓 CD 的自然病程。研究还显示，早期积极治疗有可能提高缓解率及减少缓解期复发率，乃至提高黏膜愈合率。而对哪些患者需要早期积极治疗，取决于对患者预后的估计。称为“病情难以控制”（disabling disease）的高危因素正在逐步被认知。所谓“病情难以控制”，一般指患者在短时间内出现复发而需要重复激素治疗或发生激素依赖，或者在较短时间内需行肠切除术等预后不良表现。目前较为认同的预测“病情难以控制”高危因素包括：首次发病即需要激素治疗、发病年龄轻（<40 岁）、合并肛周病变、广泛性病变（累计病变累及肠段 >100cm）、食管胃十二指肠病变、内镜下深溃疡、狭窄 / 穿透疾病行为等。对于有 2 个或以上高危因素的患者宜在开始治疗时就考虑给予早期积极治疗；从以往治疗经过看，接受过激素治疗而复发频繁（一般指每年≥ 2 次复发）的患者亦宜考虑给予更积极的治疗。所谓早期积极治疗就是不必经过“升阶治疗”阶段，活动期诱导缓解的治疗一开始就给予更强的药物。主要包括两种选择：一种称为“加速升阶治疗”，即一开始就给予激素联合免疫抑制剂（硫嘌呤类药物或 MTX），无效即改用英夫利西单抗；一种称为“降阶治疗”即一开始就给予英夫利西单抗（单独用或与 AZA 联用）。

（二）药物诱导缓解后的维持治疗

应用激素或生物制剂诱导缓解的 CD 患者往往需要继续长期使用药物，以维持撤离激素的临床缓解。激素依赖的 CD 是维持治疗的绝对指征。其他情况亦应维持治疗，包括重度 CD 药物诱导缓解后、复发频繁 CD、临床上有被视为有“病情难以控制”的高危因素等。

激素不应用于维持缓解，用于维持缓解的主要药物如下。

1. 氨基水杨酸制剂

使用氨基水杨酸制剂诱导缓解后仍以氨基水杨酸制剂作为缓解期的维持治疗。氨基水杨酸制剂对激素诱导缓解后维持缓解的疗效未确定。

2. 硫嘌呤类药物或 MTX

AZA 是激素诱导缓解后用于维持缓解最常用的药物，能有效维持撤离激素的临床缓解或在维持症状缓解下减少激素用量。AZA 不能耐受者可试换用 6-MP。硫嘌呤类药物无效或不能耐受者，可考虑换用 MTX。

上述免疫抑制剂维持治疗期间复发者，首先要检查药物依从性及药物剂量是否足够，以及其他影响因素。如存在，做相应处理；如排除，可改用英夫利西单抗诱导缓解并继以英夫利西单抗维持治疗。

3. 英夫利西

使用英夫利西诱导缓解后以英夫利西维持治疗。

（三）治疗药物的使用方法

1. 氨基水杨酸类制剂

包括 SASP、巴柳氮、奥沙拉嗪及美沙拉嗪。使用方法详见 UC 的治疗部分。

2. 糖皮质激素

（1）泼尼松：0.75 ~ 1mg/（kg · d）（其他类型全身作用激素的剂量按相当于上述泼尼松剂量折算），

再增大剂量对提高疗效不会有多大帮助，反会增加不良反应。达到症状完全缓解开始逐步减量，每周减5mg，减至20mg/d时每周减2.5mg至停用，快速减量会导致早期复发。注意药物相关不良反应并做相应处理，宜同时补充钙剂和维生素D。

（2）布地奈德：用法为3mg/次、3次/天口服，一般在8 ~ 12周临床缓解后改为3mg/次、2次/天。延长疗程可延长疗效，但超过9个月则再无维持作用。该药为局部作用激素，全身不良反应显著少于全身作用激素。

3. 硫嘌呤类免疫抑制剂

（1）AZA：用药剂量及疗程要足。但该药不良反应常见，且可发生严重不良反应，应在严密监测下应用。

合适目标剂量及治疗过程中的剂量调整：欧洲共识意见推荐的目标剂量范围是1.5 ~ 2.5mg/（kg·d），对此，我国尚未有共识。AZA存在量效关系，剂量不足会影响疗效，剂量太大不良反应风险又不能接受，因此，推荐一个适合国人的目标剂量范围亟待研究解决。AZA治疗过程中应根据疗效和不良反应进行剂量调整，目前临床上比较常用的剂量调整方案是，按照当地的推荐，一开始即给予目标剂量，用药过程进行剂量调整。另有逐步增量方案，即从低剂量开始，每4周逐步增量，至有效或外周血白细胞下降至临界值或达到当地推荐的目标剂量。该方案判断药物疗效需时较长，但可能减少剂量依赖的不良反应。

疗程：使用AZA维持撤离激素缓解有效的患者，疗程一般不少于4年。如继续使用，其获益与风险应与患者商讨，大多数研究认为使用AZA的获益超过发生淋巴瘤的风险。

严密监测AZA的不良反应：不良反应以服药3个月内常见，又尤以1个月内最常见。但是，骨髓抑制可迟发，甚至有发生在1年及1年以上者。用药期间应全程监测定期随诊。头1个月内每周复查1次全血细胞，第2 ~ 3个月内每2周复查1次全血细胞，之后每月复查全血细胞，半年后全血细胞检查间隔时间可视情况适当延长，但不能停止；头3个月每月复查肝功能，之后视情况复查。

欧美的共识意见推荐在使用AZA前检查硫嘌呤甲基转移酶（TPMT）基因型，对基因突变者避免使用或减量严密监测下使用。TPMT基因型检查预测骨髓抑制的特异性很高，但敏感性低（尤其在汉族人群），应用时要充分认识此局限性。

（2）6-MP：欧美共识意见推荐的目标剂量为0.75 ~ 1.5mg/（kg·d）。使用方法和注意事项与AZA相同。

4. MTX

国外推荐在诱导缓解期MTX剂量为25mg/周，肌内或皮下注射。至12周达到临床缓解后，可改为15mg/周，肌内或皮下注射，也可改口服但疗效可能降低。疗程可持续1年，更长疗程的疗效及安全性目前尚无共识。国人的剂量和疗程尚无共识。

注意监测药物不良反应：早期胃肠道反应常见，叶酸可减轻胃肠道反应，应常规同用。头4周每周、之后每月定期检测全血细胞和肝功能。妊娠为MTX使用禁忌证，用药期间及停药后数月内应避免妊娠。

5. 英夫利西单抗

使用方法为5mg/kg，静脉滴注，在第0、2、6周给予作为诱导缓解，随后每隔8周给予相同剂量做长程维持治疗。在使用英夫利西单抗前正在接受激素治疗时应继续原来治疗，在取得临床完全缓解后将激素逐步减量至停用。对原先已使用免疫抑制剂无效者无必要继续合用免疫抑制剂，但对英夫利西单抗治疗前未接受过免疫抑制剂治疗者，英夫利西单抗与AZA合用可提高撤离激素缓解率及黏膜愈合率。

维持治疗期间复发者，可增加剂量或缩短给药间隔时间，如仍无效可换用其他抗TNF-α制剂（目前我国尚未批准）。有条件可通过测定药物谷浓度及抗体（AIA）来指导用药。目前尚无足够资料提出何时可以停用英夫利西。对英夫利西单抗维持治疗达1年，保持撤离激素缓解伴黏膜愈合及CRP正常者，可以考虑停用英夫利西继以免疫抑制剂维持治疗。对停用英夫利西单抗后复发者，再次使用英夫利西可能仍然有效。

注意事项如下。

（1）禁忌证：①感染。活动性感染（包括CD并发的腹腔脓肿和肛周脓肿），慢性感染、近期有过严重感染病史。其中，在我国要特别注意结核菌感染（包括活动性结核和隐性结核感染）和乙型肝炎病毒感染。②充血性心力衰竭。③恶性肿瘤（包括现症和既往史）。④神经系统脱髓鞘病变。⑤对鼠源蛋白成分过敏。⑥妊娠期。⑦近3个月内接受过活疫苗接种。⑧肠腔CD合并纤维狭窄性梗阻且不伴有炎症活动的证据（如C-反应蛋白升高），多不能从英夫利西治疗获益，因此属相对禁忌。

兹对结核菌感染和乙型肝炎病毒感染的具体判断标准及处理说明如下。

结核菌感染：在英夫利西治疗的患者中结核病的发生率比普通人群显著增高，因此用药前必须详细询问结核病史及结核病接触史并对结核病进行彻底检查，检查包括常规胸片、PPD皮试，T-SPOTTB。对检查所发现的不同情况做出相应处理。①胸片提示活动性肺结核或PPD皮试强阳性必须予正规抗结核治疗并经鉴定治愈后才能使用。②有下列情况之一：胸片提示陈旧性肺结核、PPD皮试阳性、T-SPOT、TB阳性、近期有结核病接触史但可排除活动性结核病者，应先行抗隐性结核预防性治疗再使用英夫利西，并在使用英夫利西过程中同用抗隐性结核预防性治疗（异烟肼治疗2个月后开始使用INF，并继续合用异烟肼4个月）；亦可在开始使用英夫利西时同用抗隐性结核预防性治疗（开始使用英夫利西起合用异烟肼6个月）。③既往有结核病史已接受标准治疗并经鉴定治愈者可直接开始英夫利西治疗。

乙型肝炎病毒感染：用药前应常规检查血清乙肝病毒标志物及肝功能，对HBsAg阳性者并定量检测HBV-DNA。对检查所发现的不同情况做出相应处理如下：①对HBsAg阳性伴转氨酶升高或/及HBV-DNA $\geqslant 10^3$ 拷贝/mL者，先予抗病毒治疗至转氨酶恢复正常且HBV-DNA降至 $<10^3$ 拷贝/mL才开始INF治疗，治疗期间继续同用抗病毒治疗。②对HBsAg阳性即使转氨酶正常且HBV-DNA阴性，亦应在使用英夫利西前1周开始抗病毒治疗。③对HBsAg阴性、抗-HBc阳性者，英夫利西治疗期间应密切监测HBV-DNA和HBsAg，若出现阳转则应加用抗病毒治疗。

（2）不良反应：包括药物输注反应、迟发型过敏反应（血清病样反应）、自身抗体及药物性红斑狼疮、机会感染、淋巴瘤和其他恶性肿瘤危险性增加的可能性、其他（脱髓鞘样综合征、视神经炎、横贯性脊髓炎、多发性硬化及格林巴利综合征、已经存在的中、重度充血性心力衰竭加重等）。

（3）关于妊娠期和哺乳期的安全性问题：妊娠期使用英夫利西的安全性属B级，即危险性较低。但为保险起见，我国建议治疗过程中宜避免怀孕。研究证明英夫利西的IgG1抗体在妊娠头3个月不透过胎盘，有限统计资料亦提示，妊娠期一直使用英夫利西的妇女其婴儿畸形率并不高于普通人群。研究还证明英夫利西的IgG1抗体在妊娠3个月后可透过胎盘，因此，理论上会增加新生儿机会感染的危险性以及减低疫苗接种的有效性，因此，在已使用英夫利西的妊娠期妇女在预产期前3个月应停用英夫利西。英夫利西不进入乳汁，哺乳期使用对婴儿无影响。

（4）关于疫苗接种问题：近3个月内接受过活疫苗接种者禁用英夫利西；使用英夫利西期间禁忌接种活疫苗，但可按疫苗接种计划接种灭活疫苗，尽管这有影响有效性的可能；推荐CD患儿在按照疫苗接种指导原则完成所有疫苗接种后3个月才开始英夫利西治疗。

（四）其他治疗CD的药物

按传统药物治疗，当5-ASA、激素、硫嘌呤类药物或MTX、抗TNF-α制剂均无效或（及）不能耐受时，就有必要考虑外科手术治疗。然而，对于那些无并发症或即使有并发症而仍可考虑内科治疗的患者，下面列举的一些药物及疗法也可试用。关于这些药物及疗法疗效的证据支持虽然没有传统药物的证据支持强，但亦有不少报道及医师使用的临床经验。

1. 沙利度胺

已往已有不少报道，新近一项在儿童和青少年难治性CD的RCT研究足可肯定其疗效。该药在成人应用不良反应多，常见的有皮疹、便秘、嗜睡、手足麻木等，我国报道因重度不良反应而停药的约占25%。不良反应与剂量相关，成人患者能长期服用而耐受100mg/d或以上者不多，因此用药可从小剂量（如25mg/d）开始，逐渐加量至患者最大耐受量。沙利度胺治疗成人CD的最佳剂量及最小有效量乃至疗程尚有待研究。应切记，该药有致畸作用，有妊娠可能或妊娠期妇女忌用。

2. 单一肠内营养（exclusive enteral nutrition，EEN）

EEN指患者的营养完全由肠内营养提供，不摄入普通饮食。EEN诱导儿童活动性CD缓解的疗效已得到RCT研究的充分肯定，因此被推荐为治疗儿童活动性CD的首选。但对成人CD疗效的研究尚少有报道，这主要与成人多不易耐受长期的EEN有关。然我国已有非随机的对照研究报道EEN治疗成人CD的疗效，我国医师亦有不少临床经验。EEN常作为CD择期手术的术前准备，对不完全性肠梗阻（炎症性狭窄）、腹腔脓肿（充分引流后）和（或）肠皮瘘患者，经EEN治疗，也有可获缓解而免于外科手术者。对各种药物无效和（或）不能耐受的难治性CD而无并发症者，试用EEN不但可明显改善患者营养状况，亦有可取得缓解者。缓解后，可试用部分肠内营养（partial enteral nutrition，PEN）维持，并可试加用以往未使用过的免疫调节剂如沙利度胺。

3. 他克莫司

治疗CD的疗效未确定，有非对照小样本病例报道。一般剂量为0.05 ~ 0.1mg/（kg·d），要求达到足够的药物谷浓度。

4. 干细胞移植

骨髓移植尚不成熟且风险大，目前研究比较多的是异体间充质干细胞移植，该法无须做配型、安全性好，初步报道有一定疗效。

5. 静脉注射免疫球蛋白

静脉注射大剂量免疫球蛋白治疗CD，有小样本非对照研究报道，但疗效未确定。

（五）术后复发的预防

CD肠切除术后复发率相当高。目前的资料提示，回结肠切除术后早期复发的高危因素包括：吸烟、肛周病变、穿透性疾病行为及有肠切除术史等。

术后复发的预防仍是未解之难题。必须戒烟。药物预防方面，有对照研究证明美沙拉嗪、硫嘌呤类药物及咪唑类抗生素对预防内镜及临床复发有一定疗效。嘌呤类药物疗效略优于美沙拉嗪，但因不良反应多，适用于有术后早期复发高危因素的患者。甲硝唑长期使用患者多不能耐受，有报道术后3个月内甲硝唑与AZA合用，继以AZA维持，可显著减少1年术后复发率。初步报道，英夫利西对预防术后内镜复发有效，值得进一步研究。

就术后患者是否都要常规予预防复发药物治疗、用什么药物、何时开始使用、使用多长时间等问题，目前尚无普遍共识。比较一致的意见是：①对有术后早期复发高危因素的患者宜尽早（术后2周）予积极干预。②术后半年、1年时及之后定期行肠镜复查，根据内镜复发与否及程度给予或调整药物治疗。

（六）关于CD治疗目标现代观点的讨论

CD治疗目标的传统观点是临床症状缓解，那是因为过去的治疗手段有限，只能达到这一目标。传统治疗目标存在明显的局限性，因为在CD患者，临床症状与肠道炎症活动性并不一致，仅以症状缓解为治疗目标，势必导致相当部分患者未得到充分治疗，最终因病情发展至发生并发症而接受手术治疗，这就是何解过去几十年来CD患者的“自然病程”一直无法改变。如上述，由于新药和新治疗手段的研发和应用，肠道炎症活动得到真正控制已成为可能，因而阻止或延缓CD“自然病程”的发展也成为可能。因此，CD治疗目标的现代观点是取得临床症状缓解和黏膜愈合（mucosal healing，MH）的所谓“深度愈合”（deep remission）。达到这一治疗目标的流程称为“达标治疗”（treating to target）。“达标治疗”流程的关键环节包括：根据病情及“病情难以控制”（disabling disease）的高危因素分层选择治疗措施，确定治疗目标；设定治疗过程中检查是否达标的时间段定期检查达标情况，如是则维持治疗，如否则改变治疗措施直至达标。以防止肠道结构和功能损害避免并发症，亦即改变CD“自然病程”为最终目标。新近有采取这一策略研究的报道。要有效实施“达标治疗”策略，如下关键问题亟待解决。现时提出的“病情难以控制”的高危因素的可靠性仍有待评估，更具高危预测价值的指标有待探索。随访中，除内镜下黏膜愈合的指标外，反映肠道活动性炎症的综合指标特别是非侵入性检查指标的价值有待确定；能够诱导并长期维持黏膜愈合、真正控制肠道活动性炎症的有效而安全的药物还需进一步研发和验证。最后，也是最重要的问题是，这一策略的风险－效益比和性价比的。

二、克罗恩病的外科治疗

（一）概述

克罗恩病是一种原因不明的节段性慢性炎性肠病，病程常以缓解或加剧反复出现，可发生于消化道的任何部位。自从1932年美国Crohn医生最先较完整描述CD以来，在CD的治疗经历了不到100年的历史中，其手术方式主要经历了“转流病变肠段”而实施的“短路、旷置手术”“广泛肠切除术”以及“切除病变肠段后端端吻合术”三个阶段。20世纪30年代，欧美国家多采用改道手术治疗CD，但因严重并发症较多，包括脓毒血症、持续性内瘘、代谢紊乱和较高的复发率（5年内高达40% ~ 90%）。50年代以后逐步流行肠段切除术，主张切除所有病变及病变两端较长的正常肠管。但由于小肠CD病变的多节段性，以及因复发需经历多次小肠切除手术可能导致短肠综合征，“肠管保留”的核心理念开始得到重视。后经一项随机对照临床试验证实，CD的复发率未因显微镜下病变的存在而增加，由此认为切除至肉眼正常的肠管已足够。随后较多的文献报道均证实，CD病变肠切除或狭窄成形术的肠吻合口并不会因为有显微镜下的病变而使复发率和吻合口裂开的发生率增加。此后，手术的切除范围更倾向于保守。1980年代以后有学者提倡行“狭窄成形术”的新术式，该术式多数是针对病变小肠出现梗阻而施行的简单术式，即纵切横缝较短的狭窄肠段或纵切加做长的侧侧吻合处理较长的狭窄，但文献报道仍有13% ~ 15%的再手术率。此外，有时根据术中发现，特别是存在“连续性病变”的CD严重病例，尚可慎重选择全结直肠切除或结直肠切除，视病变情况行结肠造口或回肠造口术，但因CD属透壁性炎症且有复发倾向，故一般不应行回肠储袋肛管吻合。然而，由于CD病因不明、临床表现复杂、患者之间异质性大，CD的外科治疗至今仍在不断探索之中。

CD大多数患者病变在小肠，伴有或不伴有结肠病变。大约1/3的患者病变仅限于结肠或直肠。70%的患者在病程中至少接受一次手术治疗，且有可能因复发而需多次手术。手术治疗可以消除或缓解症状，改善病情，提高患者的生活质量。Fazio和Wu为CD总结出几个主要特征：大多数病例在某时需要手术治疗；永远有再次手术的可能，始发病的类型不同，预后和复发也不同。由于CD本身不可治愈，因此其手术目的不是治疗疾病本身，而是针对并发症采取的最后措施，其手术指征必须严格掌握。外科医生应与消化科等多学科的医生展开协助，在充分了解患者病情的情况下，准确掌握手术适应证并选择应用合理有效的手术方式。

（二）CD手术治疗的总体策略

CD的临床治疗应根据具体病情以药物治疗为主，但在有适应证的情况下通过外科干预，常可以及时缓解症状、改善病情、提高患者的生活质量。然而鉴于术后较高的复发率和再手术率，外科医生应与消化科等多学科的医生展开协作，在充分了解患者病情的情况下，准确掌握手术适应证，选择合理有效的手术方式，并确认适合临床患者的最佳手术时机施行手术。

（三）手术适应证

急性并发症、慢性并发症及内科治疗失败是CD的三大主要手术适应证。急性并发症是指中毒性结肠炎伴或不伴巨结肠、腹腔感染、出血、穿孔等。慢性并发症是指不典型增生、生长迟缓、肠梗阻以及肠外表现等。内科治疗无效有几种情况，包括无反应性疾病、不完全反应、药物不良反应以及药物顺应性差。

腹腔感染包括脓肿、炎性包块形成及肠内、外瘘等几种情况。如果肠内瘘较大使患者不能耐受，严重影响正常生活和工作，以及内瘘引起营养不良、严重腹泻或代谢障碍，则需手术治疗。外瘘一旦发生，早期积极引流和抗感染治疗。待病情稳定、局部炎症消退，于CD非活动期时可行病变肠段切除术吻合、皮肤窦道切除术。若腹壁缺损不大可直接缝合，而腹壁缺损较大时则可选用适当的材料进行修补。腹腔脓肿或炎性包块形成，提示病变已较严重，内科治疗常不理想，往往也需手术治疗。CD病变侵蚀肠道血管亦可引起慢性反复性小量出血，但大出血少见。CD所致的肠梗阻多为慢性肠梗阻，也可为急性梗阻，长期病程肠管狭窄部位尚可发生癌变。

外科治疗的目的多是解决并发症给患者带来的症状，提高生活质量。而这些并发症的发生都伴随着患者全身情况较差的状态，因此，充分的术前准备是必要的，如感染控制、营养支持，除伴有大出血外，一般不宜施行急症手术。且除急诊手术外，择期手术都应选择在非活动期进行。此外，10% 的 CD 患者合并肛周病变，包括肛瘘、肛裂、皮赘等，如没有临床症状或症状较轻时则无须处理，予以随访观察。

（四）手术方法

1. 小肠型 CD 的手术治疗

（1）小肠切除术：适用于病变局限于小肠，狭窄段较短，切除后不至于引起短肠综合征。该术式是 CD 手术治疗的传统术式之一，应用较为广泛。其贯彻了“肠段保留”的理念，且由于其效果肯定而被大多数外科医生所接受和提倡。

因为小肠 CD 常常需要多次手术治疗，故正中切口较为合适，且该切口显露好、易于延长，便于术中探查。仔细探查腹腔，尤其是小肠、结肠、膀胱。如病变局限于小肠，切除范围应包括病变肠段、两端正常肠管（不超过 2cm）及其系膜（图 7–15）。尽量保留无病变的小肠。最常见的累及回盲部的病变，行回结肠切除术，范围包括末端回肠和盲肠下部（图 7–16）。由于 CD 的肠系膜常有过度肥厚（“脂肪包裹”现象），分离切断时要缝扎过度肥厚的肠系膜，防止血管滑脱或形成系膜内血肿（图 7–17）。CD 的复发率与肿大淋巴结切除与否无关，不进行根治性淋巴结切除。如果已有恶变，应行根治性切除。切除肠管后，肠管两端行端端吻合（图 7–18、图 7–19）；但如果肠管口径相差较大，则行肠管侧侧吻合（图 7–20）。

（2）狭窄成形术：狭窄成形术既能解除梗阻症状，又能充分保留肠管，避免短肠综合征的发生，近年来得到较广泛的应用。该术式在一定程度上可取代病变肠段切除术，但初次手术多不采用狭窄成形术，仍需施行保守的肠切除。CD 有以下情况，可行狭窄成形术：①初次手术切除术后复发，小肠有单个或多个短的狭窄。②十二指肠病变引起狭窄，如有可能可行狭窄成形术。③单纯回肠切除术后，距离回盲部尚有一定距离的跳跃性病灶。④因手术切除造成短肠综合征的患者再次出现狭窄。⑤狭窄成形术仅用于较短的纤维性狭窄，而不能用于有活动性炎症的狭窄。

术中必须仔细探查，防止遗漏狭窄病变。根据具体情况，可行多个狭窄成形术，或小肠部分切除与狭窄成形术联合应用，可采用导尿管或食指判断需行狭窄成形术的部位。

采用腹正中切口。如果病变肠管 <8.0cm，则行 Heineke–Mukulicz 狭窄成形术。在拟行狭窄成形术的部位上、下端阻断肠管，于病变肠段中间两侧肠壁缝两根牵引线，轻拉牵引线，电刀纵行切开肠壁，两端达正常肠管约 3.0cm（图 7–21），利用 18F 球囊尿管，探查切开肠管的远、近端，防止遗漏狭窄（图 7–22）。向两侧方牵拉牵引线，使纵行的肠切口变为横行，全层横行间断缝合纵向切口（图 7–23）。必要时可应用空肠浆膜补片覆盖吻合口，有利于防止吻合口瘘的发生。

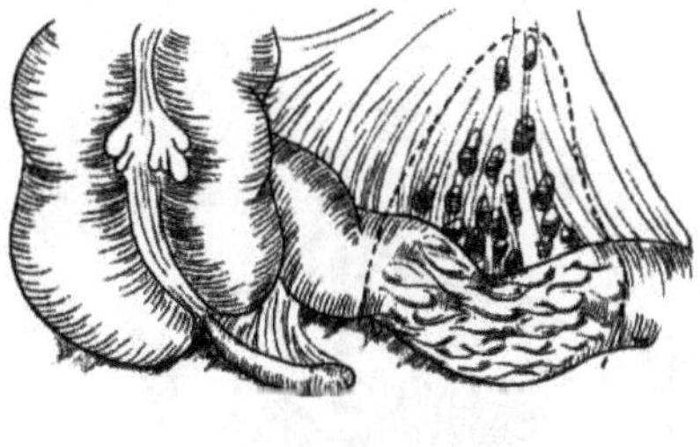

图 7–15 病变局限于小肠时的切除范围

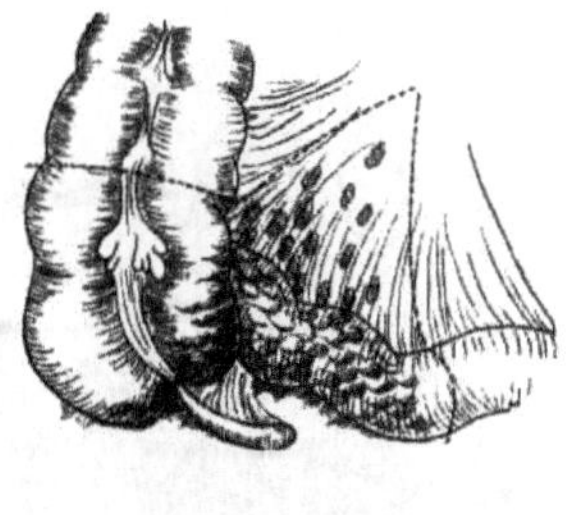

图 7–16 病变累及回盲部的切除范围

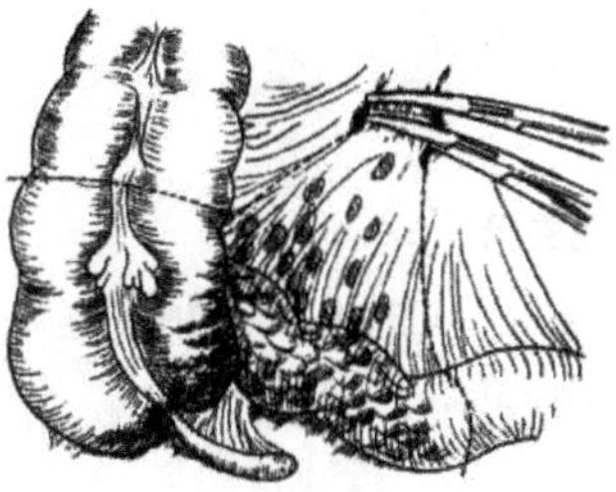

图 7–17 分离结扎拟切除结肠系膜

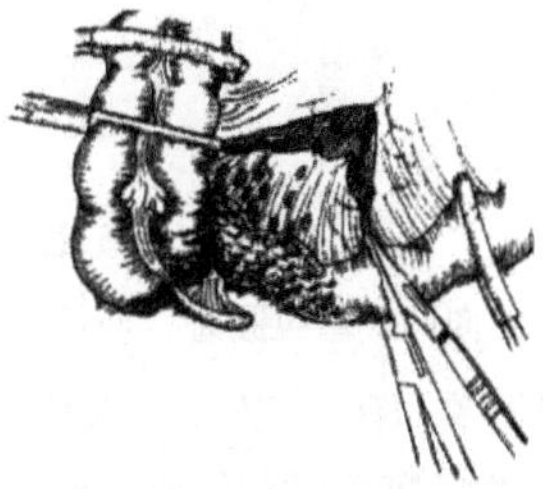

图 7–18 结扎肠系膜血管，切除病变肠管

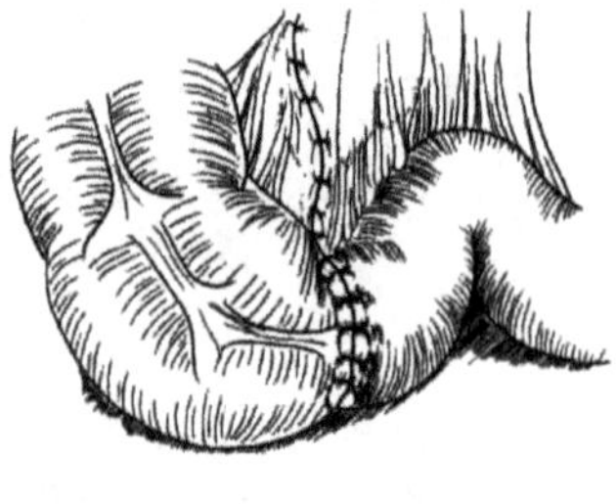

图 7-19 回肠升结肠端端吻合

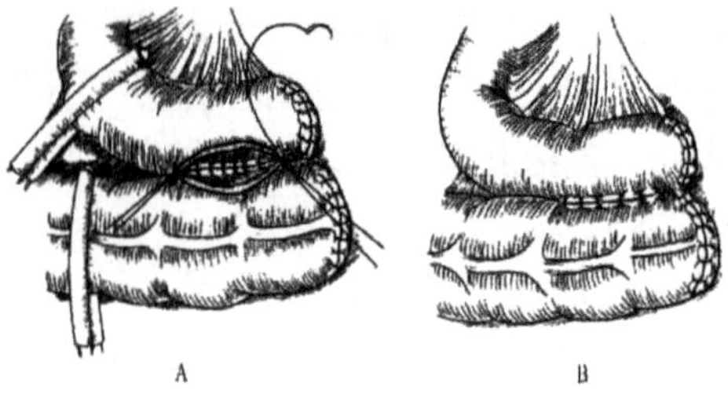

图 7-20 回肠升结肠侧侧吻合

A. 吻合口后壁吻合；B. 吻合口前壁吻合

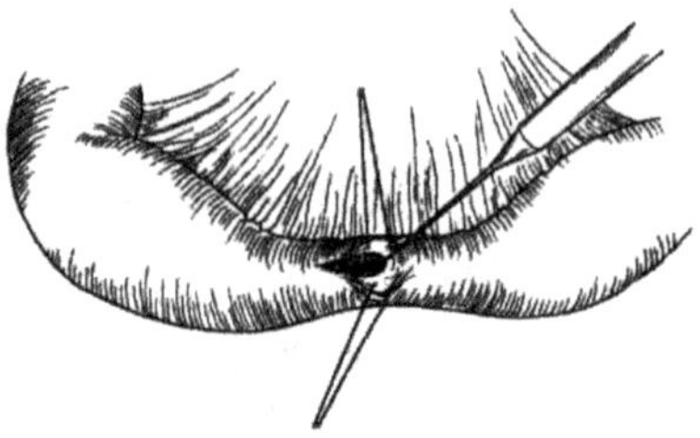

图 7-21 纵行切开病变肠壁至正常组织

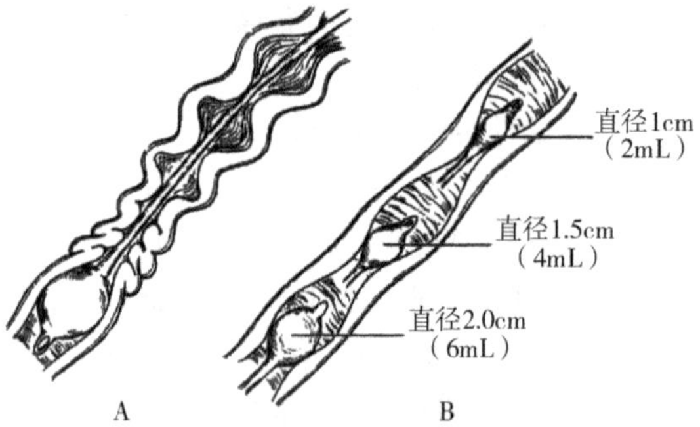

图 7-22 球囊尿管探查

A. 自切口插入球囊尿管探查；B. 不同冲水量时球囊的直径

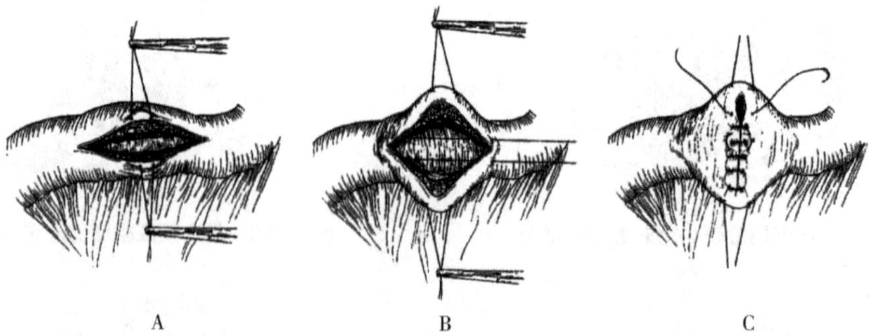

图 7-23 Heineke-Mukulicz 狭窄成形术

A. 向两侧牵拉肠管，使切口成横行；B. 切口两顶端做横褥式缝合；C. 切口中部单纯间断缝合

如果狭窄段在 10 ~ 25cm，则行 Finny 狭窄成形术。于前侧方切开肠管（图 7-24）。用细丝线或 2-0 可吸收线连续或间断缝合后壁边缘，并同法关闭前壁（图 7-25）。

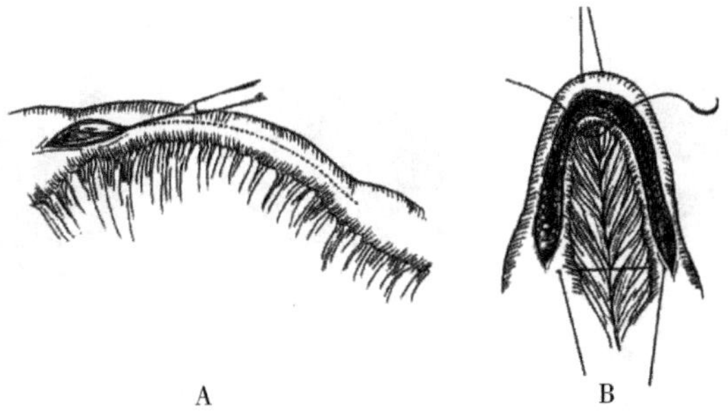

图 7-24 Finny 狭窄成形术

A. 于肠管对系膜前侧方切开肠管；B. 切开肠段对折后行侧侧吻合

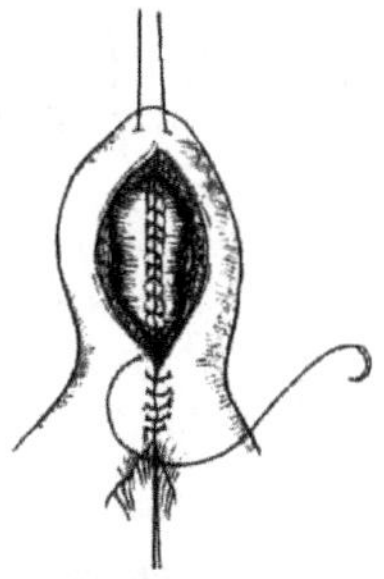

图 7-25 病变肠段前后壁连续全层吻合

亦可应用吻合器来完成上述狭窄成形术（图 7-26）。

如果肠管多发狭窄病变，可行同向蠕动侧侧狭窄成形术，但应用较少。于病变肠段中部，在两肠钳间切断肠管及系膜，远、近端肠袢按同一蠕动方向重叠。行侧侧吻合，用可吸收线缝合两层，外为间断浆肌层缝合，内为连续全层缝合（图 7-27）。

2. 结肠型 CD 的手术治疗

（1）节段性结肠切除术：结肠最常见累及的部位是乙状结肠和横结肠。适用于局限性结肠 CD（病变范围小于 1/3 的全结肠）的患者。对于孤立的结肠狭窄，建议不行狭窄成形术，而做手术切除；有回肠 - 结肠吻合口或回肠 - 直肠吻合口狭窄的患者，应行手术切除。对于局限性结肠 CD，尽管节段性肠切除术术后复发率高于全结直肠切除术，但该术式能够避免永久性肠造口，有利于术后肠道功能恢复，能有效地改善患者术后生活质量。

根据切除肠段的部位选择合适的腹部切口。升结肠、横结肠及降结肠切除选择上腹部正中切口；乙状结肠切除可选择下腹正中切口（图 7-28）。应远离病变明显的肠管 5 ~ 10cm。尽管结肠黏膜存在口疮样溃疡或点状的针尖样溃疡提示存在 CD 的可能，但这些表现不能成为对该区域进行扩大切除的依据。

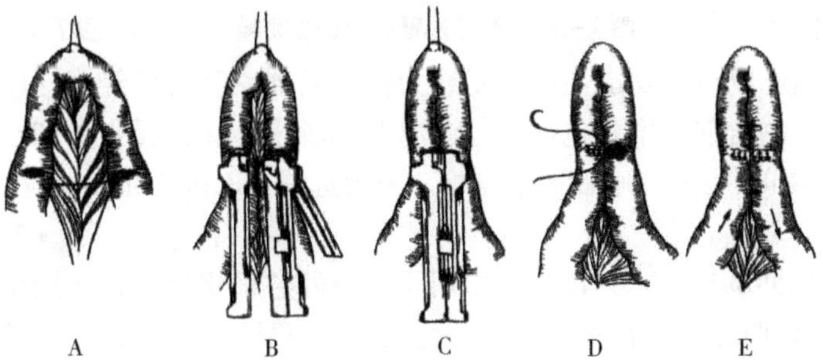

图 7-26 吻合器行狭窄成形术

A. 对折病变肠管，留着牵引线，对应部位切开两小口；B. 插入线性切割吻合器；C. 对合击发完成吻合；D. 缝合肠壁切口；E. 完成吻合后肠内容物走行方向

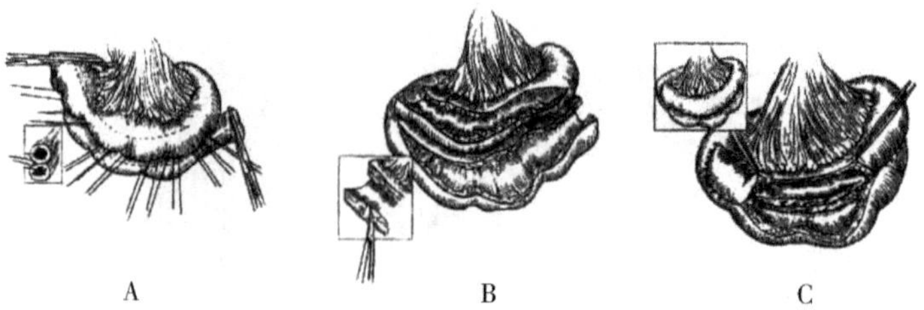

图 7–27　同向蠕动狭窄成形术

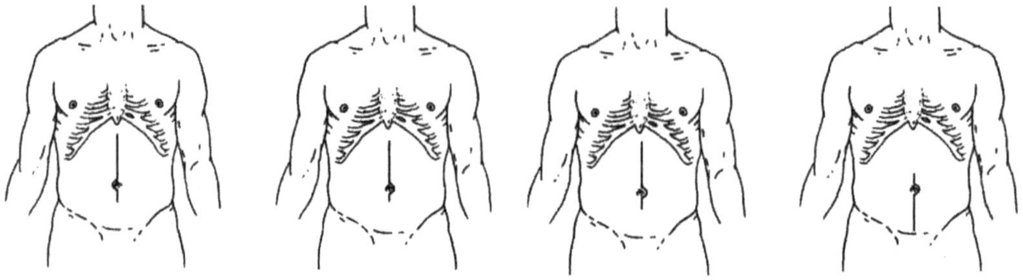

图 7–28　手术切口的选择

A. 右半结肠切除；B. 横结肠切除；C. 降结肠切除；D. 乙状结肠切除

以脾曲结肠切除为例，切除线应远离病变明显的肠管 5 ～ 10cm（图 7–29）。对于脾曲的切除，向胸壁方向提起网膜，沿左结肠沟的白线游离左半结肠。向上方和中线牵引降结肠，以便暴露覆盖在肾周围的 Gerota 筋膜（图 7–30）。将横结肠和降结肠向下方和中线牵引，使侧腹的切口延长 1 ～ 2cm，到达结肠脾曲的侧方。如需行横结肠中部与降结肠中部的无张力吻合，应游离结肠肝曲。确定节段切除的切缘（图 7–31）。阻断结肠的两端。对于脾曲的切除，边缘血管、结肠中血管的左侧分支及左结肠血管的升支应结扎并切断。

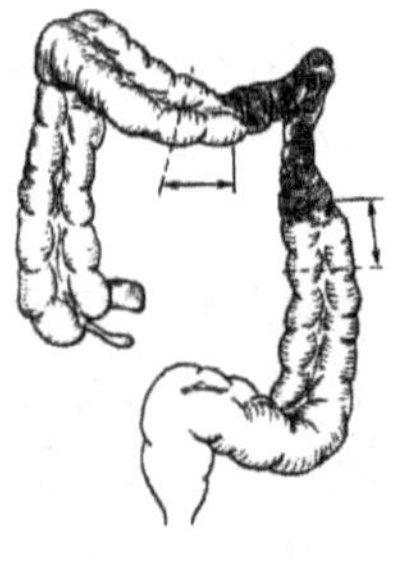

图 7–29　脾曲结肠切除线

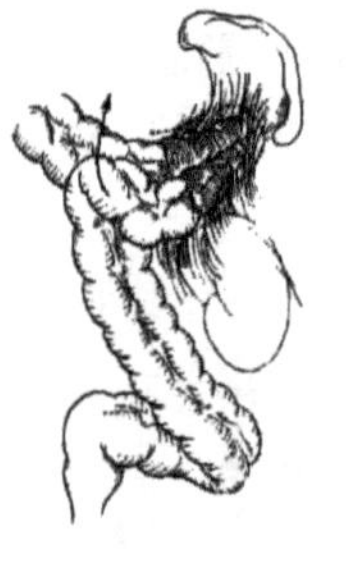

图 7–30　暴露肾周 Gerota 筋膜

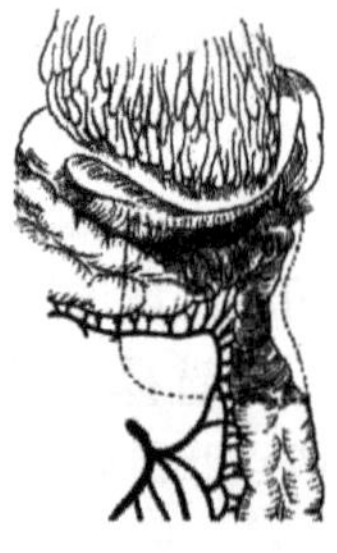

图 7–31　确定节段切除的切缘

结肠 – 结肠吻合：结肠吻合以功能性端端吻合为代表的器械吻合已经广泛应用，在此仅介绍必须掌握的手工端端吻合操作。吻合前的准备包括充分游离两侧肠管，保证无张力和吻合口良好的血运，擦拭吻合口肠管防止肠内容物的污染，确保视野清晰。一般选择 Albert–Lembert 缝合，分层缝合或 Gambee 缝合等（图 7–32）。

（2）结肠次全切除加回肠造口术：该术式常用于紧急和急诊情况下，适用于中毒性结肠炎、中毒性巨结肠估计不能耐受直肠切除者。在此情况下，手术应注意以下几点：①术前确定回肠造瘘的位置。②采用正中线切口。③评估并立即处理存在的腹腔或结肠穿孔。④避免意外损伤肠管。⑤对小肠病变程度进行评估。⑥乙状结肠远端的切断应采用较保守的切除，尽可能保留足够长的肠管，使远端肠管在无张力的情况下到达前腹壁。

切除范围如图所示（图 7–33）。肠管用直线形切割器横断或在两把肠钳间切断。

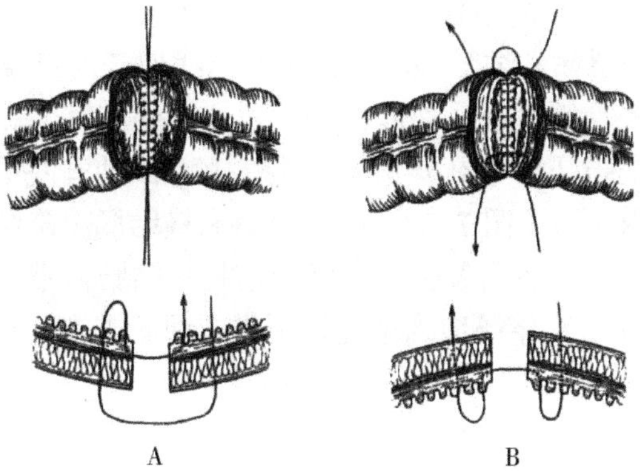

图 7-32 结肠端端吻合

A. 后壁垂直褥式缝合；B. 前壁 Gambee 缝合

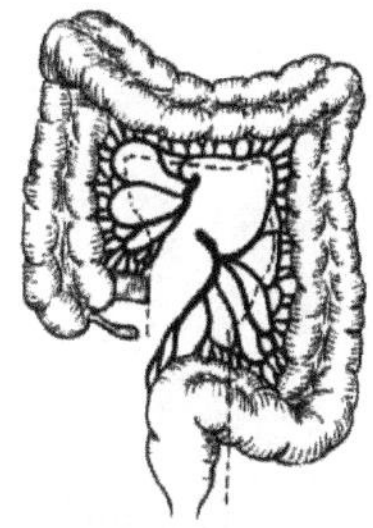

图 7-33 结肠次全切除范围

结肠的游离：常规的游离方法是先用电刀切开盲肠外侧的腹膜，然后向头侧方向延伸至肝曲。切开小肠系膜的左侧叶腹膜，向上达十二指肠－空肠区，可使腹膜后暴露成 V 字形。将盲肠和回肠末端向上牵引至患者的左侧，暴露右侧输尿管、精索或卵巢血管。把肝曲向下、向中线牵引，用电刀切开后腹膜组织与胆囊的粘连，结扎腹膜上的无名血管。结肠脾曲的游离如前所述。

直肠乙状结肠远端的处理：残端的处理通常有 3 种选择——吻合器关闭残端后缝合加固置于腹膜外、黏液窦道、残端外置。残端关闭后，将距残端 3cm 的肠管周围系膜缝合至残端周围的腹膜，以确保残端位于腹腔外，采用间断缝合将筋膜和肌肉的表面缝至残端，缝合间距应较宽（图 7-34）。

对于较脆的残端处理不应强行缝合。将残端外置皮肤外 5 ~ 10cm，用 5cm 左右宽的纱布包裹结肠残端基底部，缝合纱布的两端（图 7-35）。一周后在皮肤水平横断残端，形成黏液窦道。

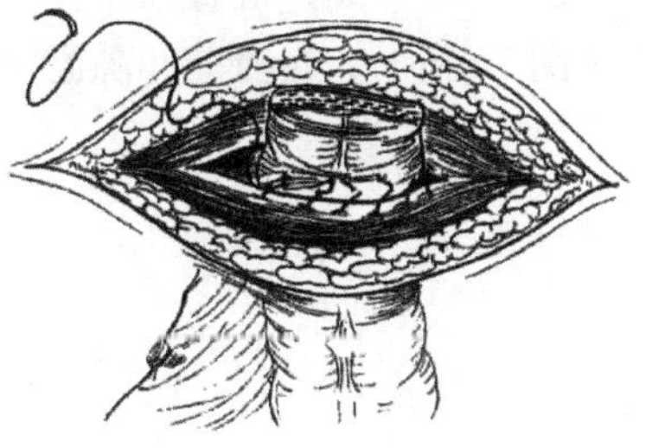

图 7-34 吻合器关闭残端缝合加固于腹膜外

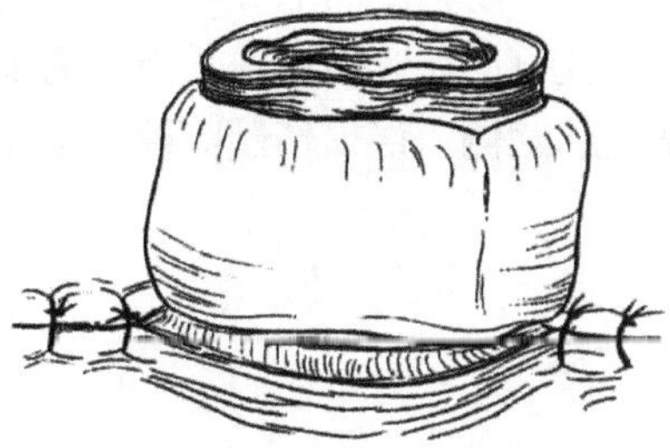

图 7-35 纱布包裹残端，黏液窦道形成

当结肠壁特别脆，试图进行缝合或吻合器封闭时，可能导致吻合外的肠壁破裂，缝线亦容易划开肠壁，此时应将肠管外置，特别是对于中毒性巨结肠的患者。应将肠管远端拖出腹壁外 5 ~ 10cm，打开残端，用 5cm 左右宽的纱布包裹结肠残端，保持肠管外置。

（3）结肠切除回直肠吻合术：主要适用于结肠广泛病变，且不伴活动性肛周脓肿的生育期年轻女性患者、伴或不伴高手术风险的老年患者、经直肠内镜检查直肠正常的患者。如乙状结肠或其远端没有溃疡形成，而直肠未受累且顺应性好（直肠容量大于 150mL），则可行回肠－乙状结肠吻合。如果在直肠下 1/2 无明显的 CD 病变，但在直肠上 1/2 有明显活动病变，可考虑行直肠近端 1/2 切除、回直肠吻合。

禁忌证有小肠有广泛病变、急性肛周感染或瘘、肛门括约肌功能低下、直肠顺应性低等。

将右半结肠向患者左侧牵拉暴露右结肠旁沟，沿 Tolt 白线切开后腹膜（图 7–36），钝锐结合向上向内分离，显露腹膜后的输尿管和性腺血管，加以保护，防止误伤。盲肠和升结肠游离完毕后，进一步向上结扎切断肝结肠韧带，游离结肠肝曲（图 7–37）。沿 Tolt 白线剪开左结肠旁沟的后腹膜，游离左半结肠，注意保护左侧输尿管及性腺血管（图 7–38）。完全游离横结肠及降结肠后再游离结肠脾曲。用纱布垫托起脾脏，减少对脾脏的牵拉，避免撕裂包膜，然后结扎脾结肠韧带。向右下方轻牵拉结肠脾曲，显露并切断脾结肠韧带（图 7–39）。沿结肠边缘结扎切断供应回肠末端、盲肠、升结肠、横结肠及降结肠和乙状结肠的血管（图 7–40）。

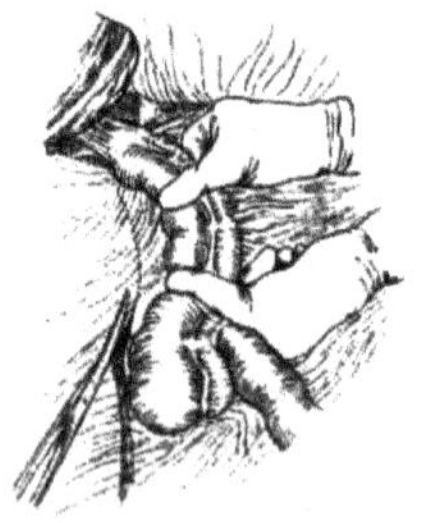

图 7–36　剪开右侧后腹膜，游离盲肠和升结肠

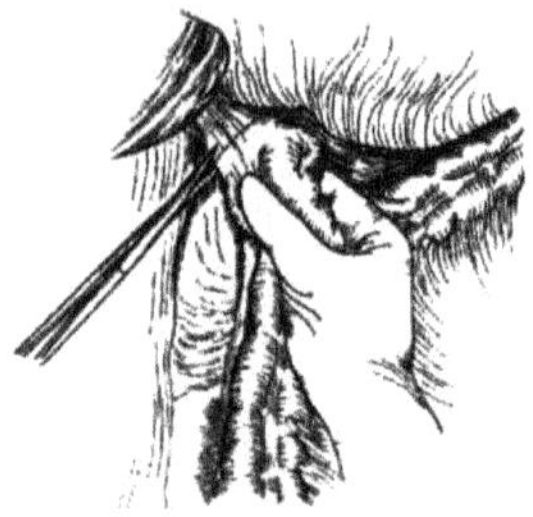

图 7–37　结扎切断肝结肠韧带

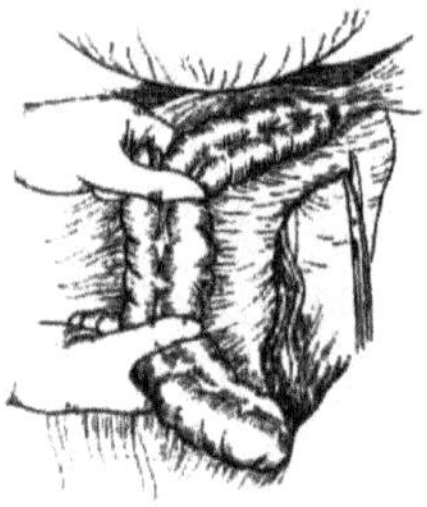

图 7–38　切开左侧后腹膜

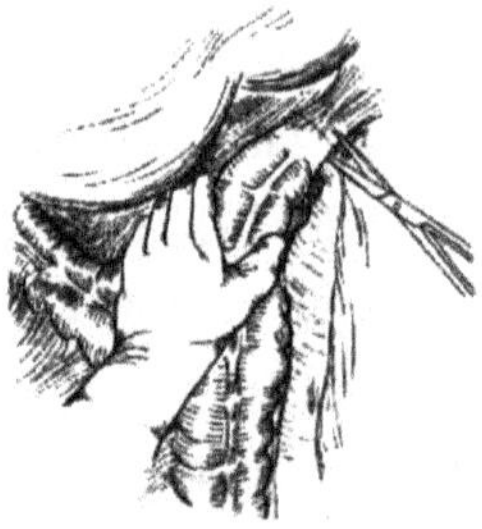

图 7–39　结扎切断皮结肠韧带

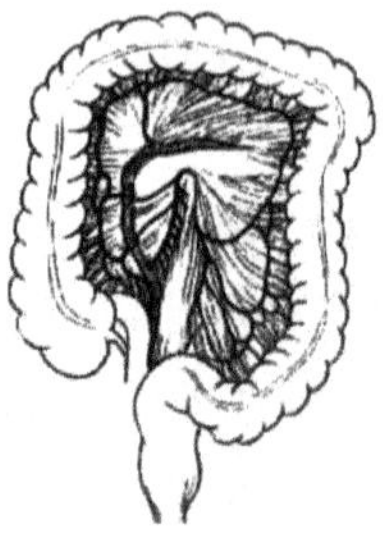

图 7–40　沿结肠边缘结扎切断结肠血管

扎切断直肠上动脉。两侧的腹膜切开线与直肠膀胱或子宫凹陷处会合（图 7–41）。于骶前筋膜间隙锐性分离直肠后壁，按全直肠系膜切除的原则游离直肠，并避免损伤骶前静脉丛和下腹下神经（图 7–42），游离直肠后壁达盆膈水平。贴近直肠壁分离 Denonvilliers 筋膜，解剖直肠前壁，男性分离达前列腺尖部以下水平，女性至阴道水平（图 7–43）。紧靠直肠侧壁切断直肠侧韧带，向下分离达肛提肌平面（图 7–44）。在离断平面结扎直肠系膜血管，并清除周围脂肪组织，离断直肠（图 7–45）。在骶前间隙游离直肠后壁时，应紧贴直肠背侧，误损伤骶前神经丛和静脉丛。

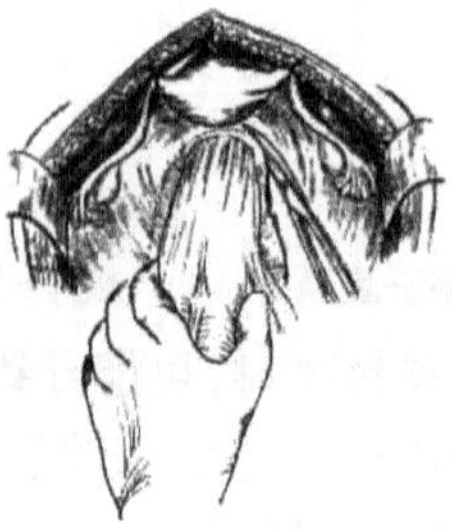

图 7–41　剪开直肠两侧的腹膜

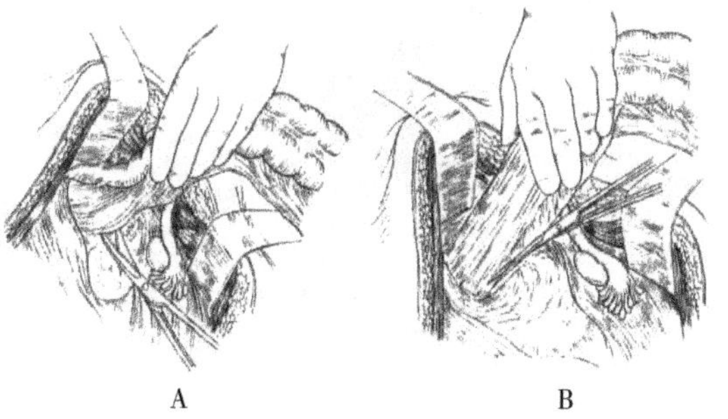

图 7-42 游离直肠后壁

A. 游离直肠系膜；B. 分离直肠后壁达尾骨

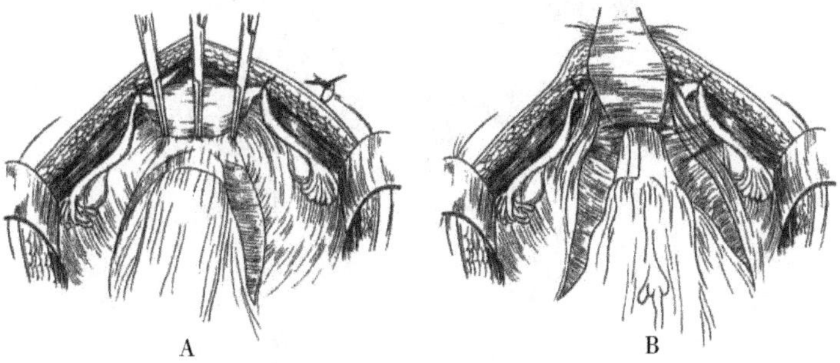

图 7-43 游离直肠前壁

A. 紧靠直肠分离 Denonvilliers 筋膜；B. 分离直肠前壁

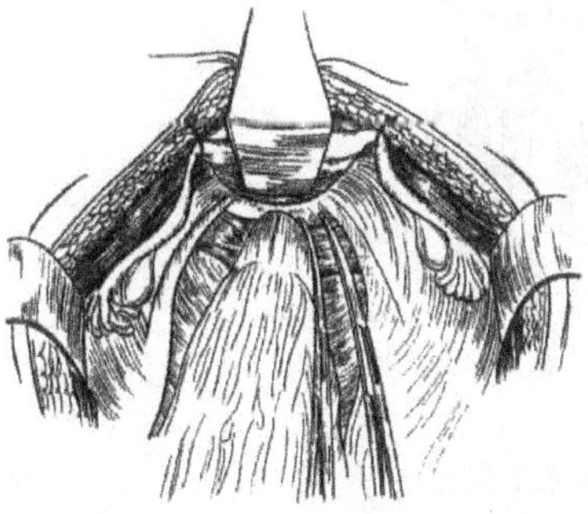

图 7-44 分离结扎直肠侧韧带

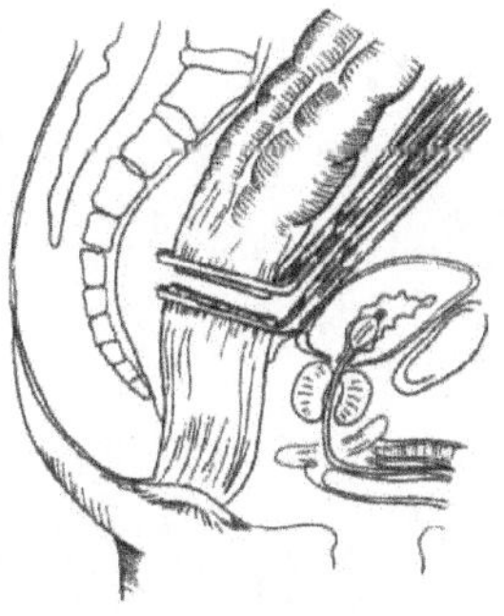

图 7-45 切断直肠

（4）结直肠切除加回肠造口术：该术式适用于结肠广泛受累伴直肠炎的患者，特别是直肠炎、肛门括约肌功能障碍或肛周感染较严重而不适合直肠保留和回直肠吻合的患者。该术式治疗结肠 CD 的术后复发率最低，是结肠病变广泛时最为彻底的手术方法。手术方法同结肠切除回直肠吻合术。

会阴组手术部分如下：采用荷包缝合于括约肌间沟内关闭肛门，自括约肌间沟做一弧形切口，切开皮肤和皮下组织（图 7-46）。分离直肠后壁进入盆腔与腹组手术会合（图 7-47），分离直肠前面时应在会阴浅肌前缘之内进行，并应紧靠直肠（图 7-48），最后分离直肠两侧壁。会阴组和腹腔组的解剖分离层面如图所示（图 7-49）。完成会阴直肠游离后，腹部手术组在距回盲部 10 ~ 15cm 切断回肠，移除手术标本（图 7-50）。

碘附或温盐水冲洗腹腔、盆腔及会阴部切口，彻底止血，缝合肛提肌及会阴部各层组织，骶前间隙留置引流管从原切口下部引出（图 7-51）。于右侧腹壁选定部位做回肠造口，逐层关腹（图 7-52）。

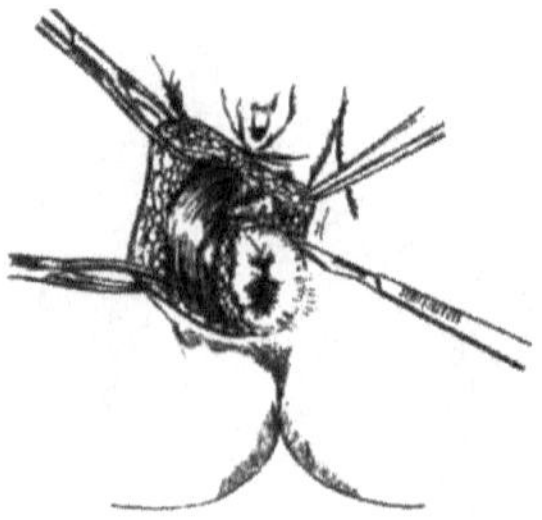

图 7-46　括约肌间沟切开皮肤和皮下组织

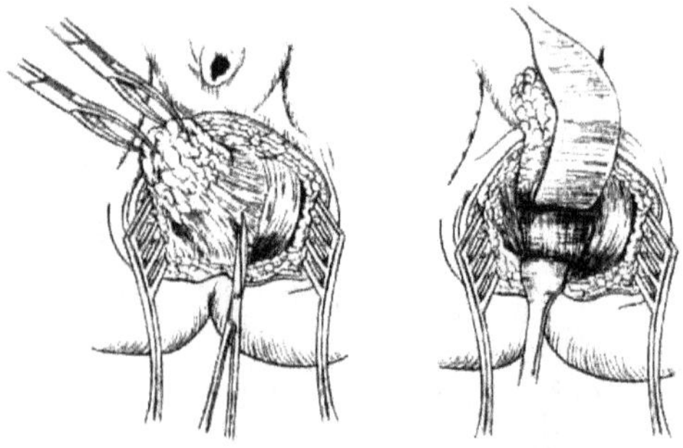

A　　　　B

图 7-47　会阴部切开游离肛管和直肠后壁

A. 括约肌间沟分离直肠和肛管后壁；B. 进入盆腔与腹腔组会合

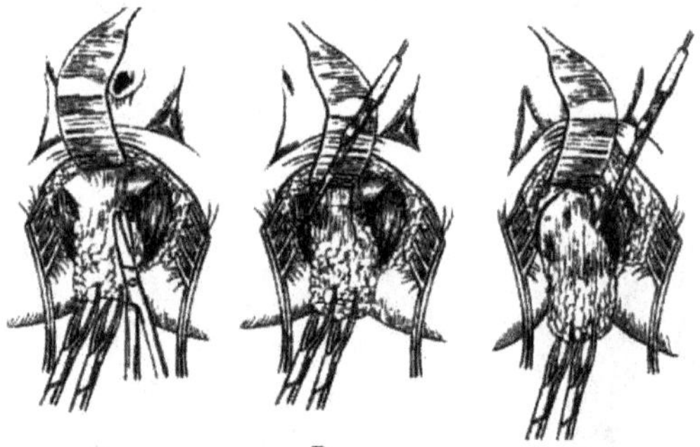

A　　　　B　　　　C

图 7-48　会阴部切开游离肛管和直肠前、侧壁

A. 直肠前壁分离；B. 切断耻骨直肠肌；C. 分离直肠前壁。男性达前列腺后，女性达直肠阴道隔

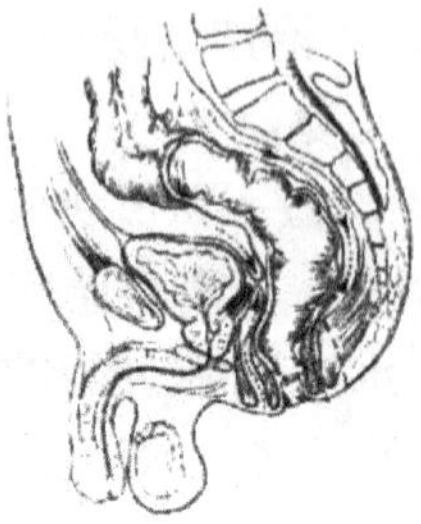

图 7-49　会阴部的游离范围

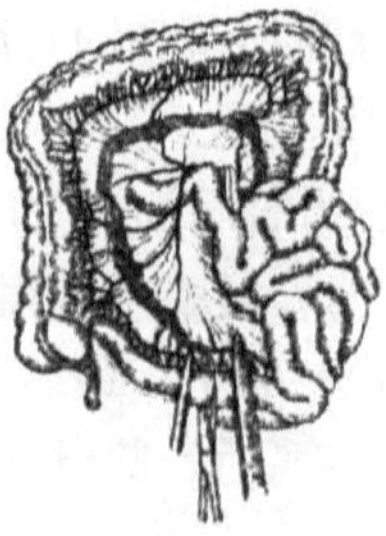

图 7-50　切断回肠末段，移除标本

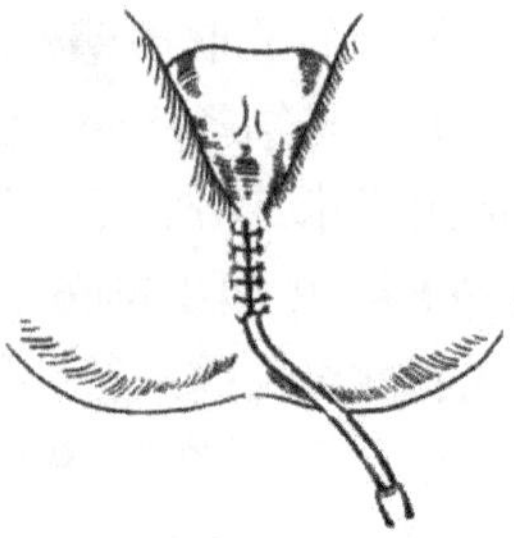

图 7-51　缝合会阴部切口，骶前留置引流管

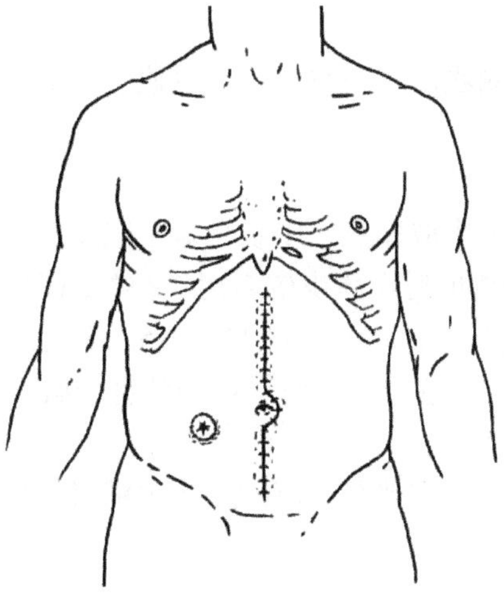

图 7-52 右下腹回肠造口，缝合腹壁切口

3. 回结肠型 CD 的手术

对于最常见的病变累及回盲部的回结肠型 CD，外科治疗一般采用回结肠切除术。手术一般采用便于术中探查的腹部正中切口

（五）腹腔镜在 CD 中的应用

自 1986 年 ErickMuhe 首次应用腹腔镜手术以来，腹腔镜手术在国内外均得到迅速蓬勃地发展。与开放性手术相比，腹腔镜手术具有伤口美观、住院时间短、术后疼痛轻、肠道功能恢复早等优点。CD 腹腔镜手术因其伤口美观、肠道早期恢复等优点吸引了大量的年轻患者。但早先腹腔镜的应用被认为因存在免疫抑制，以及 CD 特殊的病理特点（如肠系膜短厚、粘连，组织脆性高等），会致使手术难度升高，术后并发症增加。然而，Bergamaschi 等对 92 例克罗恩病分别行腹腔镜下和开放性回结肠切除术，结果显示腹腔镜手术组术后 5 年小肠梗阻发生率（11.1%）较开放性手术（35.4%）低，两者在复发率上没有差异（分别为 27.7% 和 29.1%）。腹腔镜术后即使无法评价腹腔粘连的程度，再次手术时也可发现腹壁与肠管粘连很少，且再次手术时间缩短，血液丢失少，伤口美观。

腹腔镜治疗 CD 的手术适应证与开放手术的适应证相同。而其禁忌证包括以下几点：①弥散性腹膜炎。②急性肠梗阻伴肠袢扩张。③多次腹部手术史或大范围腹腔粘连。④不可纠正的凝血功能障碍。⑤门静脉高压症伴腹腔静脉曲张。

复发性 CD 曾被认为是腹腔镜手术的禁忌证，主要原因是中转开腹风险高，术后并发症多。然而在采用腹腔镜手术治疗的原发性 CD 与复发性 CD 两组之间，发生肠瘘、中转开腹及术后并发症的差异并不显著。因此对复发性 CD 仍可以考虑采用腹腔镜手术。但据报道，第 1 次腹腔镜手术的复发性 CD，其中转开腹率约为 42%，因此，对这一类患者我们不推荐行腹腔镜手术。对同一个患者坚持腹腔镜手术有两个好处：其一，再次腹腔镜手术具有等同第 1 次腹腔镜手术的优点，如伤口美观、肠道功能早期恢复等；其二，腹腔镜手术减少粘连，从而减少术后梗阻症状的出现，增加再次腹腔镜手术的成功机会。因此，在患者第 1 次手术时只要情况允许就选择腹腔镜路径，这对患者有长期的益处。

鉴于腹腔镜手术有中转开腹的可能性，为此有必要对相关影响因素进行评价。一般认为年龄大于 40 岁、腹部触及包块、术前营养不良、肠瘘等都是相关的危险因素，因此，在选择手术方式时应当了解患者有无这些危险因素，尽量避免中转开腹。

（六）术后处理

各种 CD 外科治疗的术后处理方式相似。术中出血应予补充，术后早期根据需要输注全血或胶体液。保持胃肠减压管通畅，记录引流量及性状，直至肛门排气、排便，拔除胃管后予以逐步恢复饮食。记录盆腔引流液的量和性状，注意有无吻合口瘘。注意纠正水、电解质和酸碱平衡。造口者应严密观察造口的情况，及时处理各种并发症。

（七）手术并发症

1. 短肠综合征（short bowel syndrome）

广泛或多次行小肠切除，小肠吸收面积减少、排空过速，从而出现消化和吸收功能不全、水电解质紊乱，即短肠综合征。

2. 吻合口瘘及肠瘘

为避免术后吻合口漏或肠瘘，术中应注意：①吻合端系膜缘侧的游离无血管附着的肠管长度不应超过 1cm。②吻合口应采取斜切，即肠管的对系膜缘应多切除一些，以保证血供。③吻合以双层缝合为安全。全层缝合用细丝线做内层的间断缝合，针距及边距均取 0.5cm；浆肌层的 Lembert 缝合应完全掩盖内层的全层缝合线。系膜缘侧的第一针全层缝合和浆肌层第一针缝合必须确切、妥切对合，不可疏忽遗漏。

3. 术中输尿管和生殖血管的损伤

在高危患者尤其是反复手术腹腔粘连严重、解剖层次不清者，应常规术前放置输尿管支架，以降低术中损伤输尿管的风险。

4. 造口狭窄

狭窄不严重时，可用戴橡皮指套的手套逐渐扩张，但不能使用暴力；狭窄严重或伤疤组织过多时，可将造口处周围瘢痕组织切除或切除原造口后重新造口。

（八）术后复发监测与预防

外科治疗后的 CD 患者仍有较高的复发率。文献报道，45% 的患者最终可能需要二次手术。CD 复发的诊断应综合评价临床症状、内镜及影像学表现，因为临床症状如腹痛、腹泻均非特异性指标。CD 活动指数亦不可靠。小肠切除术后 6 个月以及 12 个月可行结肠镜、小肠造影、CT 肠道造影检查是否有复发。多个研究表明，回结肠镜对复发的形态学改变最为敏感。内镜下复发表现常常比临床表现要早，而且内镜下复发严重者预后较差。Rutgeerts 等提出的一个内镜评分系统较为有用。该评分基于“新末端回肠”的内镜表现：未发现病灶为 0 分，少于 5 个阿扶他溃疡为 1 分，阿扶他溃疡多于 5 个而病灶间黏膜正常或跳跃性病灶较大或病灶局限于回结肠吻合口（小于 1cm）为 2 分，弥散性阿扶他回肠炎伴广泛黏膜炎症为 3 分，弥散性炎症伴较大溃疡、结节，和（或）狭窄为 4 分。术后一年内内镜下病灶的严重程度是目前预测术后病情发展的最好指标。0 ~ 1 分的患者中近 80% 可持续 3 年无症状，3 分以上者低于 10%。

采用影像学技术（如超声、MR 和 CT）取代内镜及胶囊内镜进行术后复发的评估亦有所尝试。胶囊内镜有滞留的风险，因而有人在使用胶囊内镜评估克罗恩病术后复发时，先使用探路胶囊（patency capsule）。胶囊内镜检查虽较为舒适而且简易，但其诊断的准确性需要进一步的评价，而且目前尚无相应胶囊内镜的疾病评分体系。临床症状复发和胶囊内镜表现之间并无明显关联，因此胶囊内镜尚不能取代回结肠镜用于评估克罗恩病的术后复发。

确定有效的复发预防手段从而减少术后复发任重而道远，不断涌现的维持治疗新方法各有优劣，患者对术后维持治疗的态度差异较大，这使得临床决策往往更为复杂，鼓励患者戒烟甚为重要。

第八章

感染性结直肠疾病

第一节　感染性结肠炎

感染性结肠炎是最常见的腹泻原因，而且是引起儿童死亡的主要原因。感染性腹泻的原因包括细菌感染、耶尔森小肠结肠炎、病毒感染、真菌感染和寄生虫感染等。本节只介绍细菌感染。

一、难辨梭状芽孢杆菌性结肠炎、伪膜性肠炎

难辨梭状芽孢杆菌（Clostridium difficile，CD）于 1935 年由 Hall 等从健康新生儿的粪便中分离出来。该菌属于条件致病菌，是一种带有芽孢的革兰阳性厌氧杆菌。正常情况下，1% ~ 3% 的健康成年人、40% ~ 60% 的新生儿、16 % ~ 35% 住院患者的粪便中可存在难辨梭状芽孢杆菌，但不产生致病性和临床症状。当患者接受广谱抗菌药治疗后，肠道的主要菌群如脆弱拟杆菌等被抑制，肠道菌群失调，继而发生难辨梭状芽孢杆菌感染，引起腹泻，即难辨梭状芽孢杆菌相关性腹泻（Clostridium difficile associated diarrhea）。15% ~ 25% 的抗菌药相关性腹泻和将近 100% 的伪膜性肠炎（pseudomembranous colitis）与难辨梭状芽孢杆菌有关。

（一）流行病学和发病机制

难辨梭状芽孢杆菌性结肠炎在住院患者中发病率的不断上升，引起了医生尤其是外科医生的注意。在相当一段时间内曾认为是一种不常见的感染性结肠疾病。而目前难辨梭状芽孢杆菌性结肠炎已是最常见的院内感染之一，这可能与对这种疾病有了更深的认识、发现了较好的诊断方法、广谱抗生素的较广泛应用以及老年人或免疫低下患者数目增加有关。

2007 年美国的一项调查显示，难辨梭状芽孢杆菌感染是引起院内获得性感染性腹泻最常见的原因，占院内腹泻病例的 20%。仅在美洲，每年就出现近 50 万病例，年花费达 32 亿美元。美国一项涉及 35 个州，共 1 000 家医院的调查结果显示，难辨梭状芽孢杆菌性结肠炎的发生率从 1993 年的 261/10 万上升到 2003 年的 546/10 万，病死率从 1999 年的 5.7/100 万上升到 2004 年的 23.7/100 万。加拿大的研究显示，1997 年之前，难辨梭状芽孢杆菌性结肠炎的发生率为 5.9/1 000 住院患者，发生难辨梭状芽孢杆菌性结肠炎患者的病死率为 1.5%；2004 年，难辨梭状芽孢杆菌性结肠炎的发生率上升为 22.5/1 000 住院患者，患者的病死率上升为 6.9%，发生率与病死率均增加了 4 倍。

由于新菌株的出现，在美国和欧洲许多地区还出现难辨梭状芽孢杆菌性结肠炎暴发流行。对分离到的 187 株难辨梭状芽孢杆菌进行分析，并与 2001 年前分离的 6 000 株难辨梭状芽孢杆菌性结肠炎比较的结果显示该流行株为 NAP–1（核糖分型 027），具有很强的毒力，同时对氟喹诺酮类药物的耐药性也增强，而且这种菌株可能将其毒力和耐药性传给其他菌株，引起医院内暴发流行。NAP–1 菌株具有 2 个特点：

①对氟喹诺酮类药物耐药。②在体外产生较原菌株高 16 ~ 23 倍的 A 毒素和 B 毒素，是疾病严重程度增加的主要原因。欧洲 4 个国家（至少 100 家医院）发生了难辨梭状芽孢杆菌性结肠炎的流行，这些病例中流行的菌株不仅有核糖分型 027，还有核糖分型 017、046 和 106，引起了人们的普遍关注。

目前，动物模型已证明致病原因为难辨梭状芽孢杆菌产生的 A、B 毒素。毒素 A 具有肠毒素作用和弱细胞毒性，主要通过结合肠道黏膜受体，诱导固有层巨噬细胞，产生介质而致病。毒素 B 是一种毒性很强的细胞毒素，细胞毒性比 A 毒素大 1 000 倍以上；与 A 基因有一定的同源性，可产生细胞毒作用而损害肠黏膜。既往曾认为这两种毒素的作用是协同的，先由毒素 A 引起肠黏膜损伤，破坏细胞间的紧密连接，并激活上皮细胞内的鸟苷酸环化酶，导致环磷酸腺苷增加而引起 Na+ 分泌增多。在毒素 A 作用的基础上，毒素 B 发挥细胞毒作用，引起上皮细胞变性、坏死和纤维素渗出。新近研究证明，部分患者中分离的难辨梭状芽孢杆菌是毒素 A 阴性而毒素 B 阳性的菌株，占总难辨梭状芽孢杆菌产毒株的 10% 左右，从而引起了人们对毒素 B 研究的重视。

（二）临床表现

难辨梭状芽孢杆菌性结肠炎大多发生在应用抗菌药治疗后 5 ~ 10 天，也可早达数小时或迟至停药后 3 ~ 4 周。主要临床表现为水样腹泻、发热、食欲减退、恶心及腹部疼痛或触痛、结肠炎等，严重者可出现水电解质紊乱、低清蛋白血症、中毒性及低血容量性休克，并可引起伪膜性肠炎、中毒性巨结肠、脓毒血症，甚至导致患者死亡。

老龄、伴随严重的多种基础疾病、长期住院治疗、应用广谱抗菌药物，以及免疫功能低下者，都是感染的高危因素，其中应用广谱抗菌药为难辨梭状芽孢杆菌性结肠炎最主要的诱发因素。几乎所有的抗菌药物都能诱发难辨梭状芽孢杆菌性结肠炎，以阿莫西林、克林霉素、林可霉素、头孢菌素类最为常见，联合使用抗菌药比单一使用抗菌药发生率更高。

（三）诊断

首先应结合病史、体检以及电解质、白细胞计数、营养状况等实验室检查进行评价，行粪便检查以排除其他腹泻的原因。粪便细胞毒素分析具有较高的特异性和敏感性。目前针对疑似难辨梭状芽孢杆菌感染者的检测方法主要有以下几种。

1. 细胞培养毒素中和试验检测毒素 A 和毒素 B

该方法一度被认为是临床诊断难辨梭状芽孢杆菌性结肠炎的金标准，但需要培养设备且耗时 24 小时到 4 天（此期间患者病情发展较快并可能造成院内其他患者感染），使其应用受到一定限制。

2. 免疫色谱法和实时聚合酶链反应（PCR）

免疫色谱法和实时 PCR 的敏感性和特异性较高，提示免疫色谱法和实时 PCR 可作为临床疑似难辨梭状芽孢杆菌性结肠炎患者的快速筛查方法。

3. ELISA 方法检测难辨梭状芽孢杆菌谷氨酸脱氢酶

对 ELISA 方法与 PCR 方法进行比较的结果显示前者检测难辨梭状芽孢杆菌感染的敏感性和特异性与后者相当，但更为简单、快速。采用两步法检测产毒难辨梭状芽孢杆菌，即先以 ELISA 方法检测难辨梭状芽孢杆菌谷氨酸脱氢酶抗原，阳性者再作细胞培养毒素中和试验，为临床诊断难辨梭状芽孢杆菌性结肠炎提供了新的诊断程序。

4. 难辨梭状芽孢杆菌毒素 A 单克隆抗体检测

难辨梭状芽孢杆菌感染的免疫学检测方法中常使用多克隆抗体，但其中除毒素 A、毒素 B 抗体外，还可能存在其他抗体，使诊断结果出现假阳性。因此，利用毒素 A 单克隆抗体制备 ELISA 诊断试剂，为难辨梭状芽孢杆菌感染的诊断提供了一种可行性。

对于难辨梭状芽孢杆菌感染相关疾病，细胞培养毒素中和试验检测毒素 A 和毒素 B 仍是一般医院临床较易开展的检测方法，但受到耗时和低阳性率的制约。以 PCR 法行毒素 A 基因或毒素 B 基因扩增阳性率虽高，但仅适用于科研而不适合临床应用。难辨梭状芽孢杆菌谷氨酸脱氢酶检测筛查疑似患者的阳性率与 PCR 方法相当，且更为简单、快速，适用于临床。但上述方法在临床使用过程中均存在一定不足和争议，简便、高时效性、高敏感性、高特异性且适用于临床的难辨梭状芽孢杆菌感染诊断方法仍有待进一步研究。

内镜检查可见水肿和黏膜炎症。在轻症患者中 14% ～ 25% 的患者会出现伪膜，重症患者中有 87% 会出现伪膜。本病常常累及整个结肠，全结肠镜检查对于难辨梭状芽孢杆菌性结肠炎的诊断具有重要价值，特别是远端结肠相对正常而右半结肠受累的患者。

病变部位的活检并非必须，然而，如果有任何炎症改变的病原学问题应该取组织进行检查。组织学检查的伪膜斑显示含有黏蛋白和纤维的混合物渗出以及多形核中性粒细胞。

X 线成像可以显示麻痹性肠梗阻和整个结肠的扩张。鉴别诊断包括 Ogilvie 综合征、局部缺血以及肠扭转。严重的或者毒性结肠炎的结肠穿孔可引起气腹，也可以在腹部平片中发现。

CT 检查可见广泛增厚的水肿的结肠壁。钡灌肠检查可以显示“拇指纹”，由肠壁水肿造成，在较晚期患者可见严重溃疡。钡灌肠检查在急性期是相对禁忌的，因为可能形成毒素性巨结肠或肠穿孔。

（四）治疗

尽管在严重病例中死亡率较高，大部分轻症难辨梭菌结肠炎患者即使不进行特异性的治疗也会康复。老年、病重、免疫功能低下的住院患者，临床应用抗菌药后出现较顽固性的腹泻时应警惕难辨梭状芽孢杆菌性结肠炎。一经确诊应立即停用相关抗菌药，用药时避免使用复方苯乙哌啶、阿托品、洛哌丁胺及麻醉止痛剂等抑制肠蠕动的药物，以免引起肠内毒素的蓄积及掩盖症状。为防止肠麻痹、肠穿孔、脱水、电解质紊乱等严重并发症的发生，必要时可给予免疫增强剂人免疫球蛋白，既提高免疫力，又可拮抗毒素，还能形成免疫复合物激活补体，清除病原体。当腹泻次数 >10 次 / 日时，应给予肠外营养支持，在保证营养供给的同时，减少胃肠道分泌，有利于控制病情。

目前，治疗难辨梭状芽孢杆菌性结肠炎的药物首选甲硝唑，其次为口服万古霉素，用于甲硝唑治疗无效及病情严重危及生命者。对于存在肠梗阻的严重患者，药物可通过胃管、肛管注入结肠，必要时可考虑肠切除。其他治疗药物包括杆菌肽，替考拉宁等。此外，微生态制剂亦有一定辅助作用。目前对于复发患者没有统一标准的治疗方法，难辨梭状芽孢杆菌性结肠炎多数在 7 ～ 14 日复发，需要再增加 10 ～ 14 日疗程的甲硝唑或万古霉素。多次复发者应考虑在上述治疗基础上加用其他治疗方法，包括用考来烯胺进行毒素结合治疗，应用益生菌的生物治疗和静脉滴注，免疫球蛋白等免疫治疗。目前健康人粪便移植在治疗难辨梭状芽孢杆菌性结肠炎的研究中取得一定的效果，但需更多询证医学的证据来证实其应用价值。

由于难辨梭状芽孢杆菌性结肠炎患者在接受规范治疗后仍有 5% ～ 20% 的复发率，且存在对甲硝唑、万古霉素耐药等问题。对于该病应以预防为主。对有高危因素的患者，应更合理的选用抗菌药，注意医务人员手的卫生，医疗器械消毒、环境消毒等，必要时可在应用抗菌药的同时辅助给予微生态制剂，或对高危人群进行疫苗接种，以减少或避免难辨梭状芽孢杆菌性结肠炎的发生。

二、沙门菌肠炎

沙门菌属包括伤寒和副伤寒杆菌，它们是可动的、非乳糖发酵的革兰阴性菌，通常导致食物中毒引起急性肠炎。沙门菌有 2 200 余种血清型，最典型的是鼠伤寒沙门菌和肠炎沙门菌。

（一）流行病学

在全球范围内，伤寒沙门菌估计每年会导致 22 000 000 的伤寒热和 216 000 例死亡。在美国每年报道的病例大约是 40 000 例，仅占实际总数的 1% ～ 5%。伤寒沙门菌通过污染的水或食物传播，包括家禽、鸡蛋、牛奶制品和加工过的肉食。粪 – 口传播很容易通过洗手预防。

传播途径是经消化道传播。通过直接或间接接触患者或携带者的粪便或尿液而感染。伤寒病感染的主要传播介质是污染的水和食物。曾有捕食通过下水道污染水质中的贝壳类食物引起暴发性流行的报道。暴发性流行偶尔也曾通过罐头食品生产制作缺陷而引起。

（二）发病机制

伤寒或副伤寒杆菌在通过胃的酸性屏障后，可以快速穿过小肠黏膜，到达肠系膜淋巴管和淋巴结，此时部分病菌即被巨噬细胞吞噬并在其胞质内繁殖，部分则经淋巴管进入回肠集合淋巴结，孤立淋巴滤泡及肠系膜淋巴结中生长繁殖，然后再由胸导管进入血流而引起短暂的菌血症，即原发菌血症期，此阶段患者并无症状，相当于临床上的潜伏期。

伤寒杆菌随血流进入肝、脾、胆囊、肾和骨髓后继续大量繁殖，再次进入血流，引起第二次严重菌血症并释放强烈的内毒素，产生发热，全身不适等临床症状，出现皮肤玫瑰疹和肝、脾大等，此时相当于病程的第 1 ~ 2 周，毒血症状逐渐加重，血培养常为阳性，骨髓中伤寒杆菌最多，持续时间较长，故培养阳性率最高。这种继发的菌血症持续存在构成这种发热疾病的大部分病理生理过程。Peyer 集合淋巴小结增生肥大，伴有慢性炎症细胞浸润。其表层坏死后形成沿肠道长轴排列的不规则卵圆形溃疡，溃疡侵蚀血管后可能诱发严重的肠道出血，穿透性溃疡可能导致腹膜炎。病程第 2 ~ 3 周，伤寒杆菌继续随血流散播至全身各脏器与皮肤等处，经胆管进入肠道随粪便排出，经肾脏随尿液排出，此时粪便，尿液培养可获阳性。经胆管进入肠道的伤寒杆菌，部分穿过小肠黏膜再度侵入肠壁淋巴组织，在原已致敏的肠壁淋巴组织中产生严重的炎症反应和单核细胞浸润，引起坏死，脱落而形成溃疡，若波及病变部位血管可引起出血，若侵及肌层与浆膜层则可引起肠穿孔，此外，伤寒杆菌也可在其他组织引起化脓性炎症如骨髓炎、肾脓肿、胆囊炎、脑膜炎、心包炎等。

病程第 4 周开始，人体产生的免疫力渐次加强，表现为体液免疫和细胞免疫功能增强，吞噬细胞作用加强等，伤寒杆菌从血流与脏器中逐渐消失，肠壁溃疡渐趋愈后，疾病最终获得痊愈。少数病例可能由于免疫功能不足等原因，潜伏在体内的伤寒杆菌可再度繁殖并侵入血流引起复发。

（三）临床表现

典型的临床表现为持续高热、腹痛、便秘或腹泻、肝脾大、相对缓脉和白细胞减低。典型的临床经过可分为 5 期。

1. 潜伏期

3 ~ 60 天，一般为 8 ~ 14 天。潜伏期长短随感染剂量大小和机体免疫能力强弱而异，细菌的数量多、毒力强、机体免疫功能低下者潜伏期短。水源性感染摄入的细菌量较少，潜伏期较长。

2. 初期

相当于病程的第 1 周。通常起病比较隐匿，最早的症状是发热，体温呈阶梯形上升，5 ~ 9 天内达 39 ~ 40℃，常伴有全身不适、畏寒、肌肉酸痛、食欲减退、腹胀、便秘或轻度腹泻、咽痛、咳嗽等。

3. 极期

相当于病程的第 2 ~ 3 周。常出现伤寒的典型表现，此时有 5% 左右的患者出现肠穿孔、肠出血。

（1）高热：多呈稽留热型，高热持续不退，尤其在耐药性伤寒患者中稽留热十分常见。少数患者表现为弛张热型或不规则形，发热持续 10 ~ 14 天。

（2）心动过缓：伤寒患者的体温在 38 ~ 39℃出现心动过缓，这是伤寒代表性的表现之一。

（3）消化系统症状：严重的液体腹泻通常持续 2 天，大便然后变成半成形并在 1 周内恢复正常。如果结肠受累，则可能出现里急后重，大便量变少，排便次数增加，有小片状的血及黏液，可在大约 20% 的感染患者中出现。偶尔沙门菌结肠炎可以并发中毒性结肠扩张，此时结肠横径可能超过 10cm。在这种情况下，沙门菌感染必须要与急性炎症性结直肠炎鉴别，沙门菌结肠炎扩张几乎都能自然缓解。在某些地方性伤寒病中，更常见且严重的并发症是伤寒肠穿孔。穿孔几乎总是累及距回盲瓣 15 ~ 20cm 的末端回肠，表现为腹膜炎和游离穿孔。穿孔如果局限化，伴有脓肿的炎症包块形成常提示其他疾病，通常是结核或阑尾脓肿。穿孔病例的死亡率取决于穿孔至剖腹手术的时间，延迟超过 24 小时死亡率高达 30%。

（4）神经系统症状：在发病第 1 周末，患者常有表情淡漠、反应迟钝等表现，可出现疲劳和中毒症状，多伴耳鸣和听力下降，大部分患者伴随持续发热，上述症状逐渐恶化。在发热的第 2 周，患者神经系统症状加重，对周围环境不感兴趣、精神错乱、不安和失眠，严重者可有谵妄、昏迷或出现脑膜刺激征。

（5）玫瑰疹：病程的第 1 周后，患者肩、胸、腹部及背部分批出现淡红色、稍隆起于皮肤的玫瑰疹，直径 2 ~ 4cm，压之褪色，数目一般在 10 个以下，多在 2 ~ 3 天消退。因皮疹色较淡、数目少、出现时间短，常易被忽视。

（6）肝脾大：有 40% ~ 70% 的患者从病程第 2 周开始出现肝脾大，质软且有轻度压痛，可出现肝功能异常。出现黄疸、肝功能有明显改变者应想到有中毒型肝炎的可能。

4. 缓解期

相当于病程的第 4 周。从第 3 周末开始体温逐渐下降至第 4 周后达到正常。病情开始好转，呈弛张热型体温。伴随体温逐渐下降，各种症状逐渐减轻，食欲好转。

5. 恢复期

约在病程的第 5 周进入恢复期，临床症状先于病理恢复。患者体温恢复正常，症状逐渐减轻或消失，食欲明显增加，出现饥饿感，可有多汗现象。

（四）诊断

如果结肠黏膜受累，乙状结肠镜可能会看到黏膜水肿、充血抑或黏膜坏死脱落和触之出血。组织学变化通常是非特异性的，隐窝结构仍保留，没有黏液损耗，多形核白细胞浸润局限在黏膜下层。如潜在炎症性肠病患者发生沙门菌食物中毒，乙状结肠镜和活检表现更加非特异。根据典型病史和相对正常的乙状结肠镜检查表现以及实验室检查从大便中分离到伤寒杆菌，应考虑本病的诊断。

90% 的患者中第 1 周血培养呈阳性。在玫瑰斑点皮肤活检组织培养也可能发现本细菌。大便培养在第 1 周常为阳性，第 3 周时在 30% 患者中尿培养呈阳性。

肥达反应检测抗细菌体抗原（O）和鞭毛抗原（H）凝集素滴度，这些凝集素在第 2 周时开始出现。

（五）治疗

沙门菌肠炎治疗要点是卧床休息，及时纠正水和电解质及酸碱平衡，及时补充含钠、钾、钙等离于的液体，通过血气检测及时调整体内酸碱平衡紊乱，纠正代谢性酸中毒，改善机体供氧状况。积极进行病原菌治疗，目前环丙沙星已完全取代了氯霉素。患者对药物的临床反应好，一般情况改善很快。除非有穿孔证据，出血的病例一般用非手术疗法，使用镇静药并输液输血。

回肠伤寒穿孔的处理需要急诊行开腹手术，如果穿孔时间不超过 24 小时，可以简单缝合，如果有粪性腹膜炎，应考虑封闭穿孔，近端做回肠造瘘术。

第二节 结直肠肛管结核

在世界卫生组织发布的 2011 年全球结核病控制报告中显示，2010 年全球新发结核病患者 880 万例。自 2006 年以来，结核病病例绝对数下降（而不是像上一份全球报告所称的那样在缓慢上升），中国结核病患病人数和死亡人数大幅减少。1990 年至 2010 年间患病率减半，死亡率下降了近 80%，结核病发病率年均降幅为 3.4%。

根据大体形态学表现，肠结核可分为溃疡型、增殖型和混合型。绝大多数病例继发于肠外结核病，主要是肺结核。无肠外结核病灶者称原发性肠结核，占肠结核的 10% 以下。

一、继发性肠结核

国内的资料显示，肠结核同时伴有肺结核或结核性腹膜炎者约占 50%，合并中度以上活动性肺结核及空洞性肺结核者约占 25%，国外统计肠结核合并肺结核者占 28% ~ 90%。肺结核患者尸解材料中，发现有肠结核者占 51.1% ~ 70.4%。过去曾一度认为继发性肠结核为溃疡型，而原发性肠结核为增生型，这一概念近年已趋否定。两型所以不同，可能与免疫状态有关。

（一）发病机制

人的肠结核是进食带有结核杆菌的物质感染肠道引起的，含有结核杆菌的痰是引起肠结核的主要原因，累及肠道的结核病病原体可能是结核分枝杆菌（mycobacterium）或者牛分枝杆菌。血行播散也被认为是肠结核的感染途径。皮下注射结核杆菌后，结核杆菌可随血循环进入肝脏，然后随胆汁进入肠道，在肠道中侵入肠黏膜。女性生殖器官结核可以直接播散，引起肠结核。有人认为，一般结核性腹膜炎不是肠结核的来源，而肠结核穿孔却可以引起结核性腹膜炎。

目前认为，人型结核杆菌是肠结核的主要病原菌。结核杆菌被吞入胃以后，在胃中不被消化，到达小肠以后，可依次在空肠、回肠、盲肠、阑尾、结肠、直肠发生病变。回盲部发病率最高，达 82.5%。回盲部结核发生率高的原因可能与以下因素有关：①生理情况下肠内容在经过回盲瓣前停留的时间较长，结肠近端有逆蠕动，使回盲部的肠内容停留的时间更久，肠内容中的结核杆菌与该处的肠黏膜接触的机会增加。②回盲部的淋巴组织比较集中，结核杆菌对淋巴组织有亲和性。

当结核杆菌到达肠道中内容物停留较久的部位时，居于黏膜腺体的深部，引起炎症反应，然后被巨噬细胞从表层带到黏膜下层，在集合淋巴结中形成特异性病变。继而发生动脉内膜炎，血循环不佳，被覆黏膜肿胀，最后脱落而形成溃疡。溃疡边缘呈凿入状，底部由黏膜下层、肌层或浆膜组织构成。由于溃疡形成过程缓慢，常引起粘连，发生穿孔则形成局部脓肿，很少发生弥散性腹膜炎。愈合过程中，大的溃疡由于瘢痕收缩，可引起肠腔狭窄和梗阻。病变也可通过淋巴管向深部进展，到达浆膜时则在浆膜面形成结节，也可以通过淋巴管进入肠系膜淋巴结，引起增生、干酪化、钙化和淋巴梗阻，导致肠系膜增厚形成结核性肿块。

（二）组织病理学

早期病变见于肠壁的集合淋巴结和孤立的淋巴滤泡，呈灰色半透明的小结节，直径约 1mm。病变进一步发展，结节中心坏死、干酪化并相互融合，表面黏膜坏死、脱落形成溃疡。溃疡大小不等，多发性，并沿肠壁淋巴管走行呈环行扩展。浆膜面可见结核结节，肠系膜淋巴结受累肿大。

镜检典型的结核性肉芽肿结构中心为干酪样坏死，其外有上皮样细胞向心性生长及朗罕巨细胞形成，再外为单核细胞及淋巴细胞浸润。动脉管壁增厚，内腔狭窄甚至闭塞。肠壁的病灶往往缺乏典型的干酪样坏死。肠系膜淋巴结可有同样结核性病变，并可发生钙化。少见情况下可有肠系膜钙化，但病灶常很小，容易被忽略。

肠结核与克罗恩病的病变在组织学方面极相似，区别在于：①黏膜肌层出现裂隙和破裂在肠结核仅属偶见，而在克罗恩病则常见，并常延至浆膜层。②干酪样坏死只见于肠结核，如肠壁中找不到典型的干酪样坏死（只有 5% ~ 10% 较典型），应在肠系膜淋巴结中注意寻找，而克罗恩病则无干酪样坏死。③结核杆菌只存在于肠结核中。

（三）临床表现

肠结核没有特异的症状和体征。起病多缓慢，早期可无症状，有些肠结核是因为其他原因开腹手术时意外地被发现。典型者可出现以下症状。

1. 腹痛

有腹痛症状者占 95% 以上，疼痛部位大多在右下腹部，也可在脐周、上腹或全腹部，因病变所在的部位不同而异。肠结核常因进食而诱发疼痛，并多伴有腹泻。呕吐和排便可使疼痛缓解，因进食而诱发疼痛而畏惧进食。疼痛的性质可有钝痛和痉挛痛，如出现肠梗阻、穿孔或阑尾受侵，则疼痛较剧烈。

2. 腹泻

腹泻常与腹痛相伴随。大便每日数次至数十次，半成形或水样，常有黏液。重症患者有广泛溃疡者可有脓血便，量多，有恶臭味。常在清晨排便，故有“鸡鸣泻”之称。无腹泻而只有便秘者约占 25%。腹泻与便秘交替，常被认为是肠结核的典型症状。腹泻数日继而便秘，如此循环交替。但据统计，这种情况只占 8.35% ~ 30.2%。

3. 体重下降

肠结核常有食欲缺乏，畏惧进食，食量因而减少。肠管炎症引起的淋巴梗阻、瘀张，使肠局部蠕动异常，发生肠内容淤滞及肠道菌群失调等。这些因素干扰食物的消化与吸收，甚至发生脂肪泻，体重往往明显下降，并有贫血等一系列营养障碍的表现。

4. 结核病的毒性症状有发热、盗汗、虚弱等

体温多在 38℃左右，呈不规则形低热，病变严重或合并感染时可发生高热。

5. 腹部体征

依病变发生的部位、范围和程度而有不同的体征，轻者无体征。常见者为右下腹可触及肿块，并有压痛。有肠梗阻、肠穿孔、局限性腹膜炎时，可出现有关体征，如肠鸣亢进、肠型、局限性压痛和反跳

痛以至全腹部压痛和反跳痛等。

（四）辅助检查

（1）实验室常规化验可有末梢血红细胞减少，血红蛋白下降，白细胞在无并发症时正常，90% 的病例血沉增快。伴有肺结核的患者痰结核杆菌可监测为阳性。

（2）结核菌素皮肤试验如为强阳性，说明有结核菌感染，可做诊断时参考。一般成年人皆受过结核菌感染，所以一般阳性对诊断帮助不大。

（3）放射学检查有助于本病的诊断。继发于狭窄或者团块的肠梗阻患者的腹部 X 线片可见在右侧回肠窝或者变形的盲肠管，以及在结肠以上出现阴影缺失。穿孔加气腹非常少见。钡灌肠检查可发现逆行性梗阻、狭窄或者“圆锥形的盲肠”。末端回肠可以是正常的、扩张的、溃疡的或者狭窄的。CT 检查可以通过检测到亚临床的腹水、淋巴结病变、脓肿溃疡和肠壁的增厚，可以了解疾病的变化。

（4）纤维结肠镜检亦可看到溃疡或增生性病变。活检如发现结核性病变，则可确诊。

（5）腹腔镜检查是诊断结核性腹膜炎的有用方法。Bhargava 等报道，腹腔镜检查发现 38 例腹膜结核，根据腹腔镜检查的结果进行分类：粟粒状增厚的腹膜，淡黄白色的结节，伴有或不伴有粘连；只有腹膜增厚，伴有或不伴有粘连；纤维粘连型，肉眼诊断的准确率 95%。作者认为，目标活组织检查是早期诊断腹膜结核的一种有效方法，仅仅根据腹腔镜所见就可以对患者进行药物处理。

（五）诊断与鉴别诊断

临床表现符合肠结核，X 线钡剂检查有典型的肠结核征象，同时有肺结核者可以确诊。如无肺结核，则诊断比较困难，需做肠镜检查，必要时行开腹探查。如有以下证据之一即可确诊：①病变组织的动物接种或结核菌培养，有结核菌生长。②病理组织学检查发现结核杆菌。③病变组织中有干酪样坏死。④手术中见有典型的结核病变，且肠系膜淋巴结中发现结核杆菌、干酪样坏死或钙化。⑤无干酪样坏死的肉芽肿，但身体其他部位有结核灶，抗结核药物治疗有效。直肠乙状结肠病变需与直肠乙状结肠克罗恩病、酵母菌病、球孢子菌病、放线菌病、阿米巴瘤、腹股沟淋巴肉芽肿、憩室、肿瘤、非闭塞性血管功能不全、子宫内膜异位等相鉴别。

（六）治疗

约一半的患有结肠或者回盲肠结核的患者，可以仅接受足量传统的抗结核药物治疗，包括异烟肼联合乙胺丁醇或利福平。吡嗪酰胺因其不良反应较小，可替代乙胺丁醇。在治疗期间，所有药物都可能对肝功能造成损伤，需监测患者肝肾功能。抗结核药用药时间长，用药期间应注意药物的不良反应及肠结核并发症的出现。有人提出用药期间发生外科并发症的机会增多，值得注意。

伴有肠与肠之间或肠与皮肤之间瘘管的患者可出现严重的营养不良，必要时需用静脉营养，以维持身体的需要，直至结核被控制，进食能维持身体需要时为止。

手术适应于并发症的治疗，包括以下情况：①结核溃疡发生穿孔。②局限性穿孔伴有脓肿形成或瘘管形成。③瘢痕引起肠狭窄或肠系膜缩短，造成肠扭转。④局部的增殖型结核引起肠梗阻。手术前和手术后均需进行抗结核药物治疗。

二．原发性肠结核

原发性肠结核少见。溃疡型病变和继发性肠结核相同，增生型病变可发生于胃肠道的任何部位，但以回盲部最多见。回盲部病变表现为盲肠增厚，肠腔狭窄，末端回肠壁明显增厚。由于回盲部多存在梗阻，回肠末段肠腔常有扩张，黏膜增厚。

显微镜下见明显的纤维增生，可见肉芽肿病变，肉芽肿特点与继发性肠结核相同，中心有干酪样坏死，如肠壁中的病变缺乏干酪样坏死，在局部淋巴结中则常常能找到，可与其他性质的肉芽肿相鉴别。如发现有结核杆菌，是肠结核的最可靠的证据，在组织学上，须与克罗恩病鉴别。此外，增生型肠结核还应与肿瘤样的各种病变进行鉴别，包括结节病、阿米巴瘤、放线菌病、淋巴瘤、肿瘤、阑尾周围脓肿等。

临床表现与继发性肠结核的表现基本相同，尤其是溃疡型，增生型者常发生肠梗阻和疼痛。腹泻较少见，约占 35%。大部分病例在回盲部可触及肿块，肿块固定、坚硬，与恶性肿瘤不易区别，常有压痛。

治疗与继发性肠结核相同。回盲部发生肠梗阻，常成为首次就诊的原因，多在手术中诊断，因而治疗常首选手术切除。术后使用抗结核药物治疗。

三、直肠肛门结核

直肠肛门部位结核容易引起瘘管，在近代抗结核药发现之前，绝大部分的瘘管是结核性的。自近代抗结核药广泛应用后，结核性瘘管已大为减少。直肠肛门部位结核的诊断较困难，需依靠活检和组织学或结核菌培养才能诊断，有时只在局部淋巴结中才能找到典型的结核病变。

肠镜对结核的诊断帮助不大，黏膜的形态和黏膜活检缺乏特异性表现，从而难以排除其他病变。但如活检病理有结核病变，则可确诊。确诊后应使用抗结核药物治疗，或在用抗结核治疗一段时间后，如有必要，再行手术治疗。

第三节　暴发性结肠炎

暴发性结肠炎（Fulminant colitis）也称为中毒性结肠炎（Toxic colitis），目前尚缺乏统一的定义。暴发性结肠炎是指急性结肠炎中最为严重的类型，患者发病急骤，病情凶险，表现为发热、大量黏液脓血便，病情在短时间内迅速恶化，部分患者可能死于感染、休克、肠出血和肠穿孔等并发症。急性暴发性结肠炎及其并发症可能是由于溃疡性结肠炎、克罗恩病或感染性结肠炎引起，并且急性暴发性结肠炎在溃疡性结肠炎中更常见。用血清学、剖腹探查和切除的结肠样本来区分溃疡性结肠炎、克罗恩病和暴发性结肠炎几乎是不可能的。

目前，多参照 Truelove 和 Witts 在 1955 年提出的暴发性结肠炎标准：每天 6 次以上的脓血便、体温高于 37.5℃、心率大于 90 次 / 分、血红蛋白低于 105g/L 和血沉大于 30mm/h。1970 年，Jalan 等提出的其他定义采用了多变量分析方法，同时也提出症状的评分和实验室指标，但是没有得到广泛应用。其他用于监测暴发性结肠炎的指标有低蛋白血症和碱中毒等。

一、临床表现

暴发性结肠炎发生时通常没有既往肠道病变史。暴发性结肠炎的特征是突然发生的血性腹泻、里急后重、尿急、腹部绞痛和明显的食欲减退。患者迅速出现无力、脱水和休克，并常合并有低钠血症、低钾血症和低蛋白血症。通常会出现发热、心动过速、腹部压痛或结肠炎的肠外征象，如特异性虹膜炎、脓皮病、结节性红斑和关节炎。腹痛提示即将发生穿孔，而腹胀则提示结肠可能开始膨胀。结肠破裂穿孔和中毒性结肠扩张（Toxic megacolon）是暴发性结肠炎的严重并发症。

二、诊断

根据病史和临床表现，不明原因第一次出现血性腹泻的患者在证实为其他疾病以前都必须考虑有暴发性结肠炎的可能。必须进行紧急的大便培养以排除感染性结肠炎（尤其是沙门菌、弯曲杆菌、志贺杆菌、致病性大肠埃希菌和艰难梭状芽孢杆菌）。对于有免疫抑制病史的患者还应检查排除由巨细胞病毒、疱疹病毒、衣原体和隐孢子虫引起的结肠炎和严重腹泻。如果患者曾到过疫区还应检查排除阿米巴虫性结肠炎。立即进行乙状结肠镜检查可以建立诊断，空气灌肠前后进行腹 X 线片通常可以提示即将发生的毒素扩散以及结肠病变的范围。假如乙状结肠镜检符合暴发性结肠炎表现就应该立即开始积极治疗，而不必等到粪便培养和活组织检查得出结果才进行治疗。钡灌肠和结肠镜不应该作为确诊急性暴发性结肠炎的方法。如果需要应该对 7 ~ 10 天强化药物治疗后有部分反应的患者行软性乙状结肠镜检。有研究报道认为，肠镜检查对急性暴发性结肠炎患者是安全的，可以建立诊断并评估溃疡穿透深度，为结肠切除术提供重要的信息。也有研究提示，快速的乙状结肠镜检仅能提供诊断，而单纯的腹部放射学检查能预测溃疡深度，认为结肠镜不是必需的而且还有潜在的危险。

三、治疗

（一）必须强制性住院以明确诊断、监测病情发展

在内外科共同治疗下监测综合治疗的反应。最初的处理是按标准进程建立基础的临床实验和放射学的参数，给予患者静脉补液、禁食，或仅给予少量饮水，必要时给予输血。一旦乙状结肠镜检诊断明确就给予类固醇激素经静脉内及直肠内给药。过去常推荐使用全肠外营养，但是缺乏其有效性的证据，只有患者有所好转才可以进食，也没有证据证实，抗生素可以影响暴发性结肠炎的自然进程。

（二）类固醇激素

Meyer 等提出，对于还没有接受口服类固醇药物治疗的患者给予 ACTH 优于氢化可的松。虽然临床常优先使用静脉输注类固醇激素，但是几乎没有证据可以证明静脉给药的缓解率比口服给药好。如果出现呕吐或口服后效果欠佳，可给予静脉给药。

静脉使用类固醇激素治疗的时间主要取决于临床治疗的反应，对此，各种主张之间有很大的差异。因为存在穿孔、感染和营养状况日益下降的风险，对不能避免手术的患者延长类固醇激素的给药时间并不可取。建议行为期 5 天的类固醇激素疗法，没有疗效的患者行结肠切除术。如果出现并发症，如毒性扩张或即将发生的穿孔等就必须尽快手术干预。因为结肠穿孔的征象常被掩盖，故超过 5 天类固醇激素治疗的患者仍然有血性腹泻提示没有临床疗效且可能有穿孔的危险。也有提出给予 7 ～ 10 天的类固醇激素治疗或者联合环孢素治疗，疗效不理想时，可考虑手术治疗。

没有证据表明，单用 5- 氨基水杨酸或局部灌肠治疗急性暴发性结肠炎有任何作用。

给予高剂量类固醇激素、补液、卧床和肠道闲置等治疗，对于排便次数 <8 次 /24 小时、体温消退、脉率 <80 次 / 分、停止便血的 70% 的患者可以获得较好的疗效。在这种情况下，应该将类固醇激素治疗从静脉给药途径改为口服给药并逐渐开始经口进食。超过一半的急性结肠炎患者可进入完全缓解，1 年之内很少有复发及需行结肠切除术。约 40% 的患者大便带血可有可无，可有食欲减退和低蛋白血症。有些患者也可以给予环孢素治疗，但有 40% 的患者在 12 个月内需要行结肠切除术。

（三）环孢素

对于强化药物治疗反应缓慢但又没有必要立即行手术的患者，可以给予 4mg/kg 的环孢素经静脉持续输注。环孢素是一种从土壤真菌中提取的、由 11 个氨基酸组成的蛋白质，是一种免疫抑制剂。环孢素作用于细胞免疫，在降低细胞毒性 T 细胞活性的同时增加抑制性 T 细胞活性。它还可以通过抑制白细胞介素 -2（IL-2）基因转录从而选择性抑制淋巴细胞及其活性，造成辅助性 T 细胞功能丧失，同时也干扰 B 细胞功能。环孢素可以通过静脉、口服及灌肠给药，但是对重症溃疡性结肠炎患者首选静脉给药。静脉给药时结肠组织内药物浓度比口服给药大 10 倍。此外，在结肠活组织检查可见黏膜内 IL-2 及可溶性 IL-2 受体增加。

重症溃疡性结肠炎及对类固醇激素治疗抵抗的患者静脉内给予环孢素可获益。牛津大学报道了 29 名重症难治性结肠炎患者经 5 年多的环孢素治疗后，59% 的患者得到初期缓解而避免了结肠切除，但是到 8 个月时有 44% 的患者复发，25% 的患者被迫行结肠切除术。由于环孢素可能会有严重的不良反应，所以治疗时需要密切监测。最常见的是恶心、呕吐，感觉异常和惊厥在低胆固醇血症和低镁血症患者中较常见。其他不良反应包括血压升高、中毒性肾损害，增加了感染和术后血栓栓塞的发生率。因此应该常规监测环孢素水平。如果患者对每天 4mg/kg 的环孢素静脉给药有反应，可以改为每天 5mg/kg 的口服治疗。如果症状持续，大多数临床医生在 3 ～ 4 个月的环孢素治疗后停用或改为硫唑嘌呤或 6- 巯嘌呤治疗。一般不建议环孢素长期给药治疗。

四、中毒性巨结肠的外科治疗

一旦诊断为中毒性巨结肠，积极的内科治疗和紧急外科会诊几乎应同时进行。适当及时的内科治疗为术前做好准备。内科治疗应包括：禁食、水，置入胃管和膀胱留置导尿，建立静脉输液通道。停用所有麻醉剂类、阿片类以及抗胆碱酯类药物。暂停以前使用的抗生素并启用广谱抗生素。立即静脉内使用

一定量的皮质醇激素，并开始进行抗应激性溃疡和深静脉血栓的治疗。每日检查血电解质和排腹部 X 线片以了解病情的进展。

经过 48 ~ 72 小时积极治疗后，若患者症状无明显改善，或患者出现持续发热、全身中毒症状、大量便血和需持续输血，以及有肠穿孔体征等应立即进行手术治疗。当发展至中毒性巨结肠扩张（TMC）阶段时患者全身情况往往极差，通常又正在接受大剂量激素或免疫抑制剂治疗，患者对手术的耐受性极低，手术风险极高。因此，选择手术方式正确与否决定着患者的安危。

（一）回肠及结肠造口术

之前最常用的术式就是单纯回肠造口术。然而，尽管回肠造口使肠液转流，减轻了结肠的负荷和刺激，但仍不能避免极度扩张的结肠发生穿孔，也不能减轻患者全身中毒症状，单纯回肠造口的手术死亡率高达 63%。有鉴于此，又有学者采用结肠和回肠双造口来取代单纯回肠造口。但是极度扩张的结肠和极其脆弱的肠壁致术中极易撕破结肠。为此，该学者采用所谓的“气孔式”结肠造口术，以避免医源性肠破裂。具体操作如下：取上腹正中小切口，入腹后分开大网膜，显露扩张的横结肠，将横结肠的浆膜缝于后腹壁筋膜，形成与腹腔隔离的空间，然后在肠壁上穿刺进行抽吸减压，之后再纵向切开肠壁并将肠壁缝于腹壁四周皮肤。按常规操作进行回肠造口。这种通过回肠和结肠双造口以达到结肠减压的方法，虽不能从根本上治愈中毒性巨结肠，但对有些极度衰弱或有严重手术禁忌证，以及怀孕的女性患者不失为一临时急救措施，并为将来的根治性手术创造了机会。但该术式不适于已有大量出血、结肠穿孔和腹腔脓肿的中毒性巨结肠患者。

（二）全结肠或次结肠切除 + 回肠造口术

结肠全切除或次全切除术治疗中毒性巨结肠最早是由 Crile 等倡导，该手术最大优点是由于切除了绝大部分患病结肠，从根本上避免了肠穿孔、腹膜炎和败血症等对患者的致命威胁。且由于剩下不多的直肠病灶较易通过内科治疗而得到控制，患者的全身状况在半年内可得到较快康复，为以后直肠切除和肠道重建创造了有利条件。自应用该术式后，中毒性巨结肠的手术死亡率由单纯肠造口术时的 64.0% 降低至 14.3%，该手术可通过常规开腹或经腹腔镜完成。远端结肠或直肠有两种处理方式：一是在直肠乙状结肠交界处离断，但这种方式在将来肠道重建时会给直肠的解剖和游离造成困难，而且会因直肠关闭端愈合不良等增加盆腔感染的风险。二是在乙状结肠中下段离断，并将远断端结肠缝合固定在切口下端的腹壁筋膜上，一旦断端愈合不良或形成肠漏，感染可通过腹壁切口得以引流而避免形成盆腔脓肿。当远端结肠组织脆到无法关闭时，可将其掩出切口外置，1 周后切除多余肠段和行造口术。

（三）重建性结肠直肠切除加回肠贮袋 - 肛管吻合术加回肠袢式造口术（RP-IPAA）

该术式可恢复肠道的连续性，避免永久性人工肛门，明显提高术后生活质量，深受患者和医生的青睐。但是，对病情十分危重的中毒性巨结肠患者而言，假如直接选用这种手术创伤大、操作复杂烦琐及耗时较长的术式，其结果可能会带来巨大的手术风险和很高的术后并发症。为了降低手术风险和提高手术成功率，中毒性巨结肠通常需先经历前期的全结肠或次全结肠切除术十回肠造口术，然后再接受此手术。然而，随着手术技术和围术期处理经验的提高，近年也有不少学者直接采用 RP-IPAA 治疗中毒性巨结肠，并取得了较好疗效。

第九章

结肠梗阻手术

第一节　梗阻性结肠癌手术

梗阻性结肠癌较常见，结肠癌是结肠梗阻的原因，梗阻是结肠癌的晚期症状，多表现为慢性梗阻，仅 10% 的结肠癌患者表现为急性梗阻。特别是左半结肠肠管较细，水分经过吸收粪便较干，且此部位的癌肿常趋于浸润性，易引起肠腔狭窄和肠梗阻。急性大肠癌梗阻常表现为闭袢性梗阻，肠管高度膨胀，肠壁严重充血水肿，血液循环障碍，易发生肠坏死、肠穿孔，肠道细菌大量生长繁殖，而且肠黏膜屏障功能损害，肠道细菌侵入血液循环，可引起严重的肠源性感染。再则，急性大肠癌梗阻以老年患者居多，患者伴发疾病多，各脏器功能低下，免疫功能减低，常伴低蛋白血症及严重的水、电解质紊乱，从而加重病情及增加手术危险性。因此，对梗阻性大肠癌应高度重视，积极做好术前准备，及时采用合理的手术方法，提高梗阻性大肠癌的治疗效果。

一、右半结肠一期切除吻合术

梗阻性右半结肠癌施行右半结肠切除较安全，发生吻合口瘘的机会少。因此，近年来治疗意见已基本取得一致，即在充分肠减压的基础上行右半结肠一期切除吻合术。对肿瘤不能切除的病例，一般主张行回肠与梗阻病变远端的结肠吻合，以解除梗阻。

（一）适应证

（1）盲肠、升结肠及横结肠右侧梗阻性癌。

（2）无肠穿孔及弥漫性腹膜炎者。

（3）患者全身情况较好，无严重贫血、低蛋白血症。

（4）无心肺等重要脏器的严重伴发疾病。

（5）无腹腔广泛浸润转移者。

（二）禁忌证

（1）全身情况差、严重营养障碍及贫血者。

（2）伴有严重心肺肝肾等疾病不能耐受此手术者。

（3）伴有肠坏死或肠穿孔及腹膜炎或有腹腔广泛浸润转移者。

（三）术前准备

梗阻性结肠癌患者由于恶心呕吐，不能进食，伴有脱水电解质紊乱，病情多较危重，甚至可出现休克症状，故抓紧时间做好术前准备十分重要。尽可能在 2 ～ 3h 内完成各项准备，以免延误手术时机，发生肠坏死、肠穿孔等严重并发症。

（1）放置胃肠减压管持续减压，避免麻醉中因呕吐发生误吸。

（2）检查血清钾、钠、氯、二氧化碳结合力、非蛋白氮、肌酐、血细胞比容等指标，交叉配血，备血 600 ～ 2 000mL。

（3）纠正脱水、电解质及酸碱平衡紊乱。

（4）对严重贫血及低蛋白血症的患者，可适量输全血、血浆或白蛋白。

（5）应用抗厌氧及需氧菌的广谱抗生素。

（6）了解心肺肝肾等重要脏器功能。

（7）对重症患者，经积极抗休克治疗仍无明显好转者，多伴有肠绞窄或肠坏死，应在抗休克的同时立即进行手术。

（8）留置导尿管。

（四）麻醉

硬膜外阻滞麻醉或全身麻醉。

（五）体位

仰卧位。

（六）手术步骤

1. 切口　以脐为中心经右腹直肌切口、切开腹膜后，应用切口保护器以注意保护切口免受污染及防止癌细胞种植在切口上。

2. 探查　确定病变肠管范围及梗阻肠管情况，探查有无肠系膜淋巴结、肝脏或盆腔转移，确定能否行根治性手术切除。虽有淋巴结转移，但能切除者应争取将肿瘤切除，清扫肿大淋巴结。如肿瘤侵犯肝脏、小肠、输尿管等脏器，应将转移病变一并切除。确定切除范围后，提起横结肠及末端回肠，在上、下端各距肿瘤约 10cm，用粗丝线结扎右半结肠及回肠末端肠系膜上的边缘血管。结扎回肠末端，以防止脱落的肿瘤细胞在肠腔内扩散或沿肠系膜的边缘静脉播散至远处（图 9–1）。

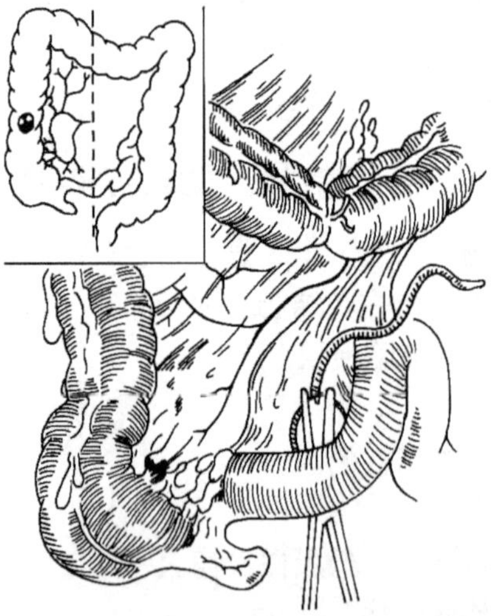

图 9–1　结扎右半结肠及回结肠系膜上边缘血管

3. 处理引流血管、淋巴结　自结肠中段处切开胃结肠韧带，切断走向胃大弯的胃网膜右血管诸分支。清除幽门下方的淋巴结，然后游离结肠肝曲，结扎肠系膜血管，从横结肠系膜开始，结扎、切断结肠中动、静脉右支（图 9–2）。再往下分离、结扎、切断右结肠动静脉及回结肠动静脉（图 9–3）。并将位于肠系膜上静脉右侧及其前方的肿大淋巴结一起切除，最后将肠系膜充分游离。若肿瘤位于肝曲附近，常需将大部分横结肠切除，并切断、结扎结肠小动脉的左支。

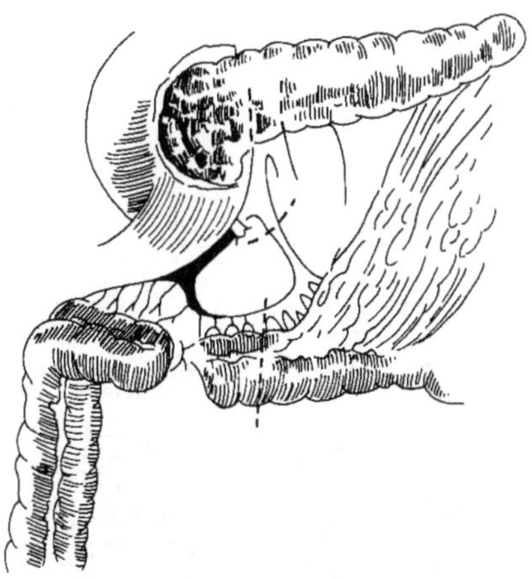

图 9-2 切断、结扎结肠中动静脉右支

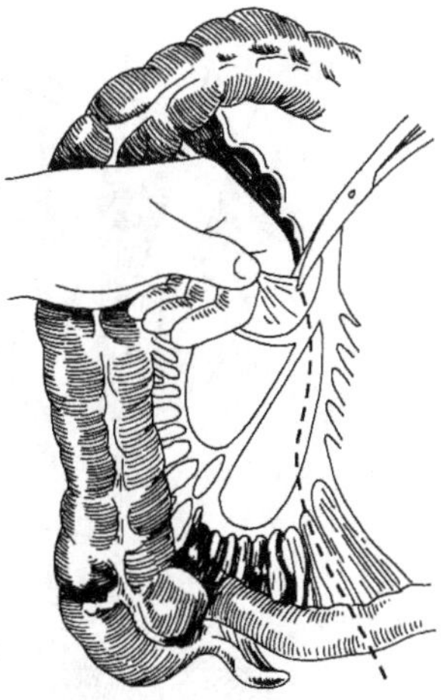

图 9-3 分离、切断、结扎右结肠动静脉及回结肠动静脉

4. 游离右侧结肠 将盲肠及升结肠牵向左侧，沿结肠外侧自髂窝至结肠肝曲、剪开升结肠侧腹膜（图 9-4）。钝、锐性交替分离，将盲肠及升结肠从后腹壁游离，注意勿损伤十二指肠、输尿管、精索（卵巢）内血管等。有时肿瘤与输尿管或十二指肠粘连，应小心地用刀或剪刀分离，避免损伤（图 9-5）。

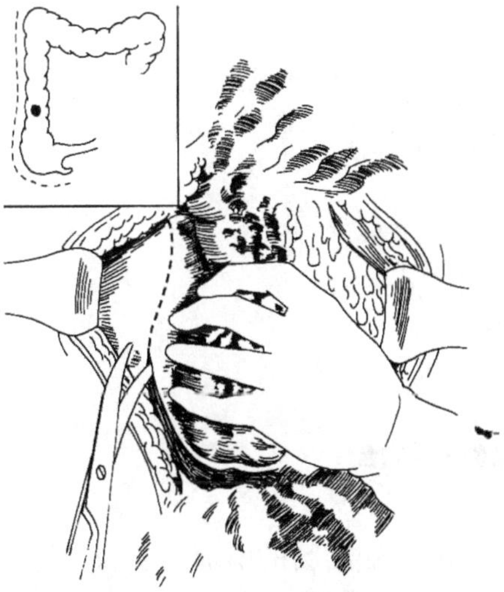

图 9-4 剪开升结肠侧腹膜

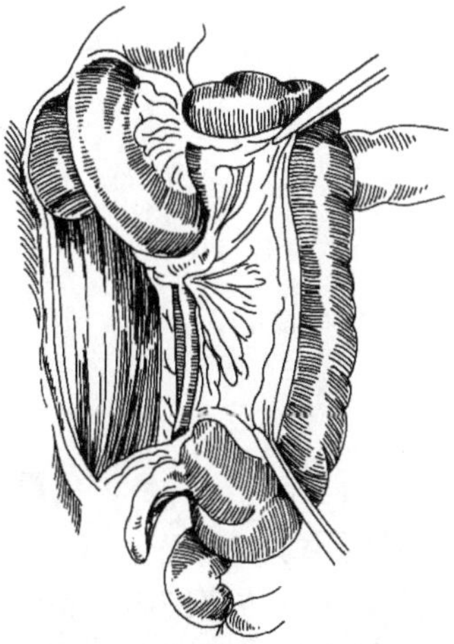

图 9-5 仔细分离肿瘤与十二指肠等组织的粘连

5. 肠减压 将右侧结肠提出切口外，以盐水纱布填塞腹膜后创面。在肿瘤近侧切开梗阻的结肠、剪开回肠末端结扎线，由近向远挤压空肠、回肠，排空肠内容物。

6. 结肠切除吻合 在预定切线上各夹一把有齿血管钳，距血管钳约 5cm 处的健侧肠管上各夹一把肠钳，切除回肠末端、盲肠、升结肠及右半横结肠。一般采用回肠与横结肠对端吻合，也可行端 - 侧吻合或侧 - 侧吻合（图 9-6 ~ 图 9-8）。缝闭横结肠系膜与回肠系膜之间的裂隙。检查无出血后，蒸馏水冲洗术野。分层缝合腹壁切口，腹腔置负压球引流，从右下腹切口引出。

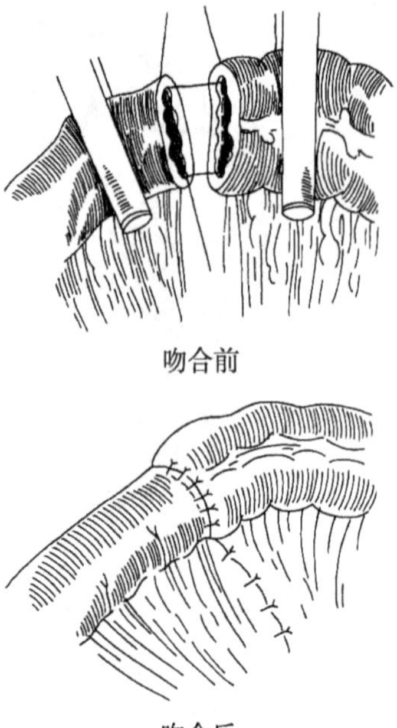

图 9-6　回肠与横结肠端 - 端吻合

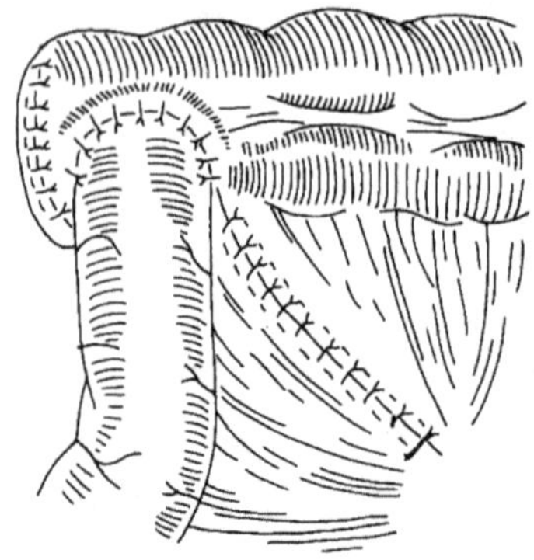

图 9-7　回肠与横结肠端 - 侧吻合

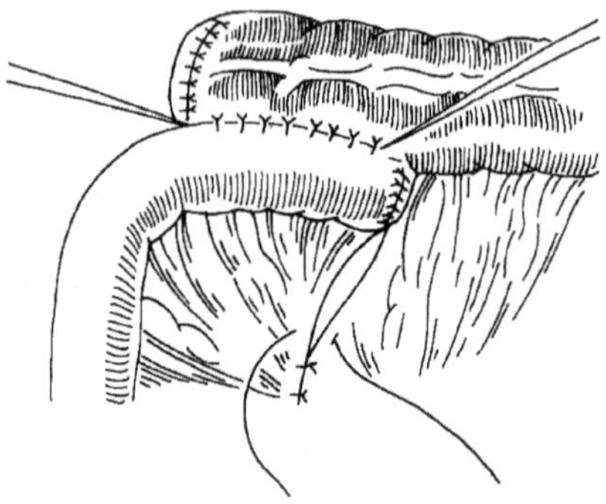

图 9-8　回肠与横结肠侧 - 侧吻合

（七）术中注意事项

（1）术中应着重预防癌细胞的扩散。所以，首先应切断病变结肠的引流血管及淋巴，广泛切除肠系膜，最后才游离盲肠及升结肠。

（2）梗阻的右侧结肠高度膨胀，肠壁水肿变薄。因此，游离右侧结肠时操作应轻柔，以防造成肠破裂，污染腹腔。行肠减压过程中，注意保护切口及手术野，防止粪便溢出造成切口及腹腔污染。

（3）游离右侧结肠时注意辨清输尿管走向，防止损伤输尿管。

（4）游离结肠肝曲时注意保护后方的十二指肠，以防造成损伤。

（八）术后处理

（1）术后持续胃肠减压至肠蠕动恢复。

（2）禁食 3 ~ 4d，静脉输液维持营养及水。

（3）全身应用抗生素 3 ~ 5d。

（4）引流管 48 ~ 72h 拔除。

二、结肠次全切除术

近年来许多学者主张对位置较高的梗阻性左半结肠癌采用结肠次全切除术（扩大右半结肠切除术），其理由：①回肠结肠吻合，远端结肠清洁，小肠血液循环好、不扩张，吻合较安全；②可同时切除同时性多原发癌；③一次性手术避免了分期手术的诸多缺点。

（一）适应证

（1）横结肠左侧、脾曲、降结肠梗阻性癌。

（2）同时性结肠多原发癌。

（二）禁忌证

（1）全身情况差、严重营养障碍及贫血者。

（2）伴有严重心肺肝肾等疾病不能耐受此手术者。

（3）伴有肠坏死或肠穿孔及腹膜炎或有腹腔广泛浸润转移者。

（三）术前准备

同右半结肠一期切除吻合术。

（四）麻醉

硬膜外阻滞麻醉或全身麻醉。

（五）体位

仰卧位。

（六）手术步骤

1. 切口　左侧旁正中或正中切口。

2. 游离结肠　沿结肠外侧自髂窝至结肠肝曲，切开后腹膜，切除部分胃结肠韧带，剪开左结肠外侧后腹膜。锐性将左、右半结肠充分游离。在根部结扎、切断回结肠动、静脉，结肠中动、静脉，左结肠动、静脉，切除相应肠系膜，并按要求清扫系膜淋巴脂肪组织，结肠切除范围（图 9–9）。

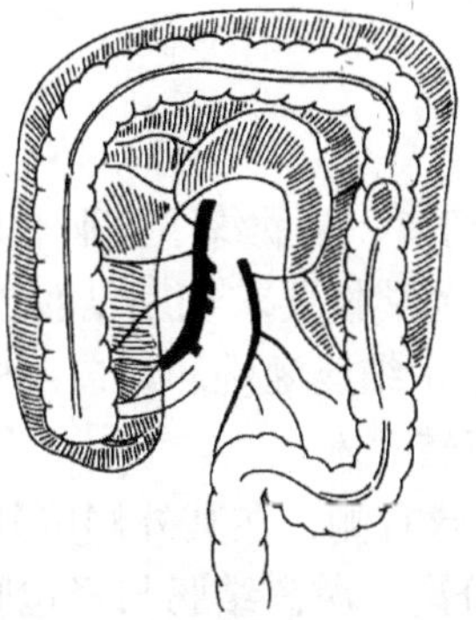

图 9–9　结肠次全切除范围

3. 肠减压　将结肠提出切口外，接于消毒盆内，以盐水纱布填塞腹膜后创面。在肿瘤近侧切开梗阻的结肠，由近向远挤压空肠、回肠，排空肠内容物。

4. 结肠切除吻合　在预定切线上各夹一把有齿血管钳，各距血管钳约 5cm 处的健侧肠管上夹一把肠钳，切除回肠末端、右半结肠及部分左半结肠。采用回肠乙状结肠对端吻合或端侧吻合。缝合乙状结肠与回肠系膜裂隙。

（七）术中注意事项

同右半结肠一期切除吻合术及左半结肠一期切除吻合术。

（八）术后处理

（1）术后持续胃肠减压至肠蠕动恢复。

（2）禁食 3 ～ 4d，静脉输液维持营养及水。

（3）全身应用抗生素 3 ～ 5d。

（4）引流管 48 ～ 72h 拔除。

三、左半结肠一期切除吻合术

左侧结肠梗阻性癌由于梗阻近端肠腔聚集大量含菌量极多的粪便，结肠血供来自末梢血管，加上肠壁炎症水肿而血液循环较差，影响吻合口愈合。因此，一期切除吻合术后吻合口瘘发生率高。传统方法采用分期手术，但分期手术可增加癌细胞种植扩散，使一些初次手术能切除的肿瘤在再次手术时已无法切除或已广泛转移；一些年老体弱患者对短期内再次手术难以承受，以致丧失手术时机，患者需承受多次手术的痛苦及经济负担。目前多数学者主张，左侧结肠梗阻性癌如果情况允许应尽量争取一期切除肿瘤，如患者全身情况好，肠管具有活力，经肠减压及结肠灌洗后，可行一期肠切除吻合术。如一期吻合有发生吻合口瘘之虑时，可采用结肠造口术。

（一）适应证

（1）适用于降结肠、乙状结肠梗阻性癌。

（2）患者全身情况较好，无心肺等重要脏器严重病变，无严重贫血及低蛋白血症者。

（3）经肠减压或术中结肠灌洗，吻合口肠壁血液循环好，富有光泽、有弹性者。

（4）无肠坏死及肠穿孔者。

（二）禁忌证

（1）全身情况差、严重营养障碍及贫血者。

（2）伴有严重心肺肝肾等疾病不能耐受此手术者。

（3）伴有肠坏死或肠穿孔及腹膜炎或有腹腔广泛浸润转移者。

（三）术前准备

同右半结肠一期切除吻合术。

（四）麻醉

硬膜外阻滞麻醉或全身麻醉。

（五）体位

仰卧位。

（六）手术步骤

1. 切口　左侧旁正中或经左腹直肌切口，自肋缘下至耻骨联合上方。切口要够长，才能显露充分。

2. 肠减压及术中结肠灌洗　在梗阻远端按要求切断结肠或直肠，剪开结肠外侧腹膜，游离肠襻及系膜，将膨胀肠襻提出腹壁切口外、行术中结肠灌洗。切口用中无菌单及盐水垫（或者切口保护器）保护好，以防污染。灌洗方法同乙状结肠扭转手术。

3. 游离　先将降结肠及乙状结肠牵向右侧，在其外侧剪开侧腹膜（图 9–10）。锐性分离降结肠的腹膜后附着，在肾脏前面，以手指钝性分离，游离结肠与肾包膜间的纤维、脂肪组织，剪开肾包膜前方的纤维组织层（图 9–11），将结肠连同其系膜向内侧翻转（图 9–12）。分离中注意保护左侧输尿管及精索内（卵巢）血管。继续向上分离，剪开脾结肠韧带及大网膜与横结肠上缘的附着（图 9–13）。注意在牵拉降结肠时勿用力过猛，以防撕裂脾脏下极包膜引起出血。从横结肠上缘分开大网膜后，打开小网膜囊，在胰尾部背面钝性分离（图 9–14），剪开胰腺下缘与结肠系膜之间的纤维、脂肪组织（图 9–15）。切断横结肠系膜附着的纤维束带，此处常有小血管分叉，须钳夹后切断、结扎止血。将左侧横结肠及脾曲从腹膜后附着游离（图 9–16）。

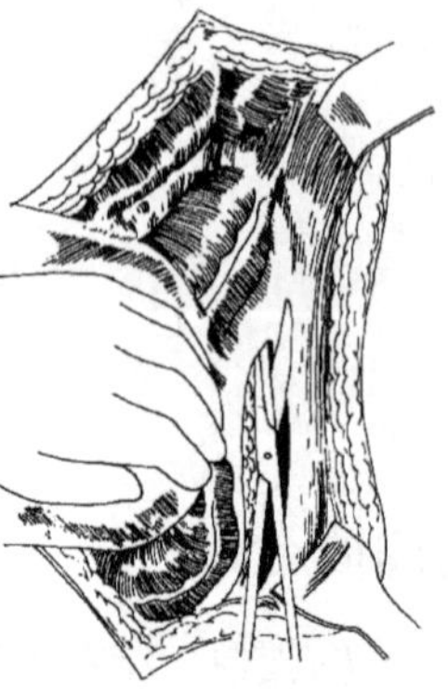

图 9–10　剪开降结肠侧腹膜

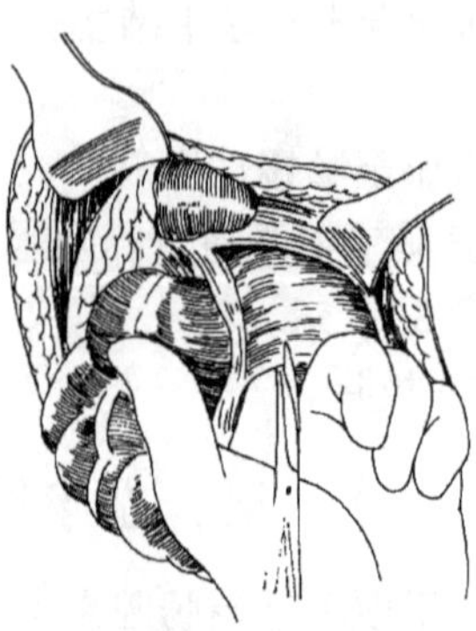

图 9–11　剪开肾包膜前方的纤维组织层

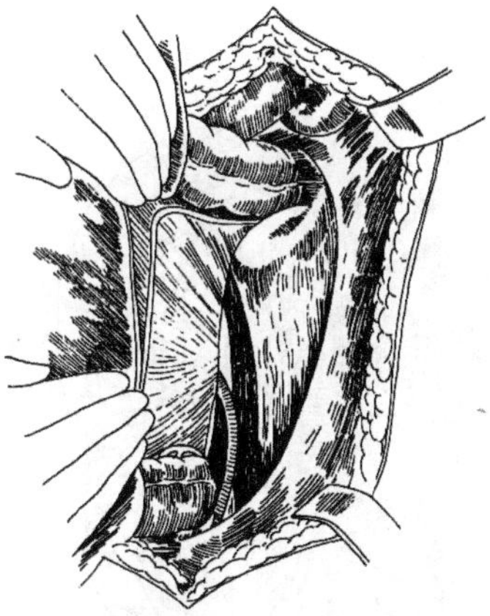

图 9-12　将结肠及其系膜向内侧翻转

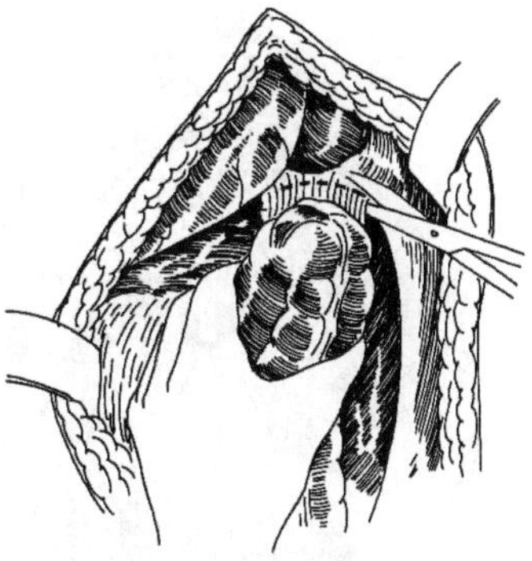

图 9-13　剪开脾结肠韧带

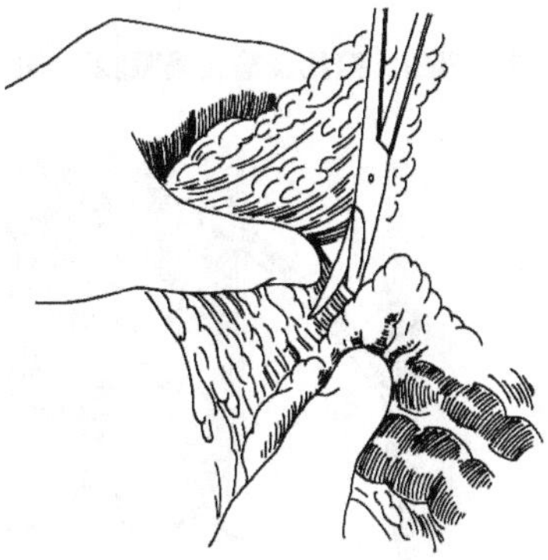

图 9-14　在胰尾部背面分离

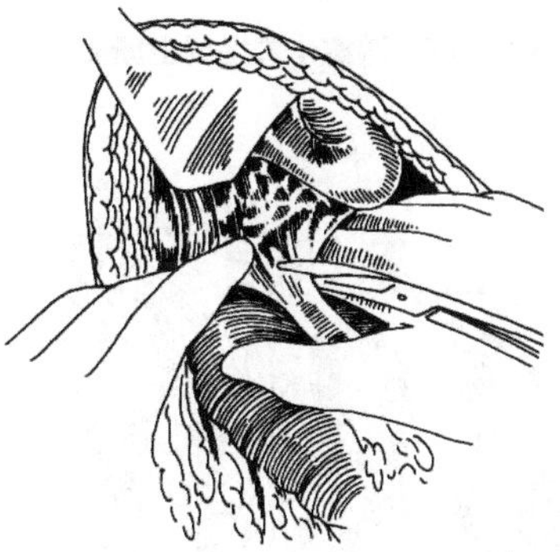

图 9-15　剪开胰腺下缘与结肠系膜之间的纤维和脂肪组织

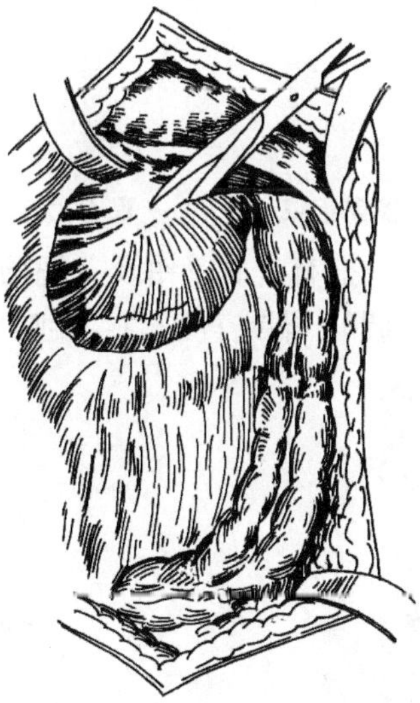

图 9-16　游离横结肠左侧及结肠脾曲

4. 清扫淋巴组织　提出横结肠及大网膜，充分显露腹主动脉前方及左侧腹膜。剪开十二指肠悬韧带，游离十二指肠空肠曲（图 9-17），将十二指肠牵向右侧，以便清除腹主动脉周围的淋巴组织。在腹主动脉前面，沿小肠系膜与腹后壁的附着处剪开腹膜，在根部切断、结扎及缝扎肠系膜下静脉（图 9-18）。切开腹主动、静脉前的疏松组织，从左肾静脉下方开始，向下锐性分离腹主动脉前及左侧的淋巴组织，继续向下分离，切除髂动脉前及周围的淋巴、脂肪组织（图 9-19）。在相当于左、右髂内动脉起点处结扎、切断直肠上血管及乙状结肠系膜（图 9-20）。

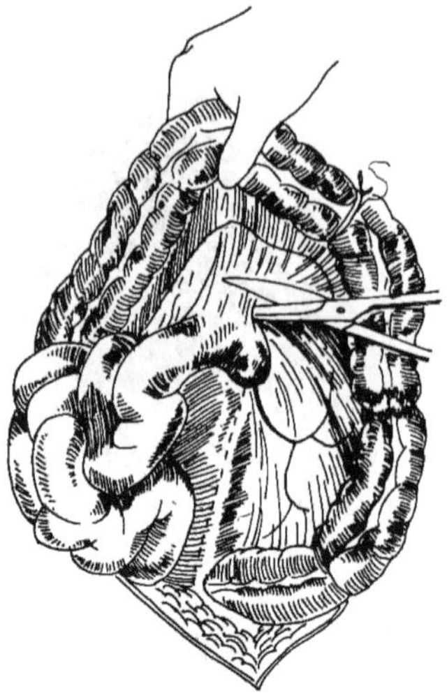

图 9-17　游离十二指肠空肠曲

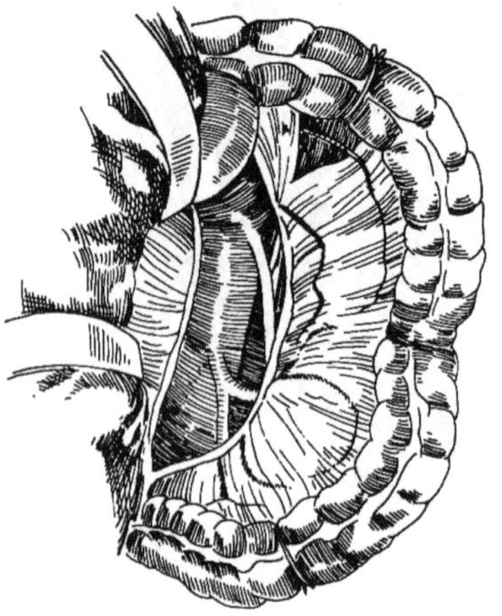

图 9-18　切断、结扎及缝扎肠系膜下静脉

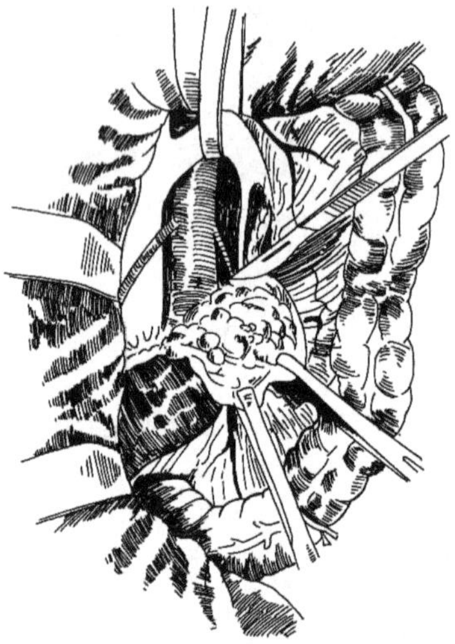

图 9-19　切除髂动脉前及周围的淋巴、脂肪组织

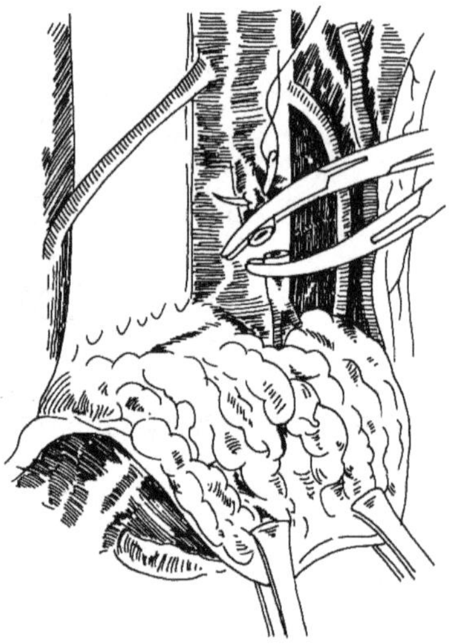

图 9-20　切断、结扎直肠上血管及乙状结肠系膜

5. 切除、吻合　在预定切线处各上一把有齿血管钳及一把肠钳，切除左半结肠，移去切除肠管（图 9-21），将横结肠断端拉至盆腔与乙状结肠下端或直肠端－端吻合（图 9-22）。

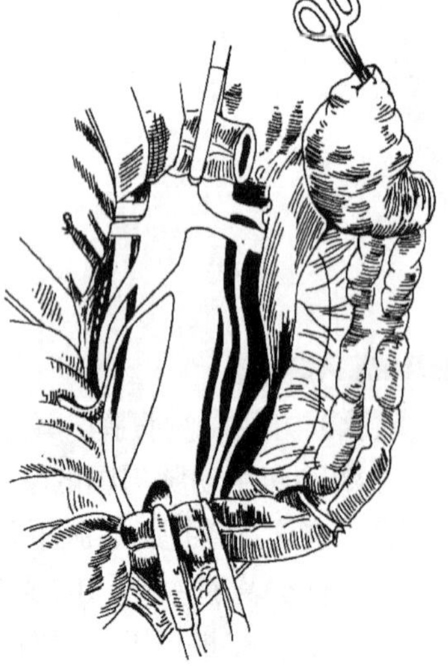

图 9-21　钳夹、切除左半结肠

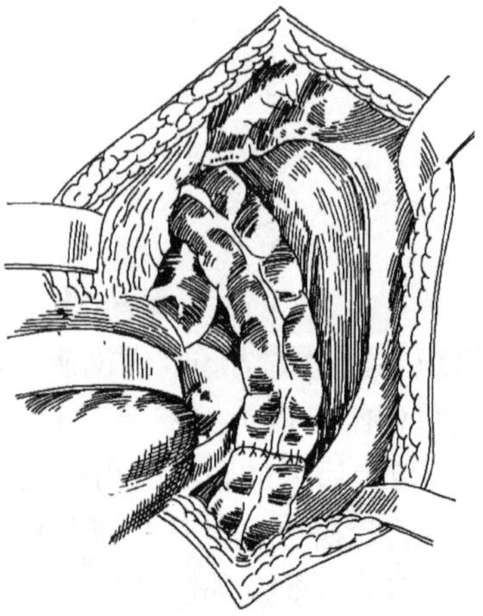

图 9-22　横结肠与乙状结肠端－端吻合

（七）术中注意事项

（1）分离左半结肠时，动作应轻柔，切忌猛力牵拉及挤压，以防造成梗阻肠管破裂而污染腹腔。

（2）肠减压及结肠灌洗时注意保护肠管，防止粪便溢出，污染切口及腹腔。

（3）游离结肠脾曲时，勿用力过猛牵拉结肠，以防撕裂脾脏下极包膜引起脾出血。

（4）分离中辨清楚并充分显露左侧输尿管，防止误切断、误结扎输尿管。

（5）充分游离结肠，使肠吻合口无张力。

（6）通过肠减压及术中灌洗，彻底排空结肠内粪便。

（7）吻合口应仔细缝合，要吻合可靠。

（八）术后处理

同右半结肠一期切除吻合术。

（九）手术并发症

1. 吻合口瘘　一旦发生，后果非常严重，可造成弥漫性腹膜炎及败血症，死亡率很高。因此，应尽量减少其发生。一旦发生吻合口瘘应及时有效地处理：①近端肠管做腹壁回肠双腔造口。②清除腹腔内因吻合口瘘引起的肠内容物及其脓液，放置引流管、术后充分引流及灌洗。

2. 腹腔感染及腹腔脓肿形成　行术中肠减压以及切除结肠时可能造成粪便污染，导致术后腹腔感染，可引起弥漫性腹膜炎及脓肿形成。因此，肠切除中应尽量避免或减少粪便污染，对伴有肠穿孔或者术中肠减压时有粪便污染者，需用大量蒸馏水反复冲洗腹腔以防止肿瘤种植以及腹腔感染或脓肿形成，局部放置引流管引流。

3. 肠梗阻　术后早期肠梗阻多为麻痹性肠梗阻，一般采用积极的非手术疗法，输液、应用抗生素、胃肠减压、加强营养等全身支持疗法，大都可缓解。多见于并发局限性或弥漫性腹膜炎肠坏死穿孔的病例，手术时肠管有损伤、感染或因炎性水肿粘连也可表现为不完全性肠梗阻，虽经非手术治疗多可缓解，但也有发展成机械性肠梗阻需再次手术解除梗阻。术后晚期肠梗阻常由肠粘连或粘连带所致，大都表现为机械性肠梗阻。常需手术解除粘连或切断束带。偶有需要肠部分切除或肠捷径吻合。术中大量冲洗吸净腹盆腔积液，整理小肠排列顺序，并选择性放置防粘连材料可预防其发生。

4. 吻合口狭窄　主要是吻合时吻合口口径太小，或者将对侧造口黏膜一并缝入，可导致术后吻合口狭窄甚至闭合。术中选择合适口径吻合器或做肠管端－侧或侧－侧吻合可避免。

（十）述评

结肠癌并发梗阻是晚期症状，也是常见的并发症，如何正确处理直接影响预后。结肠癌伴发的梗阻是低位，往往缓慢发生。由于回盲瓣的作用，结肠癌发生完全性梗阻呈闭袢性改变，肠管扩张明显，严重时可造成血供障碍，引起肠壁坏死、穿孔，出现粪性腹膜炎。这种低位梗阻常导致水电解质和内稳态的严重失衡。对梗阻性结肠癌尤要重视围术期的处理，包括抗生素的应用，补充水与电解质，维持酸碱内稳态平衡；也要重视肠道清洁和术后处理，同时掌握合适的手术时机和手术方式也直接影响患者预后和转归。

结肠癌梗阻手术时机选择：结肠癌并发梗阻时诊断明确时，或临床怀疑结肠癌梗阻时，应积极准备手术治疗。其急诊手术指征：①经短时间保守治疗症状无改善或进行性加重者；②并发腹膜炎时应立即行手术；③如梗阻并发中毒性休克，应在抗休克的同时，积极进行手术。只有去除病因，休克才能彻底纠正。

术前准备和术中肠道清洁。①纠正水电解质和内稳态失衡。②胃肠减压。③肠道准备：不完全性梗阻的患者术前用剧烈的泻剂，如番泻叶、甘露醇等可诱发完全性梗阻。对完全性梗阻者术前禁用肠道灌洗，这种不合适的处理可加重梗阻，甚至导致肠缺血坏死、穿孔。④抗生素的应用：结肠癌梗阻时，患者腹胀呕吐严重，可以在术前和术中经静脉给予抗生素，宜选用抗厌氧菌和革兰阴性杆菌为主的抗生素，如甲硝唑和头孢类抗生素。

术中减压和灌洗的目的是减轻肠管张力，恢复肠壁血供。①一期切除肿瘤后，将近端开放肠管剔除腹壁外及清除肠道内粪便及大量细菌。其方法：F14 ～ 16 导尿管，用生理盐水灌洗至肠腔清洁，再拔出导管并处理阑尾残端，然后行肠管对端吻合；②游离病变后，在梗阻近端切开肠壁或横断肠管，用大口径塑料管或螺纹管插入肠管，用条带扎紧松开肠钳后，将肠管另一端置入无菌长条状腔镜用引流袋内，即可由梗阻近端向远端排空肠内容物，同时也可在盲肠插入导尿管行清洗灌肠，当肠管内粪渣较稠时，此法多不理想，而且容易污染术野。减压和灌洗时注意手术野周围应用纱垫保护，防止污染。

结肠癌梗阻时手术方式：结肠癌梗阻手术治疗的目的是解除梗阻，切除肿瘤，恢复肠道的连续性。右半结肠癌并发急性梗阻，除非肿瘤非常晚期无法切除，或病情危重，不能耐受根治性手术，都应行右半结肠切除，一期吻合术。左半结肠梗阻传统的方法是分二期手术，先行梗阻近端肠造口减压，解除梗阻，二期切除病灶后，造口还纳恢复肠道连续性。该手术的缺点除增加一次痛苦外，更主要的是延误了肿瘤的治疗。另一种 Hartmann 手术，在切除肿瘤后，直肠远端封闭，结肠近端造口，该手术的优点是一期切除了肿瘤，待病情允许时再行二期手术，恢复肠道的连续性。现在也有许多作者选择性对左半结肠癌梗阻者施行一期切除术。梗阻性结肠癌行结肠一期切除吻合术，可使患者免受分期多次手术的痛苦，减轻患者的经济负担，提高治疗效果。但如掌握不当，易发生吻合口瘘，加重病情甚至导致患者死亡。据报道。一旦发生吻合口瘘，其死亡率高达 50%。因此，应严格掌握适应证、切忌不顾患者的实际情况盲目追求一期切除吻合术，而给患者造成严重后果。只有在患者全身情况良好，经肠减压及结肠灌洗后结肠内粪便排出彻底，切除病变肠管后近端肠管活力正常的情况下才能考虑一期切除吻合术。如患者全身情况差，伴心肺等脏器严重疾患，手术耐受性很差，则应采用分期手术：先行病变近端结肠造口，二期再行肠切除吻合术。

结肠癌伴发穿孔的治疗：梗阻性结肠癌并发穿孔的发生率为 3% ~ 6%，穿孔部位可位于梗阻的肿瘤部位或在梗阻的近端，由于回盲瓣的作用，癌肿性结肠梗阻多呈闭袢型梗阻。在盲肠或结肠固定部位可以发生缺血、坏死、穿孔。结肠癌穿孔后可以出现三种结局：①急性穿孔引起弥漫性腹膜炎；②炎性肿块或腹腔脓肿，多见于固定部位结肠后腹膜后穿孔，在腹膜后间隙形成脓肿；③穿透至邻近器官形成瘘，如结肠小肠瘘、结肠胃瘘等。结肠穿孔的治疗方式：①穿孔小，时间短，腹腔污染不严重，可采取一期切除吻合术；污染较重，肠壁水肿明显，担心一期吻合后发生吻合口瘘，可以切除梗阻和穿孔段肿瘤，远端关闭，近端造口，再择期行二期吻合；如果无法一期切除肿瘤，可行结肠近端造口或短路手术，二期切除肿瘤。②对于形成炎性肿块或包裹性脓肿者，可经短时间的准备，争取一期切除肿块行肠吻合。③对于穿孔形成脓肿，症状较重者，应先作近端造口或短路手术，使粪便转流，并引流脓肿，进行抗感染治疗，待症状控制后再行切除术。④形成内瘘症状不严重者，经过全身和肠道准备再行手术，可以行一期切除术。肿瘤引起穿孔或形成内瘘，腹腔多有种植或转移，按 Dukes 分期均为 D 期，根治性切除的可能性很小，5 年生存率较差。穿孔后癌细胞会脱落于腹腔，除了注意用大量蒸馏水清除污染外，更要重视腹腔癌细胞种植的危险，污染严重的部位还应放置引流。

第二节　乙状结肠扭转手术

结肠扭转的发病率在地区上有很大差异，在美国，结肠扭转占结肠梗阻病例的 1% ~ 4%，而在东欧、北欧及亚洲一些地区则高达 30% ~ 50%。在我国的肠扭转病例中，约有 80% 为小肠扭转，20% 为结肠扭转。在结肠扭转中 90% 发生于乙状结肠，少部分发生在盲肠，横结肠扭转极少见，升、降结肠固定于侧腹壁，不发生扭转。乙状结肠扭转是结肠绞窄性梗阻较为多见的一种，于 1836 年由 VonRoki-tansky 首先描述。患者年龄多在 40 ~ 50 岁，北方多见而南方少见，由于乙状结肠系膜较长，活动度较大，远、近端系膜附着点近，形成一个狭窄的“V”形，形成发生乙状结肠扭转的解剖学基础。同时，由于乙状结肠内粪便积聚，通过重力作用以其系膜为固定点沿系膜的长轴旋转可诱发扭转，扭转分为顺时针方向和逆时针方向，以逆时针扭转常见（图 9-23）。乙状结肠扭转小于 180° 为生理性扭转，不出现症状，当扭转至 360° 以上时，系膜血管将发生绞窄，直肠、乙状结肠段肠管也因轴的旋转而发生狭窄甚至梗阻，近端肠管则因梗阻加重扭曲，从而迅速形成一个绞窄性闭袢梗阻。扭转肠襻内气体、液体积聚，肠腔内压力增加，进一步影响肠壁血运。如扭转不及时解除，肠壁发生坏死，可导致肠穿孔和腹膜炎。

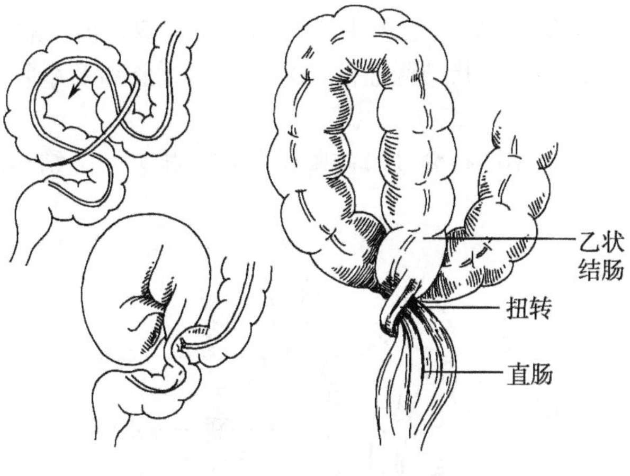

图 9-23 乙状结肠逆时针扭转

一、乙状结肠扭转复位加乙状结肠固定术

如发现肠襻生机良好而无坏死征象者，可行乙状结肠扭转复位加乙状结肠固定术。

（一）适应证

（1）乙状结肠梗阻经非手术复位失败者。

（2）乙状结肠梗阻经非手术复位后复发，或非手术治疗复位后，由于乙状结肠冗长，为了防止复发而施行乙状结肠切除术。

（3）非手术疗法无效，病程超过 48h，有肠坏死趋势者。

（4）乙状结肠梗阻有肠坏死或腹膜炎征象者。

（5）乙状结肠梗阻插镜观察见肠腔内有血性粪水，肠黏膜有溃烂、坏死或溃疡形成者。

（二）禁忌证

全身情况差或有严重心肺肝肾疾患不能耐受手术者。

（三）术前准备

（1）按肠梗阻原则处理，包括胃肠减压、补液，纠正水、电解质、酸碱平衡失调，控制血压、血糖。

（2）如果全身情况好，血压、脉搏正常，乙状结肠扭转无绞窄现象者，应首先采用非手术治疗包括经软结肠内镜或直肠插管减压，复位后将肛管固定留置 2 ~ 3d，以助肠减压及肠壁水肿消退，且有预防早期复发的作用。但非手术复位后扭转复发的机会较多，常需择期行乙状结肠切除手术，手术可在复位后 2 ~ 3 周，肠梗阻症状缓解，肠管水肿消退后进行。

（四）麻醉

对较重的患者可用气管内插管全身静脉复合麻醉，辅以肌肉松弛剂，能充分供氧并维持麻醉在较浅水平。对症状较轻的早期患者，可采用持续硬膜外阻滞麻醉。

（五）体位

仰卧位。

（六）手术步骤

1. 切口　左下腹旁正中或经腹直肌切口。

2. 探查　患者头低臀高位，将小肠以湿纱布垫覆盖，以宽拉钩牵向上方，显露乙状结肠。探查乙状结肠及其系膜扭转方向及范围，肠管膨胀及血液循环变化等情况。

3. 复位　将扭转的乙状结肠复位。术者右手伸入盆腔引导助手自肛门插入肛管或塑料软粗导管，通过扭转处直达膨胀的乙状结肠，当即有大量气体和稀粪自肛管排出，膨胀的肠管立刻得以缓解，将肠襻按其扭转相反方向回转即可复位。复位后，留置肛管的头端要超过远端梗阻之肠腔，并予保留 3d 后取出。

4. 肠减压　复位后可向远端挤压，将乙状结肠及近端结肠内积聚的粪便及气体经肛门排出，充分减压。

5. 乙状结肠固定术　乙状结肠扭转复位术手术虽然简单有效，但术后复发的机会多，所以近年多主张乙状结肠非绞窄性扭转复位后，乙状结肠血液循环良好，无肠襻及系膜坏死者，可行乙状结肠折叠固定术，可有效预防复发。

（1）结肠折叠固定术是将乙状结肠折叠使其与降结肠并行排列，降结肠内侧与乙状结肠浆肌层间断缝合固定（图 9-24）。

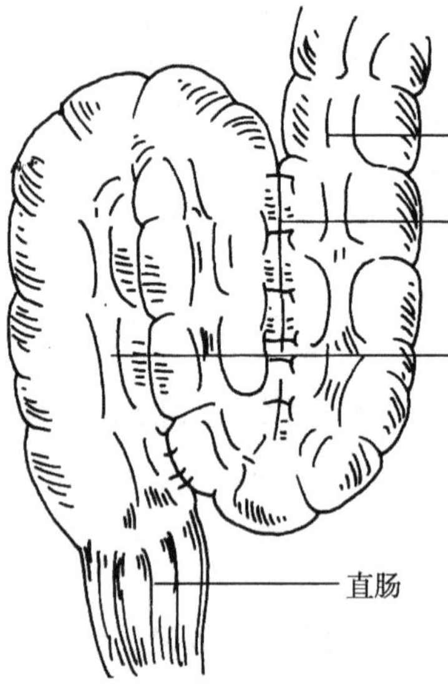

图 9-24　结肠折叠固定术

（2）乙状结肠腹膜被覆术是沿结肠旁沟腹膜开一长切口，将乙状结肠经腹膜切口牵入腹膜外间隙，再将腹膜缝于乙状结肠，使其粘连固定（图 9-25）。

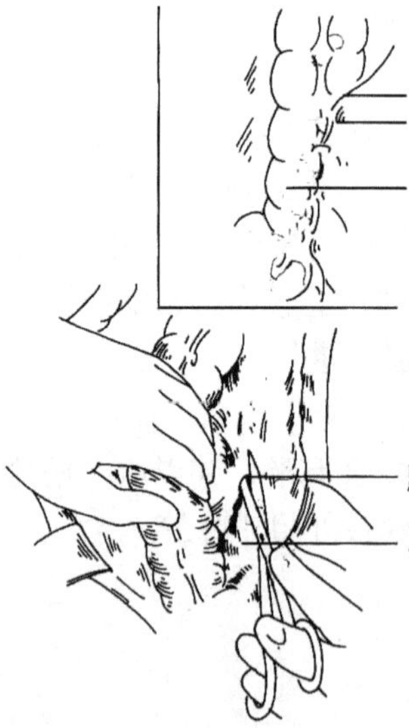

图 9-25　乙状结肠腹膜被覆固定术

（3）另外有乙状结肠横结肠固定术，是将乙状结肠与横结肠缝合数针，使乙状结肠固定。乙状结肠腹壁固定术是乙状结肠缝于腹前壁固定。乙状结肠系膜折叠缝合使肠系膜变窄。

（七）术中注意事项

（1）乙状结肠扭转发生多急骤，病程进展迅速，可于短时间内发生肠绞窄坏死甚至肠穿孔，引起腹膜炎等全身中毒症状。因此，应及时诊断及治疗、对非手术治疗失败者应积极手术治疗。

（2）扭转的乙状结肠高度膨胀，肠壁水肿菲薄，血液循环障碍。因此，复位及行肠减压过程中，操作应轻柔，切忌动作粗暴。以防肠破裂穿孔，造成腹腔污染。行肠切除减压或术中结肠灌洗过程中，注意保护切口及术野，防止粪便溢出，造成切口及腹腔污染。

（3）肠管活力的判断：解除梗阻后正确判断肠管的生机十分重要，生机良好的可结束手术，否则必须予以切除。如肠管已呈麻痹和扩大，无蠕动，或外界刺激后无收缩力，或肠壁已呈紫黑色或暗黑色，相对的肠系膜终末小动脉已无搏动，可以确定肠管已无生机，必须予以切除和一期吻合，尽量不做小肠造口术，只有在弥漫性化脓性腹膜炎时不宜作一期小肠吻合，因有吻合口裂开之危机。如有可疑，可用 0.5% 普鲁卡因溶液作肠系膜根部封闭，并用温热等渗盐水纱布敷盖肠管，观察 20 ~ 30min，如肠管血运仍不佳和肠壁色泽不转红者，仍需切除该段肠管，至于多普勒超声探查血流，静脉内注射荧光素钠检查肠管有无黄色荧光，肌动电流描记法、温度记录法以及肠管浆膜和黏膜 pH 测定法等仅在实验研究中应用，缺乏临床价值。如遇有肠管生机可疑时，只要病情许可，病变肠襻又不很长，还是以切除较为安全。

（4）游离乙状结肠及系膜时，注意辨清输尿管的走行和解剖，常规显露输尿管，防止损伤输尿管及腹膜后血管。

（八）术后处理

（1）肛管保留 3 ~ 7d，过早拔除则易复发。

（2）持续胃肠减压至肠蠕动恢复、肛门排气。

（3）禁食期间，静脉输液以维持营养及水、电解质平衡，肠功能恢复后逐渐经肠道进食。

（4）全身应用广谱抗生素 3 ~ 5d。

（5）因单纯复位复发率高，因此，应待急性期过去。局部情况好转，患者全身及肠道经充分准备后行二期手术切除冗长的乙状结肠。通常二期切除吻合术在第 1 次手术后 2 ~ 3 周施行。

二、乙状结肠切除结肠腹壁造口术

如果扭转的乙状结肠部分或全部坏死时，应行扭转乙状结肠切除，结肠腹壁造口术。

（一）适应证

同乙状结肠扭转复位加乙状结肠固定术。

（二）禁忌证

全身情况差或有严重心肺肝肾疾患不能耐受手术者。

（三）术前准备

同乙状结肠扭转复位加乙状结肠固定术。

（四）麻醉

同乙状结肠扭转复位加乙状结肠固定术。

（五）体位

仰卧位。

（六）手术步骤

1. 切口　同乙状结肠扭转复位加乙状结肠固定术。

2. 探查　同乙状结肠扭转复位加乙状结肠固定术。

3. 切除、造口　分离、切断并结扎乙状结肠系膜及血管，切断坏死肠管远端，剪开乙状结肠外侧腹膜，将乙状结肠游离并提出腹壁切口外，行近端肠减压，最好在拟定切除肠管处做荷包缝合后插入肠减压器行扩张肠管减压，切除坏死肠管。如果坏死部位较高，可行结肠双腔造口术（Mikulicz 手术）（图 9-26）。如肠襻坏死的位置较低，无法提出远端外置者，可选择 Hartmann 手术（图 9-27），即缝闭远侧肠断端，将降结肠提出做单腔结肠造口。

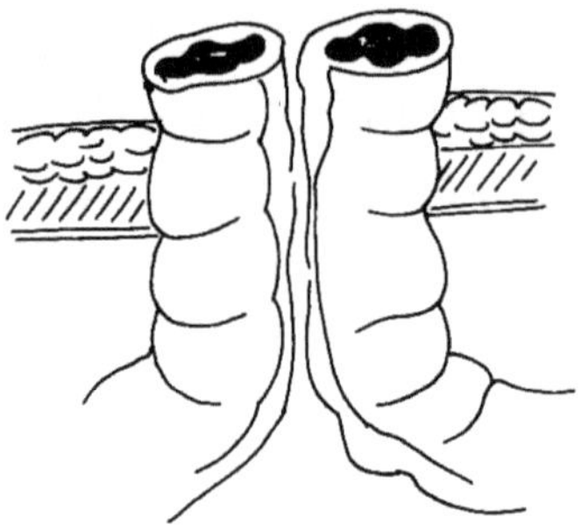

图 9-26　Mikulicz 手术

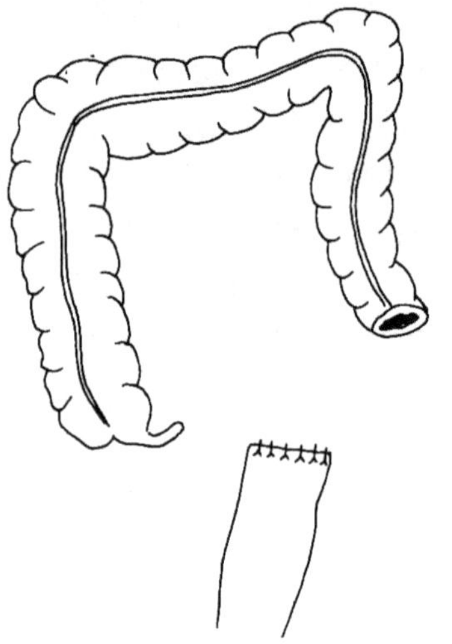

图 9-27　Hartmann 手术

（七）术中注意事项

同乙状结肠扭转复位加乙状结肠固定术。

（八）术后处理

（1）早期处理同乙状结肠扭转复位加乙状结肠固定术。

（2）术后接人工肛门袋、加强腹壁结肠造口的护理。

（3）3 个月后行肠造口闭合术。

三、乙状结肠切除吻合术

如患者全身情况好，无严重腹膜炎，肠管血供良好，经术前非手术复位减压或术中肠减压及结肠灌洗后可行一期乙状结肠切除吻合术。

（一）适应证

同乙状结肠扭转复位加乙状结肠固定术。

（二）禁忌证

全身情况差或有严重心肺肝肾疾患不能耐受手术者。

（三）术前准备

同乙状结肠扭转复位加乙状结肠固定术。

（四）麻醉

同乙状结肠扭转复位加乙状结肠固定术。

（五）体位

仰卧位。

（六）手术步骤

1. 切口　同乙状结肠扭转复位加乙状结肠固定术。

2. 探查　同乙状结肠扭转复位加乙状结肠固定术。

3. 切除　分离、切断并结扎乙状结肠系膜及血管，切断坏死肠管远端，剪开乙状结肠外侧腹膜，将乙状结肠游离并提出切口外。

4. 术中结肠灌洗　术中结肠灌洗可彻底清除肠内容物、减少结肠内细菌数量，改善肠壁血液循环，有利于结肠吻合口愈合，防止吻合口瘘发生。方法：在梗阻远端切断结肠，游离后提出切口外，插入螺纹管结扎固定，将其接于手术台下塑料袋或桶中，切除阑尾，经其残端插入 18F 的 Foley 导尿管，如阑尾已切除者经末端回肠切口插管灌洗（切口应距离回盲瓣 15cm 以上，不可太近，否则易发生吻合口瘘）；管经过回盲瓣括入盲肠，并在插管近端上一把肠钳，阻断末端回肠、防止反流。用 37℃的生理盐水 3 ~ 6L

灌洗结肠，并挤压粪便以利排出，灌洗至流出液清亮为止（图 9–28）。

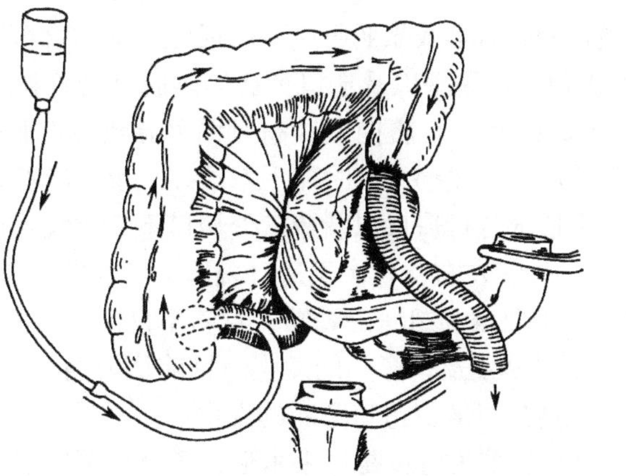

图 9–28 术中结肠灌洗

5. 肠吻合 将乙状结肠大部分切除后行乙状结肠近端或降结肠与直肠端 – 端吻合（图 9–29）。

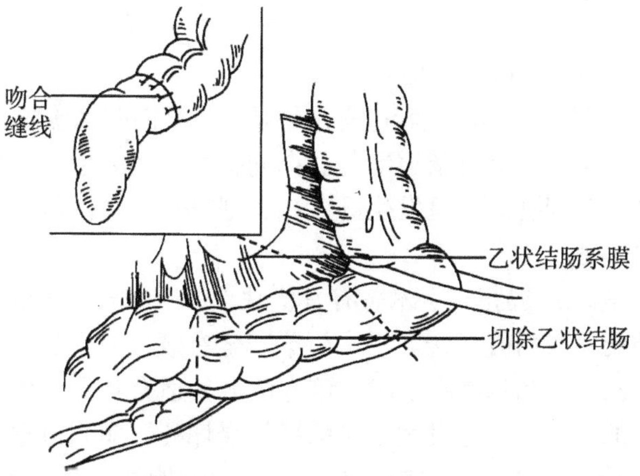

图 9–29 乙状结肠切除吻合术

（七）术中注意事项

同乙状结肠扭转复位加乙状结肠固定术。

（八）术后处理

同乙状结肠扭转复位加乙状结肠固定术。

（九）手术并发症

1. 吻合口瘘 一旦发生，后果非常严重，可造成弥漫性腹膜炎及败血症，死亡率很高，因此，应尽量减少其发生。一旦发生吻合口瘘应及时有效地处理：①近端肠管做腹壁结肠造口或回肠双腔造口；②清除腹腔内因吻合口瘘引起的肠内容物及其脓液，放置引流管、术后充分引流及灌洗。

2. 腹腔感染及腹腔脓肿形成 切除乙状结肠时可能造成粪便污染，导致术后腹腔感染，并且乙状结肠扭转一旦发生肠襻坏死或穿孔，肠内容物进入腹腔，可引起弥漫性腹膜炎及脓肿形成。因此，肠切除中应尽量避免或减少粪便污染，对扭转肠襻坏死穿孔者，用大量生理盐水反复冲洗腹腔，冲洗干净后再加抗生素如甲硝唑灌洗，局部放置引流条或引流管。

3. 肠梗阻 术后早期肠梗阻多为麻痹性肠梗阻，一般采用积极的非手术疗法，输液、应用抗生素、胃肠减压、加强营养等全身支持疗法，大都可缓解。多见于合并局限性或弥漫性腹膜炎肠坏死穿孔的病例，手术时肠管有损伤、感染或因炎性水肿粘连也可表现为不完全性肠梗阻，虽经非手术治疗多可缓解，但也有发展成机械性肠梗阻需再次手术解除梗阻。术后晚期肠梗阻常由肠粘连或粘连带所致，大都表现为机械性肠梗阻。常需手术解除粘连或切断束带。偶有需要肠部分切除或肠捷径吻合。术中大量冲洗吸净腹盆腔积液，整理小肠排列顺序，并选择性放置防粘连材料可预防其发生。

4. 吻合口狭窄　主要是吻合时吻合口口径太小，或者将对侧造口黏膜一并缝入可导致术后吻合口狭窄甚至闭合，术中选择合适口径吻合器或做肠管端一侧或侧一侧吻合可避免。

5. 造口相关并发症　可出现造口脱垂以及造口旁疝等。脱垂肠管长度可从几厘米到30cm，袢式横结肠造口较末端乙状结肠造口多10倍，在腹内压升高时偶可导致急性脱垂，若肠管经常脱出，粪袋与脱出之肠壁黏膜接触摩擦，而致顽固性溃疡，有时需手术治疗。术中严密缝合固定造口肠段与腹壁组织，造口肠襻用支持杆固定，选择合适部位行造口以及造口处切口不宜过大可预防此并发症发生。造口旁疝，即小肠从结肠旁脱出，发病率为10%左右，仅次于造口脱垂。疝的发生与造口位置的选择、造口技术及手术前后的处理有关，而造口周围肌肉和组织的萎缩、营养不良、术后感染、慢性咳嗽、过度肥胖以及尿路梗阻等腹内压增高的因素都可诱发造口旁疝的发生。目前认为经腹直肌旁造口及经剖腹切口处造口最易发生造口旁疝，而经腹直肌造口可减少造口旁疝的发生。

6. 肠扭转复发　常发生于乙状结肠扭转复位手术后，乙状结肠扭转复位后将过长的乙状结肠按小肠排列术的方法平行折叠固定于降结肠内侧，一般不作肠系膜缩短缝合术，因系膜缩短后常可能再次引起扭转，最根本的方法是二期手术将过长的乙状结肠切除吻合。对血运明显不良、术前已有乙状结肠过长症状或复发者，可考虑切除过长结肠，近端造口，远端缝闭，留待二期手术修复重建。

（十）述评

乙状结肠扭转手术的疗效与下列因素密切相关。

1. 正确掌握手术适应证　对乙状结肠扭转应有足够认识，早期明确诊断，对无肠绞窄及坏死征象者，可先行非手术治疗、待扭转复位、经充分肠道准备后择期手术，但非手术治疗失败或有肠绞窄征象者，应及早手术、防止发生肠坏死和穿孔。一旦发生肠穿孔，则可致严重的腹膜炎，增加手术的困难，加重病情，严重者可危及患者的生命。

2. 合理选择手术方法　乙状结肠扭转手术各有其优缺点，应结合患者的全身情况及病情合理选择。单纯乙状结肠扭转复位加结肠系膜折叠缝合术手术简单安全有效，但术后有一定复发率。因此，一般主张复位术后2～3周，再行乙状结肠切除吻合术。该方法尤其适合年老、体弱或伴有心肺等重要脏器严重病变，不宜接受复杂手术的患者。一旦发生扭转肠襻绞窄坏死，应当机立断行乙状结肠切除。不适宜一期吻合者，应行腹壁结肠造口。坏死部位较高者，可行远、近端结肠双腔造口（Mikulicz 手术），此法的优点是：二期行肠造口还纳术操作方便，可直接将造口肠管游离，在切口外吻合后送入腹腔，逐层缝合切口。肠坏死部位较低者，适宜行关闭远侧断端、结肠近侧单腔造口（Hartmann 手术）。该方法的优点是能充分切除坏死肠段，并发症少，手术安全。乙状结肠切除吻合术是防止肠扭转复发的最佳手术。近年来不少作者推荐一期乙状结肠切除吻合术，但此手术具有发生吻合口瘘的潜在危险。因此，应严格掌握，切忌盲目追求一期切除吻合而给患者带来严重后果。

3. 准确判断扭转肠管的血运　肠管血运的判断实际上也就是肠管活力及生机的判断，绞窄性肠梗阻手术中常会遇及此类问题。临床医生一直在寻找更敏感、可靠的方法，包括肉眼观察，术中多普勒超声监测肠系膜对侧肠壁搏动性血流以判断肠管活力，自肠系膜动脉注射锥虫蓝，应用血氧含量计测定肠对系膜缘的氧饱和度，使用肠平滑肌张力测定，肌电活动分析，红外线体积扫描，肠管表面温度测定，放射性核素微球注入动脉用闪烁技术测定其吸收率等，但许多方法因需要特殊设备或专门技术而未能在临床常规使用。迄今临床最常用的还是手术时肉眼观察肠壁色泽，肠蠕动以及有无动脉搏动和肠黏膜出血加以判定。若肠管已呈黑色，表面失去光泽，腹腔或疝囊内为混浊、腐臭渗液；肠壁变薄、软、无弹性、无蠕动，经机械刺激无收缩；肠系膜血管无搏动，表示肠管已坏死。倘若肠管呈不同程度的紫褐色或紫红色，不能判定生机，则首先应解除绞窄状态，以温热等渗盐水纱布垫湿敷，或回纳腹腔观察15min左右，或用0.5%普鲁卡因20～30mL行肠系膜根部阻滞，如肠管色泽转红润、系膜小血管恢复搏动、机械刺激诱发肠蠕动能通过受累肠管，三者具其一，表示肠管已恢复生机。必要时可重复温热盐水纱布垫湿敷观察1～2次，若仍不能恢复生机，则需手术切除。如肠管恢复生机，但有散在的点状或小片状肠壁组织色泽可疑，则可将周围正常浆肌层行间断缝合修补，但术后须严密观察，以防穿孔。

第三节　结肠损伤手术

结肠损伤是较常见的腹内脏器损伤。结肠在腹内脏器中含菌量最多、每克粪便含菌量约 108 个，大部分为厌氧菌，一旦损伤极易引起感染。且结肠壁薄，血液循环差，故损伤后愈合能力差、加上术后结肠胀气，易发生吻合口瘘。结肠损伤后感染率高达 25%，感染是术后发生严重并发症及死亡的重要原因。因此，结肠损伤的早期诊断和及时有效的手术治疗非常重要。

一、结肠穿孔修补、盲肠造口术

（一）适应证

1. 一期手术指征　如下所述。

（1）伤后至手术时间在 4 ~ 6h 以内。

（2）年龄在 60 岁以下，血浆白蛋白 >35g/L。

（3）无严重的基础疾病如糖尿病或肝硬化等，没有并发其他器官的严重损伤。

（4）无严重休克或休克得到纠正者或失血量不超过正常血容量的 20%。

（5）肠内粪便少，腹腔没有严重的污染。

（6）无肠系膜血管的严重损伤，肠管局部血供良好。

（7）经过肠道准备的医源性损伤。

（8）低速非爆炸性损伤或刀伤所致的小穿孔。

2. 二期手术指征　如下所述。

（1）年龄 >60 岁，营养状况较差或并发有严重的基础疾病。

（2）受伤到手术时间 4h 以上。

（3）腹腔污染严重。

（4）并发有腹腔内 2 个以上器官的严重损伤。

（5）并发有盆腔内 2 个以上器官的严重损伤。

（6）先天性巨结肠灌肠所致的穿孔。

（7）并发休克。

（二）禁忌证

（1）患者全身情况差或有严重心肺肝肾疾患不能耐受手术者。

（2）结肠广泛损伤穿孔伴有严重腹膜炎及全身感染者。

（三）术前准备

（1）输液，如有休克，应积极抗休克治疗。

（2）应用强有力的广谱抗生素。

（3）胃肠减压。

（四）麻醉

持续硬膜外麻醉或全身麻醉。

（五）体位

仰卧位。

（六）手术步骤

1. 切口　经右腹直肌切口逐层切开进腹。

2. 探查　仔细探查了解盲肠或升结肠穿孔的部位及大小，对腹部穿透性损伤，应切开升结肠外侧腹膜，游离盲肠及升结肠，检查其后壁有无穿孔。并仔细探查腹腔，了解有无其他脏器损伤。

3. 缝合　剪除裂口边缘的坏死组织，用 1–0 号丝线全层间断缝合，再间断缝合浆肌层，并利用附近肠脂垂及大网膜覆盖加强保护。

4. 盲肠造口　在右下腹切除直径约3cm大小的皮肤及皮下组织，“十”字剪开腹外斜肌腱膜及腹膜。盲肠稍加游离后，从该切口牵出腹壁切口处，将腹膜与盲肠壁缝合8～10针关闭盲肠与腹壁的间隙，再将腹外斜肌腱膜、皮肤与盲肠缝合，造口应立即开放。

5. 引流　大量温生理盐水充分冲洗腹腔，彻底清除从结肠裂口溢入腹腔的肠内容物，缝合口附近放置负压球引流。

（七）术中注意事项

（1）术中仔细探查升结肠，了解穿孔的部位及大小，对腹部穿透性损伤，应切开升结肠外侧腹膜，游离盲肠及升结肠，检查其后壁有无穿孔，并检查腹膜后组织及输尿管、十二指肠等脏器有无损伤。

（2）术中仔细检查结肠系膜血管有无损伤，同时了解受损系膜相应结肠血供是否良好，如果结肠血供差，应及时行结肠切除术，对于有结肠多发损伤的部位，应根据未损伤肠管范围、部位以及肠管血供情况选择合适的手术，必要时可以行全结肠切除术或回肠造口术。

（3）术中需要予以大量生理盐水冲洗腹盆腔以避免粪便污染，同时放置引流管行腹盆腔引流；术中术后加强抗炎以补液支持治疗，及时纠正酸碱失衡和水电解质紊乱。

（八）术后处理

（1）术后持续胃肠减压至肠蠕动恢复。

（2）禁食，纠正水、电解质及酸碱失衡，静脉营养支持治疗。

（3）全身应用抗生素3～5d。

（4）仔细观察引流管引流，3～5d拔除引流管。

二、右半结肠切除术

（一）适应证

同结肠穿孔修补、盲肠造口术。

（二）禁忌证

（1）患者全身情况差或有严重心肺肝肾疾患不能耐受手术者。

（2）结肠广泛损伤穿孔伴有严重腹膜炎及全身感染者。

（三）术前准备

（1）输液，如有休克，应积极抗休克治疗。

（2）应用强有力的广谱抗生素。

（3）胃肠减压。

（四）麻醉

持续硬膜外麻醉或全身麻醉。

（五）体位

仰卧位。

（六）手术步骤

1. 切口　右腹直肌切口。

2. 冲洗　用组织钳夹住损伤的肠壁破口，外加纱布垫包裹，以减少手术时对腹腔的污染。吸净腹腔内渗出液、粪便及血块等，以大量温生理盐水冲洗腹腔。

3. 探查　对回盲部的损伤，一般宜广泛游离升结肠，以减少感染向腹膜后扩散。升结肠的广泛损伤，由于结肠肝曲位置较深，需将其全部游离。在升结肠外侧剪开后腹膜，钝性分离盲肠及升结肠并提出切口外，仔细检查腹膜后组织及输尿管、十二指肠等脏器有无损伤。

4. 右半结肠切除　肠系膜不必切除过多，可靠近肠管进行右半结肠切除，保留回肠、结肠血管主干，以免影响保留肠段的血液循环（图9-30）。

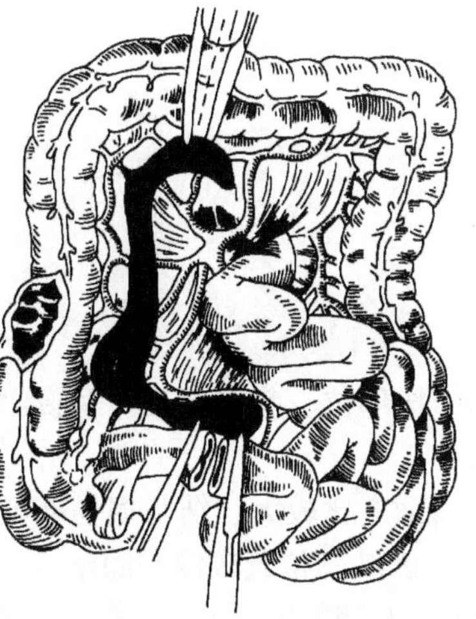

图 9-30 切除右半结肠系膜时勿损伤血管主干

5. 吻合 受伤时间短、腹腔污染不重者，可行回肠与横结肠对端吻合术（图 9-31），用 1-0 号丝线全层间断缝合，再间断缝合浆肌层，吻合口应无张力。

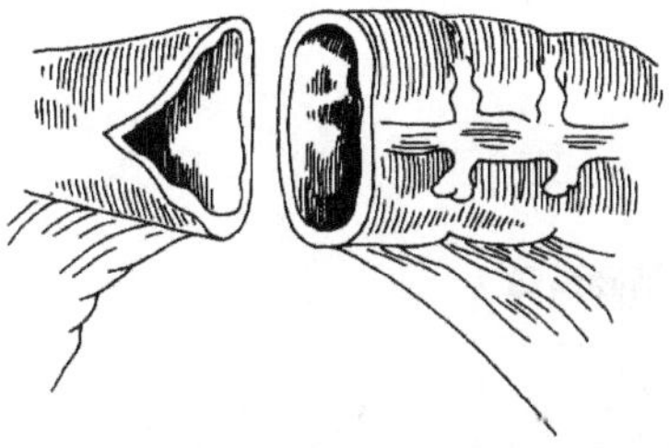

图 9-31 回肠与横结肠对端吻合

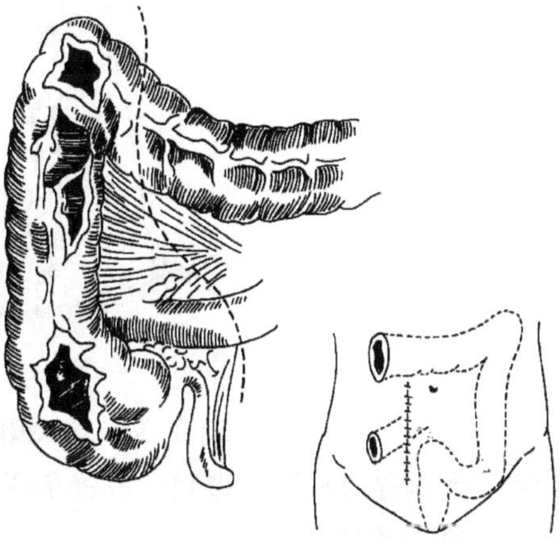

图 9-32 回肠结肠双腔造口

6. 造口 结肠创伤严重、腹腔污染重，不宜行一期吻合者，可行结肠、回肠双腔造口（图 9-32）。或将横结肠与回肠切端均从一个腹壁切口牵出，行双腔造口。

7. 引流 大量生理盐水清洗腹腔，吸净清洗液、右结肠旁及盆腔放置双套管或负压球引流。

（七）术中注意事项

同结肠一期切除吻合术。

（八）术后处理

同结肠一期切除吻合术。

三、结肠损伤部外置造口术

（一）适应证

同结肠穿孔修补、盲肠造口术。

（二）禁忌证

（1）患者全身情况差或有严重心肺肝肾疾患不能耐受手术者。

（2）结肠广泛损伤穿孔伴有严重腹膜炎及全身感染者。

（三）术前准备

（1）输液，如有休克，应积极抗休克治疗。

（2）应用强有力的广谱抗生素。

（3）胃肠减压。

（四）麻醉

持续硬膜外麻醉或全身麻醉。

（五）体位

仰卧位。

（六）手术步骤

1. 切口　经左腹直肌切口。

2. 探查　探查腹腔、了解结肠损伤部位、范围以及肠系膜血管有无损伤，了解腹腔内有无其他脏器损伤。

3. 造口　横结肠及乙状结肠的活动度比较大，结肠损伤部可以直接提出切口外置行结肠造口（图9-33A）；结肠脾曲及降结肠的损伤，因结肠位置较深且固定，应将外侧腹膜切开充分游离结肠，使损伤肠段外置不致有张力。若伤口较小，可行缝合后外置；若损伤超过结肠周径的一半或结肠系膜损伤严重影响肠壁血液循环，须将损伤肠管切除，行双腔式结肠造口（图9-33B），或将损伤结肠的远、近端分别拉出造口，以后再择期行结肠吻合术。

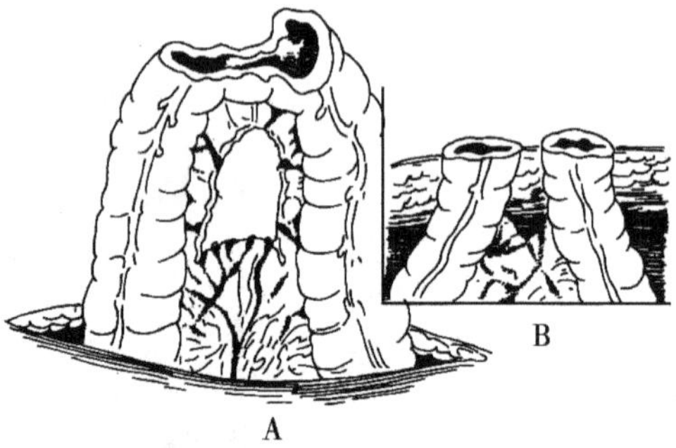

图9-33　切除损伤肠管后外置行双腔式结肠造口

4. 引流　大量温盐水清洗腹腔，放置负压球或烟卷引流。

（七）术中注意事项

同结肠一期切除吻合术。

（八）术后处理

同结肠一期切除吻合术。

（九）手术并发症

1. 腹盆腔感染及脓肿形成　结肠损伤穿孔时肠内容物进入腹腔，可引起腹膜炎及脓肿形成，术后容易导致腹腔感染及脓肿形成。因此，术中应仔细探查，发现穿孔结肠，并尽量避免或减少粪便污染腹盆腔，对有结肠坏死穿孔者，用大量生理盐水反复冲洗腹盆腔，局部放置引流管引流。

2. 吻合口瘘　因结肠损伤后，穿孔处肠管因炎症反应充血水肿，单纯修补或者行肠切除吻合术后容易导致术后肠吻合口瘘，严重者可造成弥漫性腹膜炎及败血症，应尽量减少其发生。发生吻合口瘘后可在近端肠管行腹壁结肠造口或回肠双腔造口，清除腹腔内肠内容物及其脓液，放置引流管引流、术后引流、灌洗并加强抗感染治疗。

3. 肠梗阻　肠管损伤、手术时污染以及炎性水肿粘连可导致肠梗阻，大多经非手术治疗多可缓解，但也可发展成机械性肠梗阻需再次手术解除粘连或切断束带。偶有需要肠部分切除或肠捷径吻合。术中大量冲洗吸净腹盆腔积液，整理小肠排列顺序，并选择性放置防粘连材料可预防其发生。

（十）述评

结肠损伤以开放性损伤最多见，大多为穿透性损伤，战时多为枪弹伤，平时多为锐器伤引起，共约占95%，钝器所致的穿孔性损伤仅占5%左右。在腹部闭合性损伤时，可因暴力撞挤腹壁使结肠在腹壁与脊柱和骨盆间被挤破，或自高处下坠而撕破结肠。此外，一些诊断或治疗如结肠镜和钡灌肠等，也可引起结肠损伤。

结肠损伤有其一定的特殊性：①升结肠和降结肠位置较固定，而且部分在腹膜后，有时只伤及腹膜后部分，损伤后不易察觉，常被遗漏。此部位的损伤可以引起严重的腹膜后感染，且容易扩散。故探查必须仔细，若伤口位于腰背部。尤其是有肾损伤时，则必须探查结肠“裸区”及弯曲部。若发现升结肠或降结肠前壁有撕裂伤时，应检查其后壁，以免漏诊。Weil 等认为，腹内肠管的非对称性穿孔，腹膜后血肿，腰部伤口，靠近结肠肝、脾区的肾损伤，以及进出伤口在结肠腹膜返折以下者，是结、直肠腹膜后探查的适应证。②结肠壁较薄，血运较差，愈合能力不如小肠。在结肠系膜有损伤时，形成血肿，血液渗至肠壁，不易分辨肠管是否尚有生存活力。③结肠内容物较干，流动性小，污染范围不大，尽管含细菌甚多，感染力较小肠内容物为强，但刺激性较小，左侧结肠尤为如此。因此，结肠破裂后早期反应轻，腹膜刺激征不明显，尤其是腹膜后损伤，临床表现不典型，导致早期诊断困难。结肠损伤常伴腹内其他脏器损伤，如肾、小肠、胰腺及肝脏等，由于消化液的刺激可影响结肠裂口的愈合。结肠破裂晚期由于粪便污染所致的严重感染，可发生严重的腹膜炎，使患者发生全身中毒表现，甚至败血症及感染性休克等，常可因此危及生命，因此凡疑有结肠损伤，均应及时给予手术探查及治疗。

结肠损伤的治疗方式及效果与受伤时间、患者年龄、是否有合并伤、术前和术中失血量、污染或感染的程度，以及是否有感染性休克等有关。总的来说结肠损伤的基本术式可分为两种：①Ⅰ期修补或Ⅰ期切除吻合术；②修复加近端结肠造瘘或切除加近端结肠造瘘。目前，对在什么情况下采用何种术式各家意见尚不完全一致，但多数人认为，结肠损伤后 6h 以内，伤员一般情况好，全身中毒症状及腹腔污染不重，单纯结肠伤且伤口较小或合并伤轻微，对此可选用期修复。反之，若伤后在 6h 以上，术前低血压，术中出血量在 1L 以上，并发有两个以上器官损伤，Ⅰ伤口较大，大量粪便外溢，腹腔污染及全身中毒症状重，对此则应行Ⅰ期切除加造瘘术或行损伤肠段外置术，待 3 ~ 4 周后患者情况改善再行造瘘修复术。也有人主张，即使行Ⅰ期修复或切除吻合术也应在近端行造瘘术，待炎症消退、吻合口愈合后再关闭瘘口。

各段结肠损伤的处理原则如下。①盲肠和升结肠损伤：若损伤不重、污染轻者，可行局部缝合修补；若污染重者，应在回盲瓣近侧 20cm 处做回肠造瘘远侧封闭，并予以腹腔引流。若损伤严重，可做右半结肠切除或外置，回肠末端造瘘，横结肠做黏膜瘘，3 ~ 4 周后Ⅱ期切除肠瘘，做回 – 横结肠吻合术。②横结肠损伤：损伤轻者可行单纯缝合修补术，若损伤重则行损伤段外置，3 ~ 4 周后Ⅱ期关闭肠瘘。③左半结肠损伤：损伤轻可修补，视具体情况选用近侧去功能性造瘘，远侧关闭；若损伤重可将损伤肠段切除，近侧造瘘，远侧关闭。④乙状结肠损伤：损伤轻可行单纯修补；若损伤重则将损伤肠段外置，Ⅱ期切除肠瘘；若损伤肠段不能外置，则切除损伤肠段，近端造瘘，远端关闭。

因此，及早诊断结肠损伤，术中仔细探查避免遗漏肠穿孔或腹膜后肠管穿孔出血，同时大量生理盐水反复冲洗避免或减少粪便污染腹盆腔，围术期加强抗感染治疗等对于患者的预后及转归均非常重要，切不可因结肠损伤范围不大而麻痹大意，最终导致严重术后并发症。

第十章

肛门失禁手术

第一节　肛门括约肌修补术

这种手术是将括约肌断端由瘢痕组织分离，再将两端缝合，使肛管缩窄和加长，从而达到治疗的目的。

一、端对端缝合术

（一）适应证

外伤或痔瘘手术等所致肛门括约肌损伤的肛门完全失禁，但括约肌收缩力尚好者。

（二）禁忌证

（1）损伤的肛门括约肌已萎缩或纤维化，术中难以寻找或难以修补者。

（2）外伤后局部伤口未痊愈者。

（三）术前准备

（1）检查肛门收缩功能，探明括约肌断端位置。

（2）若伤口有感染，应在感染控制后 6 ~ 12 个月内修补，以免肌肉萎缩。

（3）术前 3 天进半流食，术前 1 天进流食，术晨禁食。

（4）术前晚及术晨各清洁灌肠一次。

（5）术前 3 日起口服抗生素卡那霉素 1g，甲硝唑 0.4g，每日 3 次。

（6）肛周皮肤剃毛。

（四）麻醉

简化骶管麻醉或双阻滞麻醉。

（五）体位

截石位或俯卧位。

（六）手术步骤

（1）常规消毒后，行指诊判断肛管直肠环是否完整，括约肌断端位置，并用甲紫画一标记。

（2）以括约肌附近瘢痕组织为中心，在括约肌断裂瘢痕外侧做一半圆切口。为避免术后切口感染，切口应远离肛门。

（3）切开皮肤和皮下组织，将皮瓣连同瘢痕组织向肛门侧翻开。显露肛门括约肌，寻找其断端，将内、外括约肌的两断端由周围瘢痕组织分离，并切除括约肌两断端之间的瘢痕组织（图 10–1）。保留断端上的部分结缔组织，使缝合时不易撕裂肌纤维。

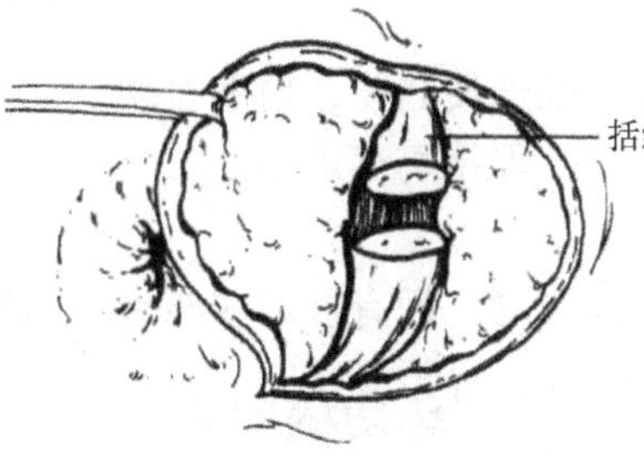

图 10–1　翻起皮瓣，显露瘢痕组织

（4）用两把组织钳夹住内、外括约肌的断端，交叉试拉括约肌的活动度及松紧度，合适后将直径 1.5cm 处圆筒肛门镜塞入肛内，再试拉括约肌。

（5）用丝线或肠线端对端褥式缝合内括约肌瘢痕组织断端，用重叠褥式缝线固定外括约肌瘢痕组织断端，使肛门可伸入示指（图 10–2）。若损伤过大，可分期手术，此时尽量拉近两括约肌断端，固定于软组织上，3 个月以后视失禁情况决定是否再次手术。

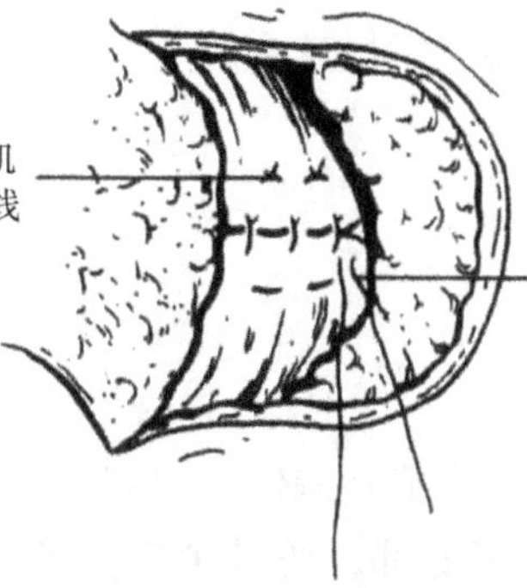

图 10–2　褥式缝合修补括约肌

（6）用丝线间断缝合皮下及皮肤切口，切口内置引流管（图 10–3）。外用塔形纱布压迫，丁字带固定。

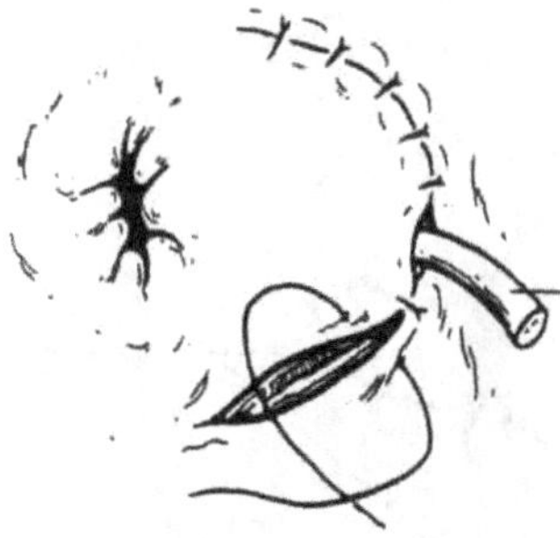

图 10–3　缝合皮肤切口

（七）术中注意事项

（1）为了避免术后创口感染，切口可远离肛门。

（2）分离括约肌断端时，注意勿损伤肛管壁。

（3）肛门括约肌断端的瘢痕组织应予保留，断端游离后应有适当的活动度及松紧度。

（4）缝合括约肌断端，缝线不宜过多和太紧，以免引起肌肉断端坏死和感染。

（5）重建肛门皮肤时，缝合务必确切，以防形成肛瘘。

（6）缝合皮肤时，可开放伤口下部，以利引流。

（八）术后处理

（1）术后流食 2 天，后改半流食 3 天，逐渐给予少渣饮食。

（2）给予静脉补液内加抗生素，3 ~ 5 天，防止感染。

（3）术后 36 ~ 48 小时内拔除引流条。
（4）可继续给肠道抗生素。
（5）控制大便 5 天可以大便。给予润肠通便药物，协助排便。
（6）排便后每日坐浴 2 次，换药 2 次，保持局部清洁。
（7）7 天后间断拆线，10 天内拆完。
（8）出院前做直肠指诊。如肌肉拉拢过紧，而有肛门狭窄者，每周用手指扩张 2 ~ 3 次。

二、环切横缝术

（一）适应证

（1）肛管由窄小瘢痕形成一条深沟造成的失禁。
（2）肛管直肠环完整的不完全失禁。

（二）术前准备

（1）肛门周围皮肤剃毛。
（2）术前 2 天应用的肠道抗生素。
（3）术前 1 天晚及术前 2 小时用温生理盐水 500 ~ 800mL 各洗肠一次，解净大小便。
（4）术前 2 天进少量半流食，手术前晚及术晨禁食。

（三）麻醉

简化骶管麻醉或双阻滞麻醉。

（四）体位

截石位。

（五）手术步骤

（1）常规消毒后，铺无菌巾单。于肛缘瘢痕外侧做一“>”形切口（图 10–4）。
（2）切开皮肤及皮下组织，直至瘢痕基底部，切口深度应与瘢痕窄沟等深。将“>”形皮瓣向内游离至齿状线，提起被游离的三角皮瓣，使伤口与原切口方向垂直。于底部横行缝合深部组织 2 ~ 3 针，闭合“>”形切口，以消除缺损（图 10–5）。

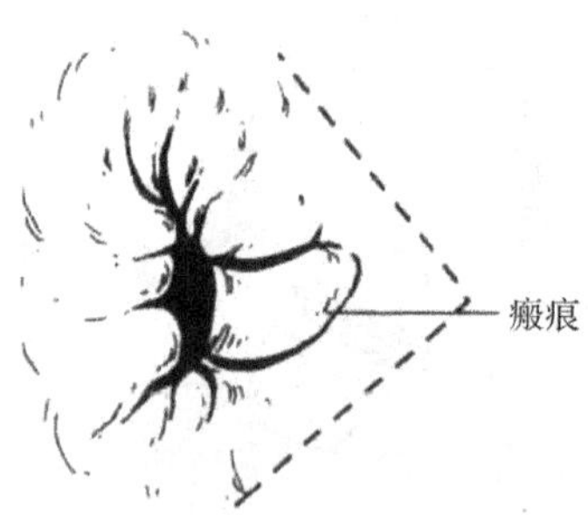

图 10–4　瘢痕外侧“>”形切口

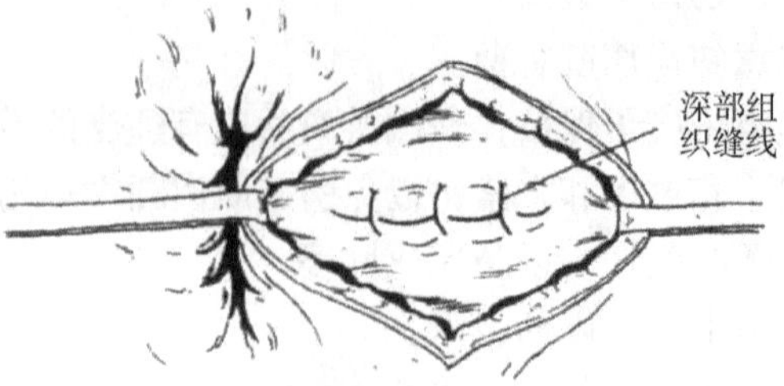

图 10–5　切开深部组织横行缝合

（3）将提起的游离皮瓣于肛管内做修剪，使肛管的切口对合，横行间断缝合皮肤切口（图 10–6）。

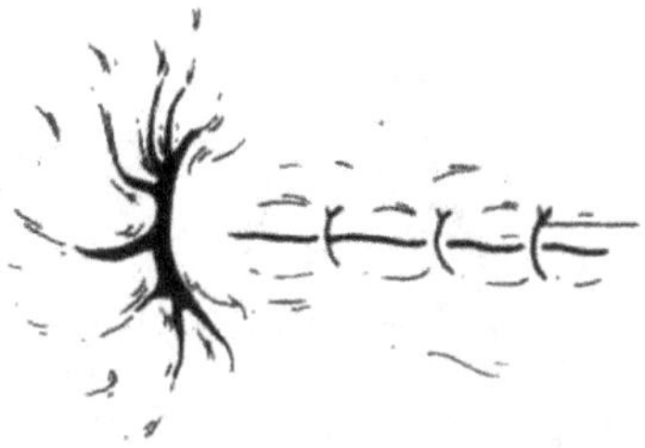

图 10-6　横行缝合皮肤切口

（4）肛内放置凡士林条，外用塔形纱布压迫，丁字带固定。

（六）术中注意事项

（1）严格无菌操作，游离“>”形皮瓣时，要将瘢痕深沟处上皮一并游离，以利闭合“>”形切口。

（2）手术切口深度要与瘢痕深沟等深。

（3）修剪皮瓣时，切口应对合整齐，缝合时不能遗留无效腔，以免感染。

（4）如无明显出血，可不缝合，以消除瘢痕深沟或缺损。

（七）术后处理

（1）术后半流食 3 天，然后改普食。

（2）抗感染，应用抗生素 5 ～ 7 天，术后当酌情选用止痛药。

（3）控制大便 3 ～ 4 天，便后坐浴，常规换药，保持切口干燥。

（4）橡皮膜引流，术后 7 天拆线。

（5）术后 2 周开始做提肛运动。

第二节　直肠阴道隔修补术（会阴缝合术）

（一）概述

将阴道后壁与直肠前壁分离，找到括约肌断端后缝合，再缝合肛提肌、阴道黏膜和会阴部皮肤，使括约肌恢复正常功能的一种手术方法，又称会阴缝合术。

（二）适应证

分娩或外伤所致的陈旧性会阴Ⅲ度撕裂造成的肛门不完全失禁，应在分娩 6 个月后做这种手术。

（三）术前准备

（1）肛周及阴部皮肤剃毛。

（2）口服卡那霉素或甲硝唑 3 天。

（3）术前晚及术晨用温生理盐水 500 ～ 800mL 各灌肠一次，解净大小便。

（4）1 ∶ 5 000 高锰酸钾溶液冲洗阴道，每天 1 次，连续冲洗 3 天。

（5）避开经前或经期。

（6）无渣软食 2 天，术前 1 天为流质，术晨禁食。

（四）麻醉

简化骶管麻醉或双阻滞麻醉。

（五）体位

截石位。

（六）手术步骤

（1）充分暴露手术野，用氯已定棉球分别塞入肠道及阴道，沿裂缘上方弧形切开阴道后壁黏膜（图 10-7）。切口两端正在括约肌断端收缩时在皮肤显示凹陷的外侧。

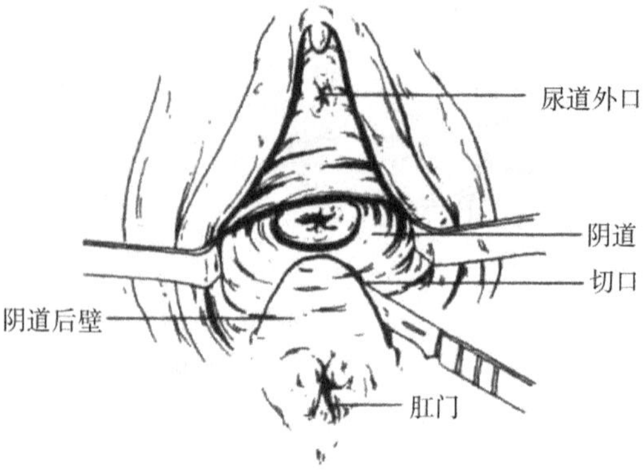

图 10-7　阴道后壁弧形切口

（2）切开阴道黏膜，向下潜行将阴道后壁黏膜与直肠前壁分开，并向下翻转、暴露、寻找外括约肌断端，最后显露两侧肛提肌断缘（图 10-8）。

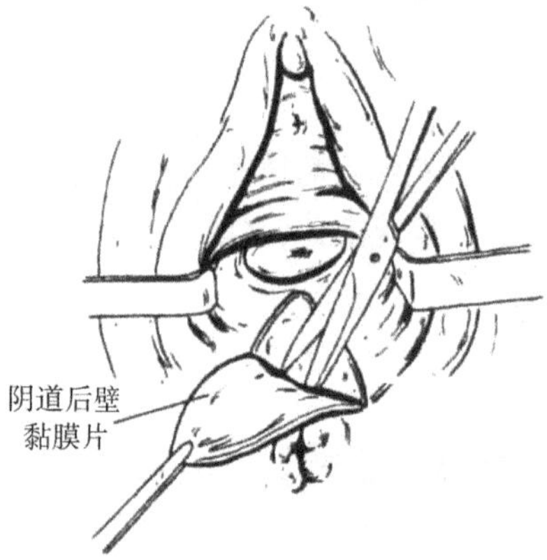

图 10-8　分离阴道黏膜、并向下翻转

（3）用剪刀或止血钳继续游离外括约肌及肛提肌的断端，再从裂缘切口分离直肠黏膜下层，使直肠阴道隔分离，用丝线重叠缝合 3 ~ 4 针（图 10-9），但不宜过紧，以免肛门狭窄。

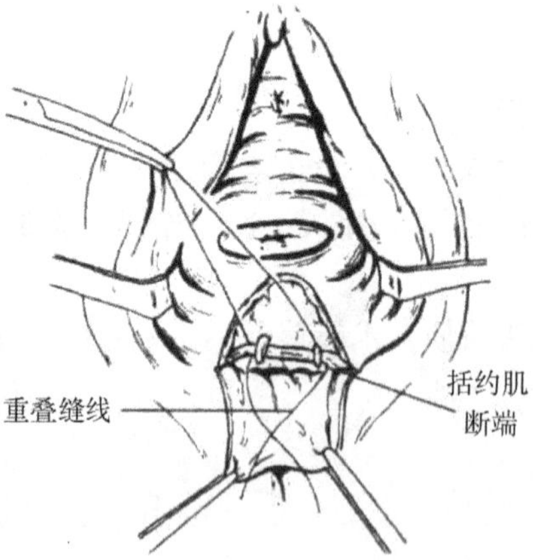

图 10-9　游离括约肌断端重叠缝合

（4）示指伸入肛管，检查括约肌缝合是否足够紧，如不够紧再缝合较多肌纤维，然后在中线缝合耻骨直肠肌，加强括约肌（图 10-10）。

（5）复回黏膜片，使黏膜片由于缝合括约肌成为突出皱褶，做成会阴体，以免生成狭窄。

（6）消毒阴道，修整切除多余阴道黏膜，丝线间断缝合阴道黏膜切口（图 10-11），取出肠腔、阴道内棉球，外用敷料包扎，丁字带固定。

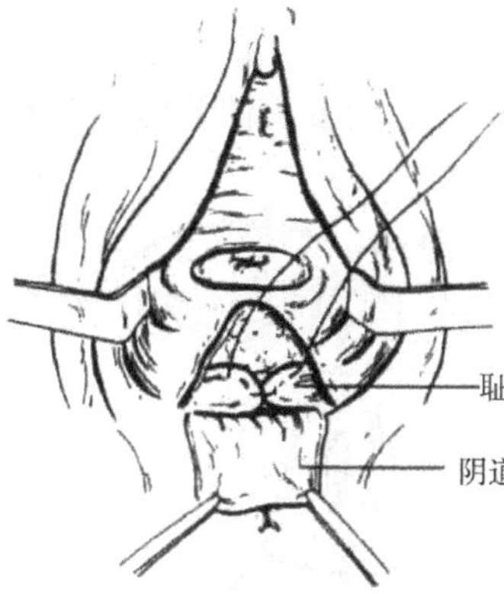

图 10-10　缝合耻骨直肠肌

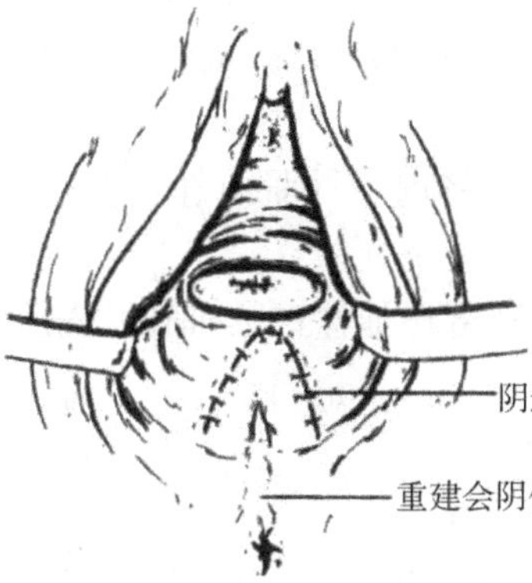

图 10-11　缝合阴道伤口

（七）术中注意事项

（1）分离直肠阴道隔时，手法要轻巧，不能损伤直肠阴道壁，以减少感染机会。

（2）缝合括约肌和肛提肌时，术者示指放入肛内，应以肛门能通过示指末节为度，不宜过紧，否则造成肛门狭窄。

（八）术后处理

（1）卧床休息，平卧位。

（2）留置导尿至拆线。

（3）余同括约肌修补术。

第三节　肛门后方盆底修补术

（一）概述

Parks 于 1971 年设计这种手术，折叠缝合两侧肛提肌和耻骨直肠肌，增强肛门直肠角，加长肛管。因此，又称肛门后方直肠固定术。

（二）适应证

适于自发性失禁，扩张术后引起的失禁和直肠脱垂手术固定后仍有失禁。

（三）术前准备

同肛门括约肌修补术。

（四）麻醉

简化骶管麻醉或双阻滞麻醉。

（五）体位

折刀位或截石位。

（六）手术步骤

（1）常规消毒后，在距肛门后缘约 6cm 处，向肛门两侧做倒 V 形皮肤切口（图 10–12）。

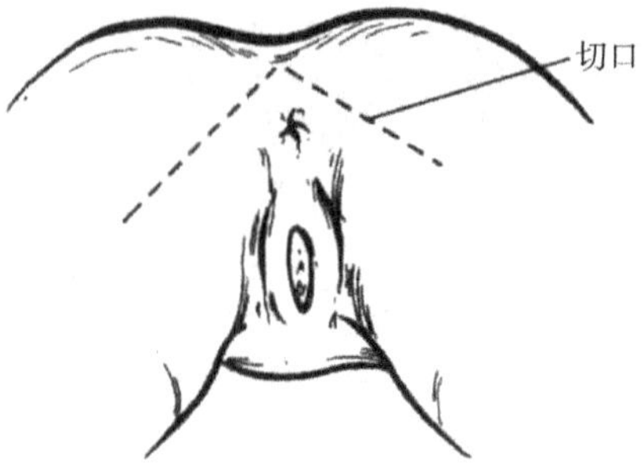

图 10–12　倒 V 形切口

（2）将皮肤和皮下脂肪组织由外括约肌的后部纤维分离，并将皮肤向前翻转，显露和确认内外括约肌间沟。

（3）在外括约肌和内括约肌之间分离，将内括约肌由外括约肌分离，并将外括约肌牵向后方（图 10–13）。

（4）向前牵开肛管和内括约肌，向上分离到耻骨直肠肌和肛提肌上缘，显露直肠后壁及两侧约 2/3 周的肠壁（图 10–14）。

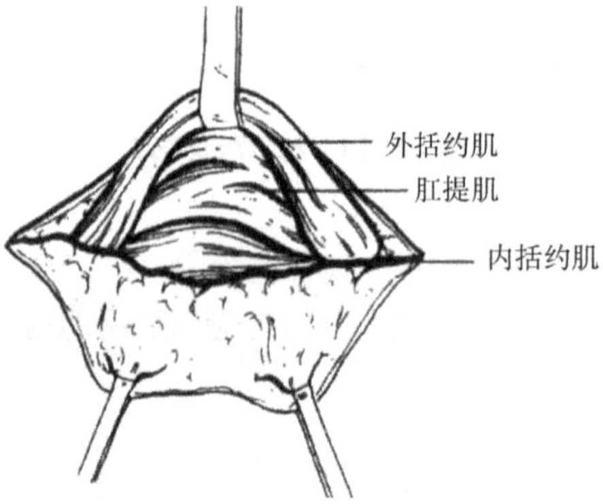

图 10–13　分离内、外括约肌

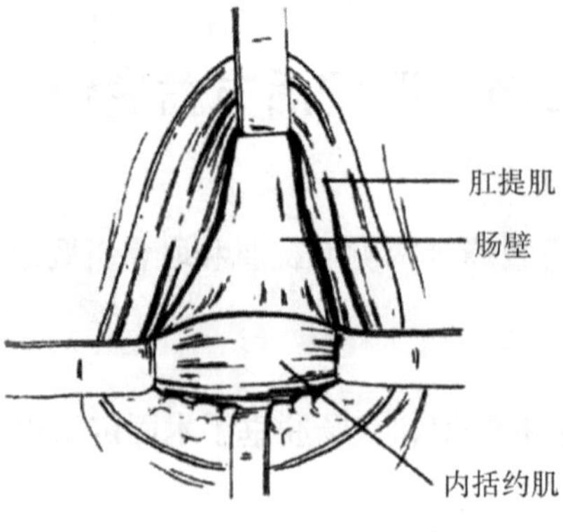

图 10–14　显露直肠后壁

（5）两侧肛提肌穿入缝线，牵紧缝线将两侧肌内由后向前间断缝合两层，使盆底修补（图 10–15）。

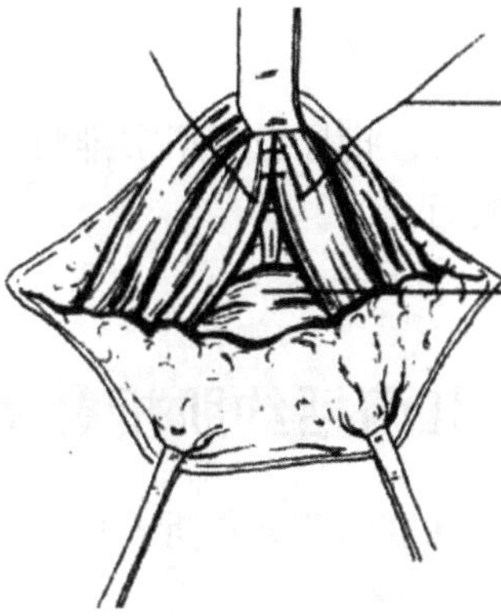

图 10-15 缝合肛提肌，修补盆底

（6）折叠缝合耻骨直肠肌，使肌肉缩短，肛管直肠角前移，恢复正常角度（图 10-16）。折叠缝合外括约肌（图 10-17）。

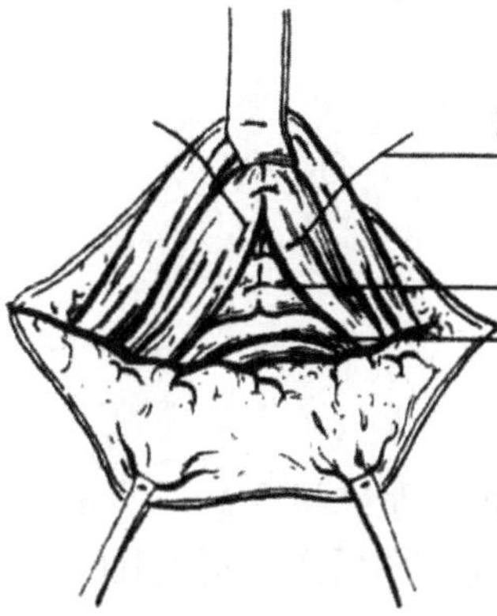

图 10-16 折叠缝合耻骨直肠肌

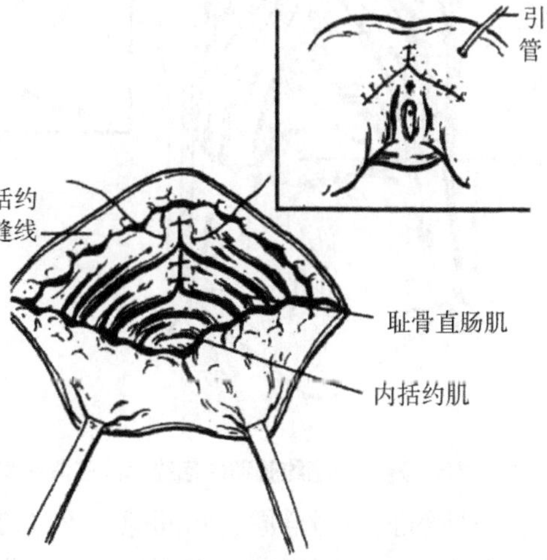

图 10-17 折叠缝合外括约肌

（7）创面用抗生素溶液洗净后，皮下置引流管，缝合皮下组织、皮肤。

（七）术中注意事项

（1）沿肛门内、外括约肌间沟分离可避免出血。

（2）分离肛提肌、耻骨直肠肌不要损伤肠壁。

（3）骶前筋膜不要切开，防止骶前大出血。

（八）术后处理

（1）术后应用缓泻剂、坐浴等方式促进排便，指导患者正常排便，应避免长时期用力排便。

（2）保持创面清洁。排便后及时坐浴、换药。

（3）余同肛门括约肌修补术。

第四节 肛门括约肌折叠术

肛门括约肌折叠术已有 100 余年历史，多在肛门前方作折叠手术，将肛门前括约肌折叠，以加强括约肌张力，缩紧肛门的一种手术方法。

一、肛门前方括约肌折叠术

（一）适应证

肛门括约肌松弛及肛门完全失禁。

（二）术前准备

同肛门括约肌修补术。

（三）麻醉

简化骶管麻醉或双阻滞麻醉。

（四）体位

截石位。

（五）手术步骤

（1）常规消毒后，铺无菌巾单，在肛门前方距肛门缘 1 ~ 2cm 处做一半圆形切口。

（2）切开皮肤和皮下组织，游离皮片并将其向后翻转覆盖肛门。向深处分离，显露外括约肌，可见其由肛门两侧向前向内行向会阴体，在两侧外括约肌和内括约肌间可见三角形间隙（图 10–18）。

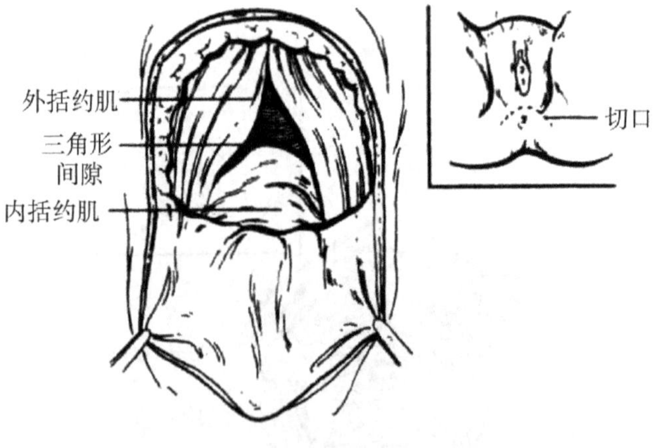

图 10–18 两侧外括约肌和内括约肌间三角形间隙

（3）用丝线间断折叠缝合内、外括约肌，闭合原三角间隙，缩紧肛管（图 10–19）。

（4）复回皮片，间断缝合皮下和皮肤，外用无菌纱布压迫，丁字带固定。

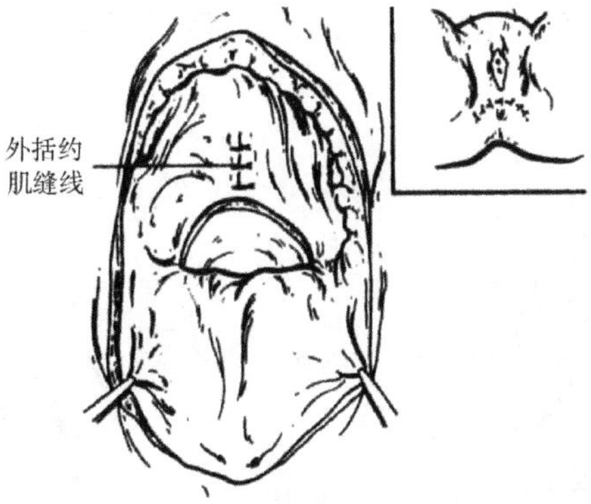

图 10-19　折叠缝合外括约肌，闭合三角形间隙

（六）术中注意事项

（1）缝合肌肉时要缝合肌膜，少缝合肌纤维，以免肌肉坏死引起肛管狭窄。

（2）严格无菌原则，及时更换手套，以防污染切口。

（七）术后处理

同括约肌修补术。

二、经阴道外括约肌折叠术

（一）适应证

适于肛门括约肌松弛的女性患者。

（二）术前准备

同会阴缝合术。

（三）麻醉

简化骶管麻醉或双阻滞麻醉。

（四）体位

截石位。

（五）手术步骤

（1）在阴道黏膜下组织内注入 1 ： 20 万肾上腺素生理盐水溶液。

（2）经阴道后缘黏膜与皮肤交界处做长 4 ~ 5cm 横切口（图 10-20）。

（3）提起阴道后壁黏膜，向上锐性分离阴道后壁，显露外括约肌前部。将外括约肌向前方牵起，判断其松弛程度。

（4）将肛门括约肌及直肠阴道隔提起，用丝线折叠缝合，使括约肌紧缩。缝合时进针不宜过深，避免穿透直肠阴道隔（图 10-21）。

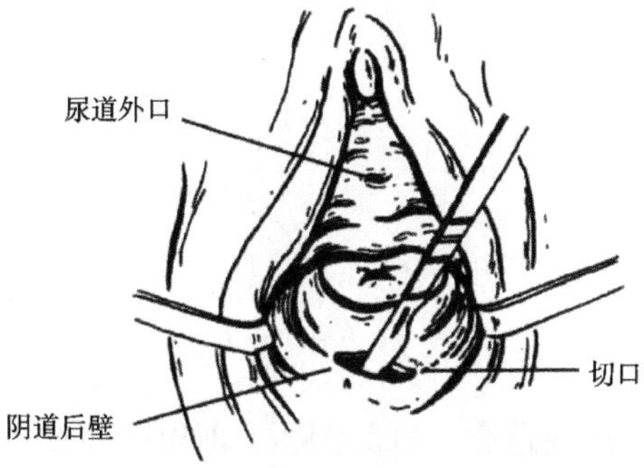

图 10-20　阴道后壁横切口

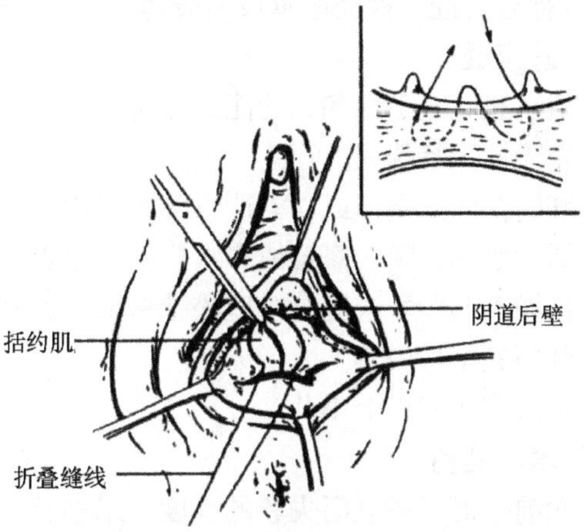

图 10-21　折叠缝合括约肌

（5）在伤口上方缝合肛提肌（图 10–22），最后缝合阴道后壁（图 10–23）。

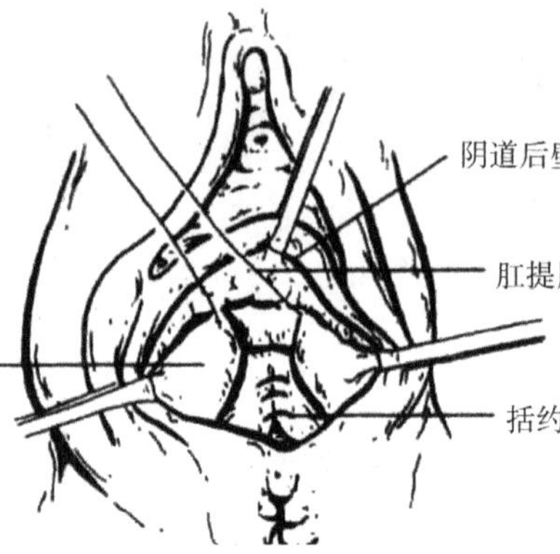

图 10–22　缝合肛提肌

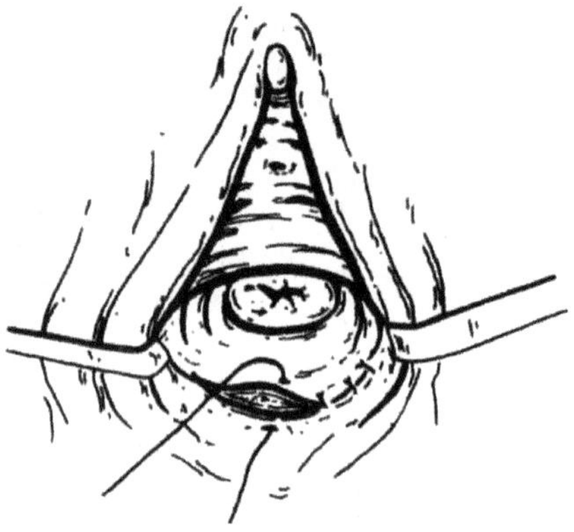

图 10–23　缝合阴道后壁

（六）术中注意事项

（1）做切口前，可于阴道黏膜下注射肾上腺素生理盐水，既便于分离，又减少渗血。

（2）切口应在阴道内，在正常组织内分离和缝合括约肌，可减少感染。

（3）缝合括约肌时，进针不宜过深，避免穿透直肠阴道隔。

（4）折叠缝合括约肌时，亦应只缝肌膜，少缝肌纤维。

（5）折叠后肛管应能通过示指末节为宜。

（七）术后处理

同会阴缝合术。

第五节　肛门括约肌成形术

肛门括约肌成形术是将肌肉或筋膜移植于肛管周围，代替或加强括约肌功能的一种手术方法。

一、股薄肌移植括约肌成形术

国外 1952 年 Pickrell 最先报道应用此术式治疗先天性畸形所致大便失禁。1959 年，张庆荣将此术式应用于直肠癌腹会阴直肠切除，会阴人工肛门的括约肌重建手术。1982 年，张庆荣报道 57 例成年人失禁中，优等 24 例，良好 25 例，较好 5 例，无效 3 例。

（一）股薄肌解剖

股薄肌是大腿内侧的浅表长肌，起于耻骨弓上缘和耻骨结节下缘，垂直向下成圆形肌腱，经股骨内侧髁后下方，向前绕过胫骨内髁成为扁腱，附着在胫骨内髁下方的胫骨内侧面。其血供来自股动脉，第 2 ~ 第 4 腰神经支配，神经血管束由股薄肌上 1/3 进入肌肉，手术时切勿损伤。

（二）适应证

（1）括约肌完全破坏和无功能部分超过 1/3 ~ 1/2 的病例。

（2）先天性无括约肌。

（3）肛门括约肌缺损或功能严重障碍造成肛门失禁者。

（4）括约肌损伤无法修补或多次修补失败者。

（5）长期直肠脱垂或肛管极度松弛造成的失禁。

（6）肛门完全性失禁。

（7）年龄在 5 岁以上小儿。

（三）术前准备

（1）术前全面了解肛门失禁的程度，术前行钡灌肠、排粪造影、肛肠测压、肌电图检查。

（2）选股薄肌较发达的一侧，于术前在内收大腿，弯曲小腿状态下用甲紫绘画出该肌走向。

（3）术前其他准备同肛门括约肌修补术。

（四）麻醉

连续硬膜外麻醉。

（五）体位

先取仰卧、双下肢外展位，后改截石位。

（六）手术步骤（以左侧大腿为例）

（1）先取仰卧、双下肢外展位，分别于左侧大腿内侧上 1/4 隆起处（上切口）、膝关节内上方（中切口）、胫骨粗隆内下方（下切口），做 3 个纵向切口（切口长度 4 ~ 5cm）。经上切口，切开皮肤和皮下组织，在内收长肌内侧显露股薄肌，切开股薄肌筋膜，以手指和血管钳将肌肉游离，以纱条牵引之（图 10–24）。

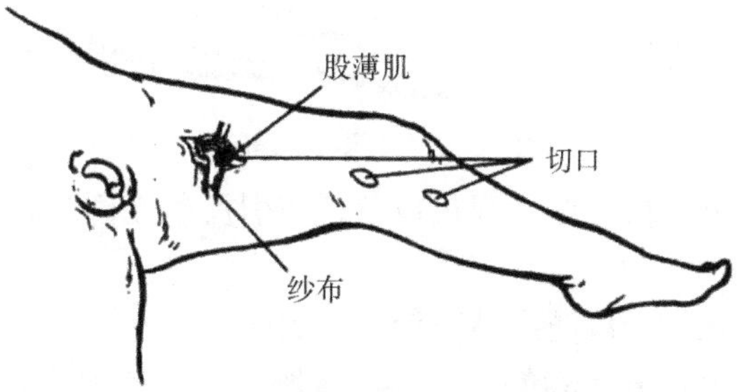

图 10–24　股部上、中、下三处皮肤切口

（2）经中切口在缝匠股后方找到肌薄肌，以血管钳挑动肌腱，可见上切口之股薄肌移动。用示指钝性分离上、中切口之间的股薄肌。牵开胫骨结节下方的切口，显露扁平的股薄肌腱，并游离肌束，将肌腱由骨膜切断，将已完全游离的股薄肌全部由上切口拉出，用盐水纱布包裹，以备移植，关闭中、下两切口（图 10–25）。

（3）改截石位，于右耻骨结节处，肛门前、后正中线分别距肛门 2cm 处，各做纵切口长约 3cm。并用血管钳和示指经切口在括约肌间沟以上绕肛管钝性分离一周，再从肛门前正中切口绕皮下分别与右耻骨切口和左大腿上 1/4 伤口钝性分离相交通，形成一与股薄肌粗细相当的隧道（图 10–26）。

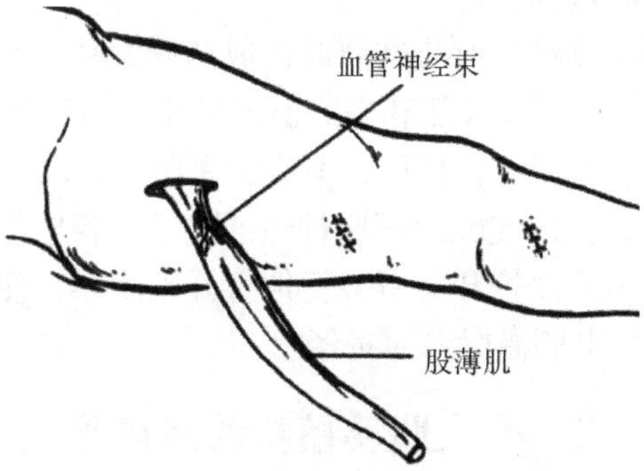

图 10–25　从上切口牵出游离的股薄肌，缝合中、下切口

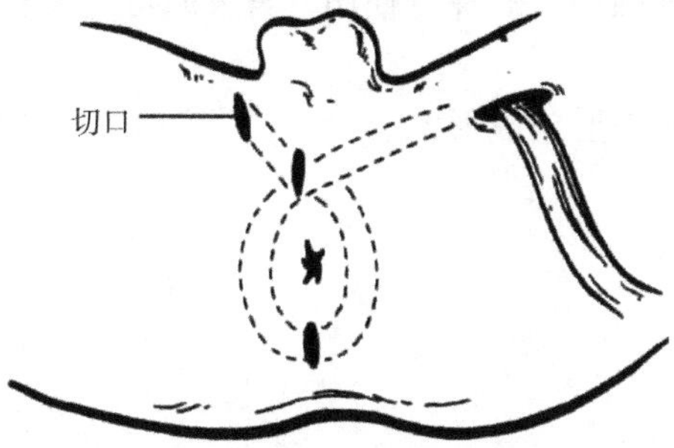

图 10–26　右耻骨结节，肛门前后正中切口及隧道

（4）绕肛门前正中切口，将股薄肌断端拉入隧道，沿隧道环绕肛管一周，于前方交叉后，到达右耻骨结节切口引出。改仰卧位，使两下肢伸直，使股薄肌完全松弛，牵紧肌腱，确定肛管紧度，一般伸入指尖即可。将其断端固定于耻骨结节骨膜上，一般固定 2 ～ 4 针（图 10-27）。

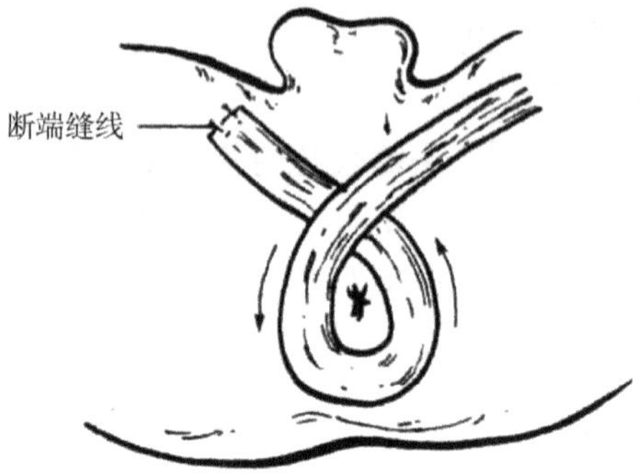

图 10-27　缝合固定断端

（5）缝合所有皮肤切口，肛门后正中切口可放置橡皮引流条无菌纱布压迫，丁字带同定。

（七）术中注意事项

（1）术前、术中严格无菌操作，以防因感染使手术失败。

（2）游离股薄肌时，应注意避开大隐静脉，并保持股薄肌运动和营养的神经血管束，以免影响运动功能。

（3）患者矮小肥胖、肌腱较短者，可将肌腱固定于坐骨结节和肛提肌上，这时不做耻骨结节下切口，而在对侧坐骨结节处做一切口。该切口与前方切口做一隧道，将肌腱通过隧道拉出，并将肌腱末端分为两半，一半固定于坐骨结节，另一半固定于肛提肌。

（八）术后处理

（1）术后卧床 1 周。术后继续给无渣流质饮食数日，直至伤口愈合为止，改为普食。

（2）全身应用抗生素 7 天，以预防切口感染。

（3）术后 36 ～ 48 小时拔除橡皮引流，及时更换敷料，保持各伤口清洁干燥。

（4）控制排便 1 周，训练定时排粪。

（5）术后 2 周开始股薄肌活动训练。有排粪感时内收两侧大腿，手压下腹部，躯干弯向前方，增强排粪反射。外展小腿可使肛门紧缩，内收大腿和弯曲躯干可使肛门松弛，

（6）术后 2 周肛管指诊，若有狭窄可行扩肛，但应循序渐进，以示指末节能通过即可。

（7）术后 6 周或手术的同时，找出支配股薄肌神经的主干，将电板片固定在神经束上，神经刺激器置于第五肋骨下方皮下，术后用体外磁控开关有节奏地打开刺激器，使肌肉收缩，防止肌肉萎缩，以增强远期疗效——即带蒂股薄肌移植电刺激股薄肌神经术。

二、臀大肌移植括约肌成形术

1902 年，Chotwood 首次报道用两条臀大肌片治疗肛门失禁。臀大肌是一大的、有张力的肌肉，其下缘靠近肛门，容易移植。因此，如括约肌的神经损伤，臀大肌可代替其功能。

（一）适应证

术前准备、麻醉均同股薄肌移植肛门成形术。

（二）麻醉

连续硬膜外麻醉或双阻滞麻醉。

（三）体位

折刀位。

（四）手术步骤

（1）在尾骨与坐骨结节之间臀部两侧各做一斜切口约 5cm（图 10-28）。

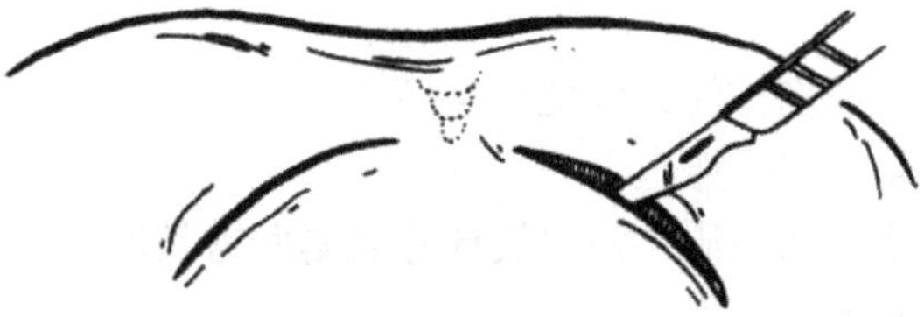

图 10-28　臀部两侧斜切口

（2）切开皮肤及皮下组织，显露臀大肌，将两侧臀大肌内缘游离成一条宽约 3cm 肌束，勿损伤神经（图 10-29）。

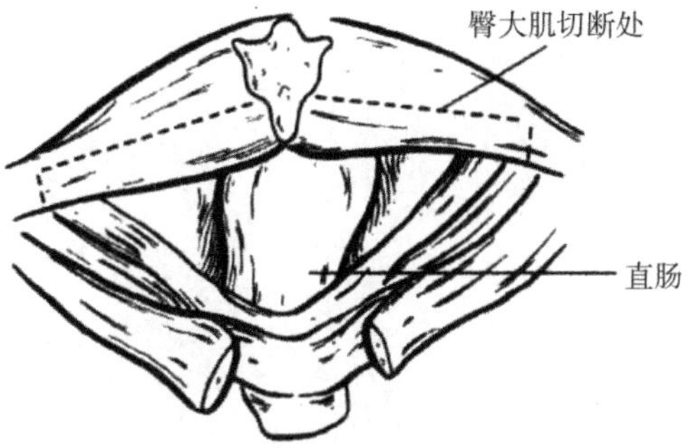

图 10-29　做带蒂的臀大肌肌瓣

（3）围绕肛管在肛门前方和后方做皮下隧道，并由臀部切口和肛门外弯切口之间做成隧道（图 10-30）。

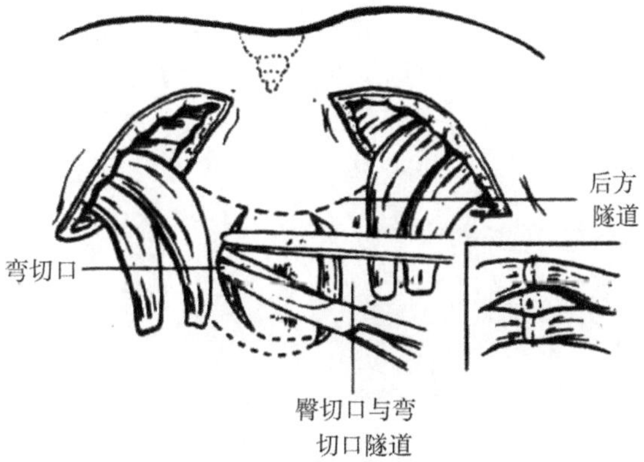

图 10-30　围绕肛管做皮下隧道

（4）将左右两侧下部肌肉断端通过隧道牵向会阴，并将两断端重叠缝合。上部肌肉断端牵向后方，围绕肛管重叠缝合（图 10-31）。

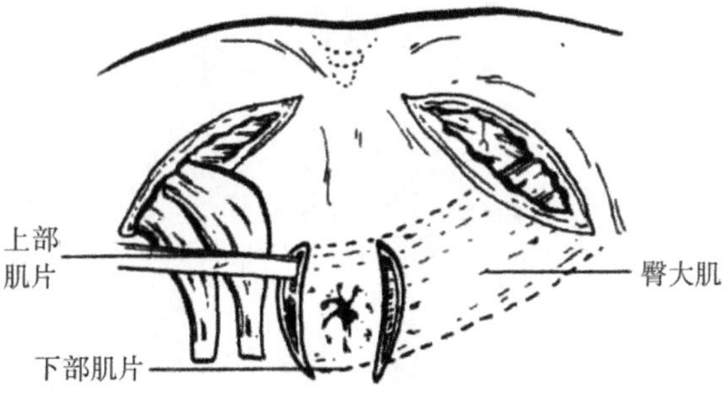

图 10-31　两侧肌肉通过隧道重叠缝合

（5）切除伤口瘢痕后间断缝合皮肤，置橡皮条引流，乙醇消毒纱布覆盖。

（五）术中注意事项

（1）游离臀大肌时，注意勿损伤神经，以免肌肉坏死。

（2）分离直肠前方时，注意勿损伤尿道。

（3）为使肌瓣无张力地环绕直肠一周，预先设计好肌瓣所需长度。

（4）彻底止血，防止创口感染。

（六）术后处理

（1）手术 2 周后训练肛门括约肌功能，不宜过早。

（2）同余薄肌移植括约肌成形术。

第十一章

腹腔镜技术及应用

第一节　小肠镜检查

小肠位于消化道中段，长 5 ~ 7m，由于小肠远离口腔和肛门，肠段较长，在腹腔内位置游离，常形成多个复杂的环状结构。幽门至 Treitz 韧带为十二指肠，Treitz 韧带与空肠相邻，上 2/5 为空肠，位于左上腹，下 3/5 为回肠，位于右下腹。空肠和回肠之间没有明显分界，依靠小肠 Kerckring 皱襞的形态及数量可粗略估计。因而小肠镜（enteroscopy）检查远较胃镜及肠镜困难。随着内镜技术的不断改进和发展，小肠镜已越来越多地运用于临床。

一、适应证和禁忌证

（一）适应证

（1）原因不明的腹痛、腹泻、呕吐，经 X 线钡餐、胃镜及肠镜检查未能确诊，或疑似小肠疾病者。
（2）原因不明的消化道出血，经胃镜、肠镜检查尚未发现病灶，临床上怀疑有小肠疾病者。
（3）不明原因贫血、消瘦和发热等，疑有小肠良性或恶性肿瘤者。
（4）有吸收不良综合征者。
（5）肠结核或克罗恩病患者。
（6）手术时协助外科医生进行小肠检查并定位者。
（7）镜下进行小肠息肉摘除术、电凝止血和活组织检查者。
（8）小肠 X 线钡餐、CT 检查病变和部位不能确定，或症状与以上检查、诊断不符者。

（二）禁忌证

（1）不配合或精神病患者。
（2）消化道急性穿孔者。
（3）严重心肺功能不全者。
（4）急性胰腺炎、胆管炎，伴全身情况较差者。
（5）急性完全肠梗阻者。
（6）腹腔广泛粘连者。
（7）高热、感染、出血倾向和肝肾功能不全未控制者。
（8）脑出血、昏迷和严重高血压、心脏病未改善者。
（9）存在其他疾病可能影响检查完成或者风险较大危及生命安全者。

二、检查方法

（一）术前准备

（1）在小肠镜检查前，向患者说明检查的目的和过程，消除患者心理的恐惧，争取患者在检查中做好配合工作，检查医生必须详细了解病史及其他有关资料。

（2）经口进镜的术前准备同胃镜检查，但最好适当应用导泻药物，经肛进镜的术前准备同肠镜检查。但由于小肠镜检查的时间较长且会使患者产生一定痛苦，建议进行静脉麻醉。

（3）做碘过敏试验，以便需要时做造影检查。

（4）所有患者进行全程心电监护及氧饱和度监测。

（5）根据患者症状及其他检查结果，决定经口或经肛进镜方式，采用双人操作法。

（二）操作步骤

小肠镜分为推进式小肠镜（push enteroscopy）、探条式小肠镜（sonde enteroscopy）和导丝式小肠镜（ropeway enteroscopy）。目前常用的为双气囊推进式小肠镜和单气囊推进式小肠镜。以下介绍以上两种气囊推进式小肠镜的操作方法。

气囊推进式小肠镜的内镜操作系统由主机部分、内镜、外套管和气泵 4 部分组成，它开创性地利用气囊固定肠壁的作用，并与外套管的取直作用相结合，来克服机械推进显像方法在小肠所遇到的结襻和成角等困难。双气囊推进式小肠镜的内镜和外套管前端各安装有一个可充气、放气的气囊，而单气囊推进式小肠镜仅外套管前端有一个气囊，气囊连接于根据气囊壁压力不同而自动调整充气量的专用气泵上。

1. 双气囊推进式小肠镜　操作前先将外套管套在镜身上，当内镜前端部至十二指肠后，将镜前端气囊充气至（5.6 ± 2.0）kPa 后气泵自动停止充气，使内镜头部固定且不易滑动，然后将未充气的外套管沿镜身滑至内镜 155cm 处，随后将外套管气囊充气至（5.6 ± 2.0）kPa 后自动停止充气；此时，两个气囊均已充气，内镜、外套管与肠襻已相对固定，缓慢拉直内镜和外套管；将内镜头端气囊放气至（–6.7 ± 2.0）kPa，将镜身缓慢向深部插入，再依次将镜前端部气囊充气，使其与肠壁间相对固定，并同时释放外套管气囊并沿镜身前滑。重复上述充气、放气、滑行外套管和钩拉等动作，即可使镜身缓慢、匀速地推进到小肠深部，完成整个操作过程。

双气囊推进式小肠镜通常需由 2 名医师（1 名负责插镜、控制旋钮，另 1 名负责托镜和插送外套管）和 1 名护士（负责给药、观察患者和进行气泵操作）协同操作。在操作过程中可根据需要从活检孔道内注入 30% 泛影葡胺，以了解内镜位置、肠腔狭窄扩张情况和内镜距末端回肠的距离等。操作时如遇内镜盘曲、进镜困难时，除采用拉直内镜和套管的方法外，还可使用变换患者体位、手掌按压腹壁等辅助手段。仅在少部分患者中需完成全小肠检查，不强调 1 次小肠镜检查完成全小肠观察。必须行全小肠检查的患者可分别通过经口、经肛联合方式，并在第 1 次检查的最远端小肠黏膜下注射标记物，第 2 次检查时发现此标志即可确认完成全小肠检查；经口进镜的深度以回肠中下段为宜，经肛进镜的深度以空肠和回肠交界区为宜。即使应用联合方式，全小肠检查的完成率也只有 40% ~ 86%，两次检查可间隔数天至数月不等。

2. 单气囊推进式小肠镜　单气囊推进式小肠镜是在双气囊推进式小肠镜的基础上加以改进，去掉镜端的气囊，仅保留外套管气囊，镜端的可曲度及视角范围明显增加。通过安装在外套管端的气囊充气和镜端的钩拉交替固定肠腔，再反复推拉外套管和镜身，使其不断向前推进，完成对整个小肠的检查。单气囊推进式小肠镜与双气囊推进式小肠镜相比，其优势在于操作更加简便，仅一个气囊交替充放气，镜端灵活、视角大；操作人员可减少为 2 名，即 1 名医师控制旋钮和气泵遥控器，另一名医师插镜，明显提高了小肠镜的检查效率。

通过操作外套管前端的气囊以及控制内镜的前端角度，单气囊推进式小肠镜可顺利插入小肠深部。首先，将内镜插入管腔深部，外套管推进并向气囊充气，当气囊内部压力超过规定上限（8.2kPa）时会发出警告音，5s 内强行放气。将内镜与外套管缓慢回拉，可将小肠缩短并将内镜插入至深部小肠。

结合 X 光透视判断检查进程，插入以同心圆方式进行，不同个体所形成的内镜行程是不同的。

三、临床应用

正常小肠黏膜在小肠镜下所见如天鹅绒的绒面，粉红色，有时可见数量不等的粟粒状淋巴滤泡。十二指肠、空肠黏膜表面突出大量密集绒毛，管径较大，环状皱襞粗而密集，局部血供丰富；回肠管径较小，黏膜环状皱襞细而稀疏，局部血供也相对较少。在病理情况下，绒毛出现异常是主要特征，绒毛不同程度的改变，对正常黏膜与异常黏膜、良性病变与恶性病变之间的鉴别诊断起到重要作用。

（一）小肠炎症性病变

小肠炎症性病变可分为感染性病变和非感染性病变，如某些细菌、病毒或真菌、寄生虫的感染，感染后吸收不良，或可见于克罗恩病、成人乳糜泻、嗜酸性胃肠炎、Whipple 病等。

（1）非特异性小肠炎：凡不能用小肠先天性发育不良、特异性病原体感染、血管异常和良、恶性肿瘤等疾病解释的小肠炎症均称为非特异性小肠炎。内镜下表现：黏膜水肿，表面形成各种形态的糜烂灶，浅凹陷表面覆浅黄白苔，环形皱襞变粗，血管纹理模糊，黏液分泌亢进，光泽存在，绒毛变粗、变模糊。常见的原因包括服用非甾体消炎药物、病毒感染、不当饮食与应激等。也可形成非特异性溃疡，多发或单纯性，临床表现为小肠慢性出血、腹痛、腹泻等。回肠与空肠的比例为 2 ∶ 1。

（2）克罗恩病：一种原因不明的慢性炎症性疾病，可发生于口腔至肛门的任何部位，病变常呈节段性分布在消化道内，以回肠和右半结肠多见。主要表现为纵行溃疡、裂隙样溃疡、隆起性改变（铺路石样）、炎性息肉、肠腔变形、假憩室、狭窄和瘘管形成等，表现多样，在病灶处活检，若病理提示为肉芽肿性炎性改变，则为主要诊断依据。

（3）肠结核：小肠结核中，末端回肠发病较空肠和十二指肠发病多见，分为溃疡型、增生型和混合型。内镜下表现多样，如散在的、大小不一的多发溃疡，多发炎性息肉，多发炎性憩室，溃疡瘢痕以及肠管偏侧或对称性狭窄，最终可导致肠梗阻。

（4）小肠吸收不良综合征：包括乳糜泻、热带口炎性腹泻和 Whipple 病等，多为小肠炎症引起，故以小肠炎性表现多见；少数黏膜充血不明显，黏膜苍白、皱襞低平；结合病理组织学检查是确诊本病的主要手段，小肠绒毛有不同程度的萎缩、变短，甚至消失。

（二）小肠血管源性病变

不明原因的消化道出血往往是小肠出血造成的，国外报道小肠出血以血管病变多见（70% ~ 80%），如小肠血管海绵样病变、血管瘤、毛细血管扩张症等，病灶小且平时多无症状，更无法被 X 线钡餐及血管造影等发现。小肠镜下小肠血管病变的表现与胃镜、肠镜下的表现基本一致，多见单发或多发的蓝紫色小隆起，或者黏膜毛细血管扩张伴血管畸形；偶尔发现病灶表面的新鲜渗血可确诊，检查同时可在内镜下予以金属夹夹闭以止血。

（三）小肠肿瘤

小肠肿瘤虽然仅占整个消化道肿瘤的一小部分，占胃肠道肿瘤的 1% ~ 3%，其中 60% ~ 70% 是良性肿瘤，但其临床诊断难度最大。这与小肠结构特殊、肿瘤临床表现特征性不强、临床医师对本病的认知度不高，以及各种针对小肠疾病检查的手段存在缺陷等诸多因素有关。带气囊小肠镜是近年开展的小肠诊治新技术，通过经口或与经肛方式相结合可完成全小肠无盲区的检查，由于小肠镜对小肠黏膜的观察更直观、清晰，对可疑部位能反复观察，对可疑病变通过活检可获得病理组织学诊断，从而使小肠镜成为小肠肿瘤定位、定性诊断的最佳方法。

1. 良性肿瘤　小肠良性肿瘤常见的有小肠息肉和黏膜下肿瘤，与胃、结肠肿瘤相似，增生性息肉较小而无蒂；管状腺瘤常有蒂，色红呈桑葚状；绒毛状腺瘤体积大，呈分叶状。小肠腺瘤以单发隆起为主，好发部位依次为空肠、回肠和十二指肠。如发现多发性隆起伴口唇黏膜黑色素沉积者，应警惕 P-J（Peutz-Jeghers）综合征。回肠腺瘤与息肉样淋巴滤泡性增生在鉴别上有困难时，可通过染色观察表面腺管开口状态或活检后确定息肉性质，有条件的可以行内镜下治疗。

小肠黏膜下肿瘤包括平滑肌瘤、脂肪瘤、神经纤维瘤、淋巴管瘤等，黏膜表面完整，色泽与黏膜一致，病变表浅或者表面有溃疡者可通过活检确定，一般超声小肠镜检查可确定病灶大小、来源及性质。

2. 恶性肿瘤 小肠恶性肿瘤发病率低的主要原因与小肠蠕动、肠道内容物吸收、黏膜与致癌物质接触时间、肠内细菌数量和肠内 IgA 免疫系统的免疫防御功能有直接关系。小肠恶性肿瘤中以小肠癌最多见，其次是恶性淋巴瘤和平滑肌肉瘤。

小肠癌的形态诊断参照大肠癌的分类法，可分为隆起型、非狭窄型、管外发育型和轮状狭窄型。病变好发于空肠，空肠与回肠的比例为 2 ：1。以分化型腺癌为主，肠壁可见菜花样隆起，表面溃疡以出血居多，有时可见非溃疡性肠腔环形狭窄；腺瘤癌变呈环堤状增生，中央溃疡，表面不规则隆起伏。十二指肠乳头癌较为多见，占小肠癌的 45% ~ 50%，常与腺瘤并存。表现为乳头部明显肿大，开口处糜烂、溃疡和肿瘤形成。

平滑肌肉瘤是肠道最常见的恶性软组织肿瘤，好发于回肠和空肠，十二指肠较少见。内镜下表现为较大的黏膜下肿块，常大于 2cm，并有增大倾向，表面常有溃疡形成，与非肿瘤性炎症有时难以辨别，确诊需靠病理检查。

恶性淋巴管瘤多发生于回肠末端，其中发生于十二指肠的占 6.9%，以球部最多。内镜下分为隆起型、溃疡型和狭窄型。可表现为多发性溃疡及结节状隆起，狭窄呈偏侧性。

消化道类癌以直肠、回肠多见，依次为空肠和十二指肠。十二指肠类癌多发于十二指肠球部，降部少见。小肠类癌主要位于黏膜下层，病灶较小时不易发现，大的病变与黏膜下肿瘤难以鉴别，其生长缓慢，质硬。

四、并发症及其处理

小肠镜检查的并发症有以下几种。

（1）穿孔和出血。

（2）消化道黏膜擦伤。

（3）大量注气造成术后腹胀、腹痛。

（4）急性胰腺炎。

（5）继发于麻醉操作及其他药物的并发症，如呼吸窘迫、支气管痉挛、吸入性肺炎，其总体发生率较低。

小肠镜检查过程中时间较长，易成襻；进镜时必须在明视野状态下进行，遵循“循腔而入”的操作原则，尽量使内镜在保持拉直状态下进行操作。外套管的推进或外拉应注意掌握好力度，推进时注意保持内镜相对固定状态。插镜阻力过大，易造成黏膜撕裂而出现并发症，所以在检查过程中，插镜要轻柔，尽量少充气，避免肠腔过度伸展；通过变换体位、手掌压腹等方法拉直镜身；当管腔过度弯曲且无法辨别位置时，在内镜打角度前给气囊充气并轻轻回拉外套管，减少在肠管内的弯曲而使内镜容易插入；插入外套管时感觉阻力较大，可能是由于黏膜嵌入外套管与内镜之间所致，应避免强行推进；避免在乳头附近给气囊充气，防止损伤乏特壶腹而引起术后胰腺炎。退镜时采用放松外套管气囊而在内镜气囊充气状态下缓慢退镜，吸尽小肠内的气体，减少检查后患者腹胀情况。需要活检时，因小肠壁较薄，不可太深，以免发生穿孔；疑为血管性病变，禁做活检。

第二节 结肠镜检查

1960 年代初期纤维结肠镜开始应用于临床，1980 年代初期出现了电子结肠镜，随着内镜及配件的发展，结肠镜在结直肠疾病的诊断和治疗上有了重大进展。既往结直肠疾病的诊断主要依靠钡剂灌肠检查，然而影像学诊断的正确性并不高，较小的病灶很难发现，有时较大的病灶也难以确诊。结肠镜不仅能对各种大肠疾病做出正确诊断，而且在治疗方面也越来越体现出其重要地位，除可进行内镜下结肠息肉摘除外，还可开展其他治疗，如结肠出血的治疗、乙状结肠扭转复位等，大肠癌伴有梗阻者经内镜激光治疗和放置支架可解除其梗阻。对于已确诊的结肠癌、直肠癌和息肉患者行结肠镜检查是防止遗漏多发性结直肠癌和多发性肠息肉的有效方法。结肠癌和息肉术后的结肠镜定期随访是及时发现肿瘤复发和再发的重要手段。目前结肠镜已成为结直肠疾病诊断和治疗中最常用而且有效、可靠的方法。

一、适应证和禁忌证

（一）适应证

临床上怀疑结直肠和末端回肠病变者均需要做结肠镜检查，结肠镜检查较钡剂灌肠检查更清晰，而且对怀疑病变的部位还可以做活检以明确诊断。临床上出现以下情况有进行结肠镜检查的指征。

（1）不明原因的便血。

（2）不明原因的大便习惯改变、腹泻、腹痛、低位肠梗阻。

（3）腰部肿块无法排除大肠及末端回肠疾病。

（4）钡剂灌肠怀疑有异常而需进一步明确病变性质。

（5）血 CEA、CA19 ~ 9 升高须查明原因和部位。

（6）炎症性肠病需定期检查者。

（7）大肠癌的普查。

（8）转移性腺癌寻找原发病灶。

（9）对于明确结肠某一部位有肿瘤者仍需做全结肠检查，以排除癌或伴有息肉。

（10）结肠癌和结肠息肉治疗后随访：结肠癌和结肠息肉有一定的家族性倾向，所以家族中有上述疾病者也应该定期做结肠镜检查。

（11）肠道疾病手术中需内镜协助探查和治疗者。

（12）拟通过结肠镜对多种结直肠疾病进行治疗者：如结肠镜下应用高频电凝、电切、套扎切除各种结直肠息肉，包括带蒂息肉、广基息肉、息肉癌变、类癌及多发息肉等；结直肠出血，应用高频电灼、电凝、微波等进行止血；结直肠壁静脉曲张或静脉瘤，应用微波、硬化剂注射；结肠良性狭窄、吻合口狭窄，应进行扩张；肠套叠、乙状结肠扭转，应用结肠镜整复；晚期结肠癌出血、梗阻，应用激光、微波等止血，扩张，放置支架，解除梗阻。

（二）禁忌证

对于下列患者不宜做结肠镜检查。

（1）严重心肺功能不全及可能出现严重心脑血管意外者（包括严重心律失常、心肌梗死、休克、腹主动脉瘤等）。

（2）怀疑急性腹膜炎或结肠穿孔者。

（3）不能配合者。

（4）相对禁忌证

①妊娠、腹腔内粘连、慢性盆腔炎等如必须进行检查时，有经验的术者可小心进行。

②重症溃疡性结肠炎、多发性结肠憩室患者应看清楚肠腔后再进镜，勿用滑镜方式推进结肠镜。

③曾做腹腔尤其盆腔手术或曾患腹膜炎者，有腹部放疗史者进镜时宜缓慢、轻柔，发生剧痛应立即终止检查，以防肠壁撕裂、穿孔。

二、检查方法与技巧

（一）术前准备

1. 病史询问和心理准备　检查前应详细询问病史，进行腹部检查，阅读相关临床资料（如钡剂灌肠检查结果等），以了解病变的大概部位及性质。许多患者对结肠镜检查存在惧怕心理，应在检查前向患者及其家属说明为什么要做结肠镜检查。检查中可能有一些不适，如腹胀、腹痛，一般不重，如出现以上症状，可及时告诉医师，稍加处理即可缓解。如术中能按医师的要求配合好，不仅可迅速缓解一些不舒服，且有助于进镜和完成检查。进行检查前要让患者及家属充分了解可能发生的意外情况，并签署知情同意书。

2. 肠道准备　进行结肠镜检查之前应排尽大便，以便观察，如果肠道准备不理想，会影响检查效果。肠道准备的方法是检查前 1d 进流质饮食，傍晚口服泻药，泻药的种类很多，可选择番泻叶、硫酸镁、液状石蜡等。现在大多使用 20% 甘露醇 500mL 和 5% 葡萄糖生理盐水 1 000mL 的混合液或聚乙二醇（PEG）电解质溶液 2 000mL。甘露醇进入小肠后不被吸收，导致渗透性腹泻，甘露醇对结肠黏膜无刺激作用，因而无结肠壁充血、水肿等炎症反应。服药后 2 ~ 3h 会出现腹泻，为了防止脱水，应多饮水。一般经过 6 ~ 8h 的准备即可行结肠镜检查。

3. 术前用药　一般应用抗胆碱能药物解除结肠痉挛和蠕动，患者明显烦躁可予以镇静剂肌内注射。近年来，复旦大学附属中山医院对部分患者采用静脉麻醉法，首先建立静脉通道，采用异丙酚和芬太尼静脉注射，使患者处于浅睡眠状态，检查完毕后数分钟患者即清醒，获得了较好的临床效果。此方法必须有麻醉医生的协助。

4. 术中监护　心功能不全、呼吸功能不全的患者检查时应予以心电监护，同时建立静脉通道，准备心肺复苏药物及除颤器，肺功能不全者术中吸氧。对于行静脉麻醉者，须常规进行心电监护及吸氧。

（二）体位及操作方法

现在国内大部分医院采用双人操作法，即一人插镜一人操作，也可单人操作，一般来说，双人操作较为方便。检查开始时，患者取左侧卧位。先做肛指检查，了解有无直肠下段及肛门的狭窄或肿块，然后在肛门口或镜头周围涂少许润滑剂，插入内镜开始检查。检查时一定要循腔进镜，在肠曲处不能见腔时需要滑进，滑进的过程要慢，一定要见黏膜滑过，否则说明内镜并未进入，这时应停止插入，以免造成穿孔，同时，插镜者的反馈对于操作者也很重要。肠镜检查过程中会形成襻，如果再插入，肠镜非但不能进入反而会退出，这时需要拉直肠镜解襻，然后继续进镜。解襻技术在肠镜检查中非常重要，初学者在形成肠襻后往往不能进行有效的解襻，因此很难检查至盲肠，而且患者很痛苦，还可能造成肠系膜的撕裂。解襻后再插入可能又形成襻，这时需要助手按压腹部协助进镜，其原理是通过外力阻止肠襻的形成。也可通过改变体位达到目的，一般首先可变换为平卧位，若仍无法继续进镜，也可变换为右侧卧位。

单人操作法的发展略晚于双人操作法，由美国兴起，从理论到技术都已日益完善。单人操作法和双人操作法的患者体位及操作手法都基本相同，但是单人操作法中术者可以随时感知插镜中的阻力，只要不盲目推进则具有较大的安全性。由日本医生提出的“轴保持短缩法”，通过反复抽吸肠内气体和抽拉镜身，既可避免延伸肠管、加剧弯曲和结襻，又可使肠管短缩和直线化，不仅有利于快速进镜而且也可减轻或避免腹胀和疼痛。所以不论是从人数还是从检查地点考虑，不受限制的单人操作法是适应当今形式的。而且，护士可以从插镜的工作中解脱出来，更好地完成肠镜检查或治疗的配合工作。

结肠镜进镜有 4 个不易通过的部位：乙状结肠移行部、脾曲固定部、横结肠下垂角及肝曲部。结肠镜过乙状结肠移行部时，循腔进镜结合钩拉，如不能通过可旋转镜身辅以推拉手法，镜头抵达脾曲后用拉镜法解襻，再循腔进镜过脾曲：横结肠下垂角、肝曲处插镜多采用体位变换、循腔拉进镜身、旋转法、抽吸肠气等方法综合应用，最终插至回盲部。

插镜的基本原则如下。①少注气：注气过多，肠管膨胀并延长，移动度减少，并引起患者腹胀、腹痛，增加肠穿孔的危险性。②循腔进镜结合滑镜：循腔进镜最安全，弯曲折叠处需滑镜时，必须准确判断肠管走向。③去弯取直解肠圈：进镜与吸气退镜反复进行以便取直镜身，推力可达前端，同时又增大乙状结肠移行部、脾曲、肝曲的角度，有利于进镜。④急弯变慢弯、锐角变钝角：这是插镜的最基本原则，如 α 翻转法、拉镜法，都属于该原则，易于循腔进镜通过弯曲成角处。

减轻患者腹痛、腹胀的操作要点：结肠镜检查时患者有腹痛、腹胀，主要是由于拉长了游离肠管或肠襻形成以致过度牵拉了肠系膜根部，其次是由于注气过多、肠腔过度膨胀。应注意以下几点：①进镜过程中始终拉直镜身，并控制进镜速度，进镜过快容易造成游离肠管拉长或肠襻形成；②少注气，经常见腔吸气退镜可以套叠游离肠管并拉直镜身；③循肠管自然走向旋转镜身使弯曲角处弧旋变大，避免了进镜时力传导支点和阻力的产生，有利于通过弯曲处。

结肠镜检查注意事项：①检查前充分了解病史，查看 X 线片，分析可能有病变的部位和性质，便于检查过程中有针对性的重点观察。②检查时边进镜边观察，达盲肠后退镜时仔细观察弯曲部、乙状结肠、直肠等病变容易遗漏的部位。退镜观察速度宜慢，肠腔应始终保持在视野中央。③肠腔残留粪水时，应转变体位使粪水移动，观察被遮掩的肠黏膜，有粪块、血块及黏液黏附于肠壁时，可注水冲洗后观察。④发现病灶、黏膜异常或可疑病变时，一律做活组织检查。⑤对病变，特别是肿瘤病灶必须结合肠腔形态、插镜深度、灯光位置进行定位，必要时可予以金属夹配合术后X线定位，以便外科医生选择切口位置。

总之，在插镜的过程中没有一种固定模式和统一的手法程序。要求术者在熟练掌握基本功的基础上，灵活应用插镜的基本原则，与助手密切配合才能使插镜成功。

（三）术后处理

对检查结果，如为良性病变可如实告诉患者，如为恶性病变应向家属交代，并指导患者去相应科室治疗。如需复查者告知复查时间。

术后未出现腹部不适、未做活检者可进普食。如术中出现严重腹痛或取活检者应少活动，进流质或半流质、少渣饮食1～2d。活检时出血较多者，为防止出血，应静脉滴注止血药物1～2d。术后出现腹胀、腹痛加剧或便血等，应及时到医院就诊，并和内镜医生取得联系。

结肠镜检查患者一般无须留院观察，有下列情况者应留院观察：①术中腹痛、腹胀较剧烈，术后未见缓解，而不能排除肠穿孔者应立即行X线腹透，如不能排除穿孔或可能发生肠系膜裂伤者应入院观察；②术中活检或电切息肉等出血，曾经局部止血处理仍有出血者；③术中出现心血管意外者。

三、临床应用

（一）内镜下结肠的正常表现

内镜下正常结肠黏膜呈粉红色，光滑、湿润有光泽。因结肠黏膜较薄，黏膜下血管纹理清晰可见，称血管纹理，呈树枝状，逐级变细，细小分支之间常互相吻合呈网状。应用放大电子内镜结合黏膜染色可观察正常结肠黏膜小区结构。结肠黏膜小区结构中有许多圆形或椭圆形的腺管开口，呈蜂窝巢状排列，腺管开口之间有黏膜上皮覆盖，无名沟形成结肠小区单位边缘。结肠各肠段结肠小区单位基本相同。

结直肠各段内镜下主要表现各有其特点，具体如下。

（1）直肠：长12～15cm，形态较直而固定，中间膨大为直肠壶腹，距肛缘5～12cm，上下可见3条半月形横襞，从不同方向围绕直肠约半周。直肠正常黏膜树枝状血管透见，但直肠下段很难观察到血管网。

（2）乙状结肠：细长、弯曲，游离度大，肠管走向不定，肠腔呈圆形，有时因肠管冗长和腹部手术后粘连而弯曲折叠，肠腔消失或因急弯有闭合纹表现。

（3）降结肠及脾曲：降结肠呈短直隧道样，较固定，肠腔呈类圆形或三角形，结肠袋较浅；脾曲处肠腔向左向前急弯，黏膜呈淡青蓝色。

（4）横结肠及肝曲：横结肠游离而冗长，肠管走向较曲折，肠腔呈等边三角形，结肠袋深凹，横结肠下垂较明显处肠腔常闭合、曲折；肝曲处向下向左急弯，右上方穹隆状结肠袋因靠近肝脏而呈青蓝色。

（5）升结肠：升横结肠移行部常呈鱼口状，位于视野左下方，升结肠短直，肠腔粗大呈等边三角形，结肠袋深凹，肠腔内常见残留糊状粪便。

（6）盲肠：短粗状的圆形盲袋，黏膜皱褶隆起呈V形、Y形，其夹角可见阑尾开口。

（7）回盲瓣：在盲升结肠移行部内侧缘，由两条粗厚唇样黏膜皱褶围合而成，中央见圆形开口，有乳头型、唇样型和中央型不同形态。

（8）末端回肠：肠腔细圆形，无黏膜皱襞及结肠袋样结构，黏膜呈地毯绒毛状，可见大小不等的颗粒状黏膜隆起，即为淋巴滤泡，不易看见黏膜下血管纹理。

（二）大肠息肉的诊断与治疗

大肠黏膜上任何可见的凸起，不论其大小、形状、数目及组织学类型，均称为大肠息肉。息肉可以单发或多发，大小可以从黏膜小隆起至直径3～5cm甚至10～20cm，形态分为带蒂型、亚蒂型和无蒂型。其病理类型可分为腺瘤性息肉、炎症性息肉、错构瘤性息肉、增生性息肉和类癌等，以腺瘤为最常见。腺瘤根据病理类型又可分为管状腺瘤、绒毛状腺瘤及管状绒毛状腺瘤三类，以管状腺瘤为最常见，约占75%，绒毛状腺瘤占10%，管状绒毛状腺瘤（混合型）占15%。腺瘤多发称为多发性息肉，有遗传表现称家族性息肉病。腺瘤性息肉可能发生癌变已得到公认，其他类型的息肉是否会发生癌变尚不能肯定。

大肠腺瘤可以没有任何临床症状，而是在结肠镜检查或X线钡剂灌肠检查时偶尔发现。大便带血是最常见的症状，长时期慢性、少量失血可导致贫血，也可能会有大便次数增多、黏液便等症状，位于直肠的息肉，便后可能会脱出肛门口。通过直肠指诊、钡剂灌肠或结肠镜检查能发现大肠息肉。由于腺瘤可能为多发性或与癌并存，因此检查不能仅满足于某段结肠内发现腺瘤，而应对全结肠进行检查。如直径大于2cm，无蒂或宽广的短蒂，质地较硬，易出血，表面有糜烂、溃疡形成时要考虑癌变可能。

影响腺瘤癌变的因素很多，主要是腺瘤的大小和病理类型。腺瘤越大癌变的可能性越大，绒毛状腺瘤较管状腺瘤更易发生癌变，不典型增生严重者容易发生癌变。有人统计，大于2cm的绒毛状腺瘤50%发生癌变。因此一经发现大肠息肉应及早治疗。结肠镜的广泛使用，结肠息肉及早发现和摘除是降低结直肠癌发生率的有效方法。

近年来由于结肠镜的广泛应用，以及配套器械的不断完善，经结肠镜进行圈套黏膜切除（EMR）已成为目前治疗大肠息肉的首选方法。对于大于3cm的息肉，可进行内镜黏膜下剥离术（ESD）治疗。该方法安全有效，可避免开腹手术。

切除的息肉应做病理检查，明确其病理类型，是否有癌变，如果证实为腺瘤癌变，必须详细了解其癌变部位、浸润深度、分化程度、切缘是否累及等情况，以便确定进一步治疗方案。

多发性息肉数量从数枚至数十枚，以管状腺瘤和混合性腺瘤为多见。腺瘤广泛分布者可以在内镜下一次性电凝切除或分次切除。

家族性息肉病，结肠内有数百至数千枚腺瘤，有严重的癌变倾向，若不治疗则腺瘤最终会癌变，是一种常染色体显性遗传性疾病，有家族史，诊断明确后必须行全结肠切除。

其他类型的息肉，如炎性息肉、错构瘤性息肉、增生性息肉均无明确的癌变倾向，结肠镜发现的息肉摘除后送病理，以明确息肉的病理类型。

（三）大肠癌的诊断与内镜下治疗

进展期大肠癌的诊断并不困难，肠镜下表现为肿块型、溃疡型和浸润型，结肠镜下进行病理检查可明确诊断，如病理检查未证实应予以重复活检，尤其是低位直肠癌，术前必须得到病理证据。肿块型大肠癌呈广基息肉状、菜花样，向腔内生长，2 ~ 10cm，或大于10cm，大小不等，表面结节样，有糜烂、小溃疡，质硬，易出血。溃疡型大肠癌有大而明显的溃疡，周围呈结节状隆起，质硬而脆，易出血。浸润型大肠癌肠壁增厚、质硬，黏膜表面结节感，有散在的糜烂和小溃疡，若环形浸润，肠腔则呈管状狭窄。

早期大肠癌，因病变较小，如果检查不仔细或肠道准备不佳，容易漏诊。早期大肠癌是指局限于黏膜层和黏膜下层的病变。内镜下可表现为隆起型大肠癌和表浅型大肠癌。隆起型大肠癌可分为有蒂和广基两种，肿块约2cm大小，质地偏硬，易出血，表面有糜烂、小溃疡，确诊有赖于全瘤活检或手术切除标本的病理检查结果。由于结肠镜的发展和技术的不断更新，早期大肠癌的发现率明显增高。

内镜下染色和放大电子内镜检查：大肠黏膜表面较小的病变有时在常规内镜检查时容易漏诊，内镜下喷洒色素溶液后，可使病变部位变得明显。染色的原理包括色素吸收、色素和黏膜反应以及对比等三种，目前常用的是0.2% ~ 1.0%的青靛紫溶液和0.5% ~ 1.0%的亚甲蓝溶液。前者黏膜上皮不吸收，色素沉积在凹陷部，显示出隆起、平坦、凹陷的微小病灶边界，便于观察；后者为黏膜上皮吸收着色，腺管开口不染色，从而显示出腺管开口，依据开口形态变化帮助诊断。

最新的放大电子内镜可放大数十倍至一百倍，达到显微镜水平。在放大电子内镜检查之前先进行内镜下染色，放大电子内镜主要观察染色后结肠腺管开口的形态和排列、病灶凹陷变化，从而判断其病变的性质。不同的病变染色后的形态各有特征性的变化，正常黏膜表现为规则的圆形结构，增生性息肉为乳头状或星状结构，腺瘤性息肉为管状或树枝状结构，而不规则结构为肠癌。因此可利用放大电子内镜来区别肿瘤性病变或非肿瘤性病变，区别良性病变或恶性病变，确定腺瘤有无癌变以及癌肿浸润深度，其正确率可达80%以上，对判断内镜下黏膜切除术后有无肿瘤残留也具有重要意义。

在大肠肿瘤性病变的诊断中，平坦型病变在普通内镜下易漏诊，染色内镜的应用可以提高大肠平坦病变和早期癌的诊断率，但操作方法较复杂。窄波成像（narrow band imaging，NBI）在结肠镜中的应用，主要是在实时检查过程中区分肿瘤性病变与非肿瘤性病变。在NBI模式下，可以观察黏膜表层的细微结构和毛细血管网的分布，在结肠肿瘤性病灶周围的正常黏膜表层的毛细血管延伸至病灶边缘处即终止延伸，使得肿瘤性病变与周围正常黏膜的边界更为清晰。同时，肿瘤性病灶内的血管密度高，结构紊乱，在窄带光照射下，病灶的色调更深，在视野中更为突出。此两项新技术提高了小息肉的识别，对及时发现早期癌和微小癌有重要意义。

大肠癌的主要治疗方法是手术治疗，而对于早期大肠癌也可做内镜下治疗，由于EMR术后容易复发，现一般采用ESD，术后通过病理检查明确肿瘤浸润深度，再决定是否手术。完整切除而无须再次进行手术者也须严格进行随访。对于黏膜内癌采用ESD治疗是安全的，而黏膜下层癌仍以外科治疗为好。早期大肠癌的ESD治疗应严格掌握指征。超声内镜有助于估计病变的深度。

晚期大肠癌患者，如果因高龄或伴有严重的心、肺、肝、肾等重要器官疾病而无法接受手术治疗时，可经结肠镜治疗。结肠镜治疗主要针对伴有梗阻者，经肠镜激光治疗并放置内支架可解除其梗阻。

（四）大肠少见良、恶性肿瘤的诊断和治疗

1. 间叶性良性肿瘤　分为以下几种情况。

（1）平滑肌瘤：结直肠良性平滑肌瘤较为少见，其中仅3.4%的平滑肌瘤发生于结肠，直肠则占7%，多来源于肌层，也可来源于黏膜肌层，肌瘤结节多为圆形或分叶状，质硬，边界清楚。其生长方式可分为结肠内型及结肠外型。也有哑铃状的肿瘤同时向肠腔内及腹腔内生长。一般无症状，可出现穿孔、肠梗阻及出血等。内镜下表现为半球形或球形隆起，有时仅有细带与肠壁相连。常单发，大小不一，小者用活检钳触之可推动，如瘤体过大，可造成肠腔梗阻。表面黏膜光滑，色泽与周围黏膜相同，顶部有时可有缺血坏死、溃疡形成，此种情况下活检往往能取到肿瘤组织。另外可见到桥形皱襞，桥形皱襞是内镜诊断黏膜下肿瘤的重要依据之一，它是正常黏膜皱襞被肿瘤顶起而形成的自肿块向周围正常黏膜延伸的形态似桥的皱襞。但普通肠镜很难正确判断肿瘤的真正大小、肠壁起源和组织学特征，最有效的方法是肠镜下的超声检查。使用高频探头，在肠镜的指导下准确定位，置探头于肠壁隆起处进行超声检查，显示病灶与肠壁各层次的关系，判断肿瘤的起源、大小、内部回声性质、边界等。

（2）神经源性肿瘤。

①神经纤维瘤：肠道的神经纤维瘤可来源于黏膜下层、肌层或肠系膜，内镜下呈黏膜下肿瘤的表现，当肿瘤增大时，覆盖在表面的黏膜可出现溃疡或出血，表面有时附有坏死物，与结肠癌很难鉴别，可堵塞肠腔，导致肠梗阻。本病的发生可能与肠壁神经生长发育异常有关，多数属良性病变，预后较好。但其中2%～3%可恶变为恶性神经鞘瘤、横纹肌肉瘤、脂肪肉瘤、未分化肉瘤等，故宜早期行手术治疗。有部分病例见肠腔一侧黏膜呈增殖性改变，结节不平，大小不一，小的呈串珠样或卵石样，大的呈息肉样改变，表面光滑，此种改变称为结肠神经纤维瘤病。

②神经鞘瘤或施万细胞瘤：来源于施万细胞，结肠发病极为少见。大肠神经鞘瘤在内镜下从形态上可判断为黏膜下肿瘤，因有包膜故表面光滑，发生在固有肌层浅层，整个瘤体向腔内突出的，属腔内型黏膜下肿瘤，且呈山田Ⅲ型，触之可摆动，基底相对较窄，若为山田Ⅰ型、山田Ⅱ型，基底宽大，触之无移动，治疗通常为局部切除。

③颗粒细胞瘤：组织发生不明确，在结肠发病时内镜下通常表现为黄白色的黏膜下结节，质硬，表面光滑，边界清楚，直径往往小于2cm，多数为偶然发现，临床上可表现为腹痛及便血。治疗可采取局部切除或内镜下切除。

（3）子宫内膜异位症：子宫内膜异位症是一种于子宫外出现含有腺体、间质以及具有活性生长功能的子宫内膜组织所导致的病变。有12%～37%的子宫内膜异位症患者发生肠道受累，最常见累及的部位是乙状结肠和直肠，约占85%。主要临床症状为疼痛，一般与月经周期有关，呈现一种深部的疼痛，或者是下腹部、后背部的坠痛，常放射至会阴区。其他症状包括周期性肠道功能紊乱、排便疼痛、直肠出血及肠道梗阻。内镜下表现为黏膜下或腔外肿物的征象，黏膜面可正常，也可表现为充血、水肿及浅表溃疡，有时可见炎性息肉，偶见黏膜下层暗紫色出血斑。镜下活检病理检查多为黏膜慢性炎症。超声内镜检查见低回声肿物，边缘不规整。超声引导下细针穿刺可显著提高诊断的准确率。

2. 间叶性恶性肿瘤　如下所述。

（1）平滑肌肉瘤：平滑肌肉瘤来源于肠壁的平滑肌组织，多见于直肠，是一种隐袭性的病变，可长期无症状。一般可表现为疼痛、柏油样便及贫血。如病变在直肠多可触及肿块。偶可见肠梗阻表现。

内镜下表现为半球形或球形隆起，顶部通常伴有缺血坏死、溃疡形成，形态趋于不规则，肿瘤可呈乳头状、菜花状或块状弥漫浸润。肿瘤组织大小不一，直径数厘米至数十厘米。超声检查显示病灶通常位于第四层，与肌层低回声带延续，但对于体积较大的病灶，区分层次很困难，部分病灶会累及肠壁全层，此时很难区分是黏膜来源的肿瘤还是黏膜下来源的肿瘤。肿瘤中心可出现液化或坏死，可见液性暗区。同时可观察肠壁周围有无肿大淋巴结。

平滑肌肉瘤通常属于低度恶性肿瘤，一般可采取根治性切除。肿瘤对于放疗不敏感，但有报道手术结合放疗可减少局部复发。此外，还建议行长春新碱、环磷酰胺、放射菌素 D 及阿霉素化疗。

（2）横纹肌肉瘤：儿童最常见的软组织肉瘤，但肠道发生率极低。仅见少数病例报告发生于直肠周围区域。患者通常出现肛周肿块。目前治疗包括局部切除，术后辅以化疗。预后一般较差。

3. 恶性淋巴瘤　大肠恶性淋巴瘤有两种形式：一种是原发于肠道淋巴组织的原发性淋巴瘤，组织学类型一般为非霍奇金淋巴瘤，包括黏膜相关性淋巴瘤和肠病相关性淋巴瘤；另一种是全身性淋巴瘤累及结肠的继发性淋巴瘤。在大肠恶性肿瘤中，此病约占 1.5%。大肠恶性淋巴瘤早期无特异性症状，中晚期因肿瘤较大或有溃疡形成，可有腹痛、腹泻、便血、腹部肿块及肠梗阻等表现，继发性淋巴瘤患者早期多有明显肠外表现，如发热、浅表淋巴结肿大、脾肿大等。

大肠恶性淋巴瘤好发于淋巴组织较丰富的回肠末端、盲肠和右半结肠，分布多呈局限性，也可以是多源病灶呈跳跃式分布，病变累及范围较广。内镜下主要表现为弥漫型、息肉型、溃疡型及肠外型肿块。

弥漫型肿块因肿瘤细胞弥漫浸润，表现为肠壁弥漫性增厚、僵硬，可见病变肠段失去正常光泽，肠腔狭窄、蠕动消失，注气后仍不能扩展肠腔。肠黏膜增厚似脑回状，或呈弥漫结节状增生，表面糜烂或浅溃疡，类似于弥漫浸润型癌，但累及范围更广泛。

息肉型肿块表现为广基息肉或多发性半球状息肉，表面光滑或结节状，易误诊为良性息肉或息肉样癌。瘤体大的表面可出现溃疡及出血，并可引起肠腔狭窄。也可呈现多发性大小几乎相等的半球息肉，类似良性淋巴样息肉病，表面光滑，色白。但局部往往因浸润增厚，结肠袋半月襞消失，局部僵硬，蠕动消失。

溃疡型肿块表现为大小不等的溃疡，表面糜烂、出血，溃疡周围有增厚、僵硬的环堤，类似于溃疡型癌，或表现为溃疡表面白苔，周围平坦，类似于良性溃疡。

肠外型肿块，因肿块向腔外生长，肿块较大时肠腔受压而狭窄，但肠黏膜无异常。

结肠镜检查是诊断大肠恶性淋巴瘤的主要方法，内镜下阳性率高达 50% ~ 80%，活检取得黏膜及黏膜下组织，得到病理诊断，对诊断大肠恶性淋巴瘤十分重要。值得注意的是，尽管有时在内镜下高度怀疑为恶性病变，但活检病理检查始终只能发现炎性细胞浸润，未见癌。这是因为肠型恶性淋巴瘤虽然在组织学上尚有一定的特征，如组织细胞和淋巴细胞的异型、病理性核分裂象、组织结构破坏等，但常因取材过浅、组织块太小，组织钳夹时的挤压等原因而不能确诊。因此本病取材活检有别于结肠癌，除了黏膜取材外，夹取黏膜下组织很有必要。而一旦内镜结果与病理结果数次不符时应警惕本病的可能，应结合临床综合分析，必要时手术探查，明确诊断，及时治疗。

4. 结直肠类癌　类癌是神经外胚层来源的生长缓慢的肿瘤，原发于肠黏膜腺体基底部的嗜银细胞（kulchitsky 细胞），又称嗜银细胞癌，向黏膜下层生长，表现为黏膜下肿瘤，是一种低度恶性肿瘤，多呈局限性浸润生长，转移较少，可发生于全消化道。类癌较少见，在大肠恶性肿瘤中约占 1.0%。

直肠类癌、盲升结肠类癌、阑尾类癌浸润阑尾根部时常被结肠镜发现，主要表现为黏膜下肿块、广基无蒂的息肉，质硬，表面光滑。普通肠镜很难正确判断类癌的真正大小、肠壁起源和组织学特征，确定肿块浸润深度最有效的方法是肠镜下的超声检查（具体可见超声内镜检查章节）。较小的病灶宜做 EMR，较大时可行 ESD，若 ESD 亦无法根治，应在明确病理诊断后手术治疗。

（五）结肠炎症性疾病的诊断与治疗

结肠炎症性疾病在临床上很常见，可分为非特异性炎症，包括 Crohn 病和溃疡性结肠炎，以及特异性炎症，包括感染性肠炎、缺血性肠炎等。临床上均可表现为腹痛、腹泻或便血，结肠镜检查结合病史及其他辅助检查有助于鉴别。

Crohn 病：病变可发生于全消化道，但更好发于盲肠和回肠末端，肠镜表现为跳跃式分布的纵形或匍行性深溃疡，附近常有多发大小不等的炎性息肉，周围黏膜正常，或呈鹅卵石样增生，肠壁明显增厚，肠腔明显狭窄。活检有非干酪样坏死性肉芽肿或有大量淋巴细胞聚集，临床上怀疑本病者肠镜检查时应尽可能检查末端回肠。

溃疡性结肠炎：病变侵犯大肠黏膜和黏膜下层，从远端直肠向近端结肠发展，病变呈连续性，不同于 Crohn 病的跳跃式。肠镜下表现为肠黏膜广泛充血水肿、糜烂，触之易出血，溃疡多发，大小不等，溃疡大多表浅，表面有脓血和渗出物，并有炎性息肉形成，形态多样。

肠结核：好发于回盲部，有溃疡型和增生型两种表现。有时与 Crohn 病难以鉴别。肠结核溃疡多为横形走向，界限不分明，而 Crohn 病多为纵形走向，溃疡与正常黏膜有比较明显的界限。活检找抗酸杆菌及病理检查发现干酪性肉芽肿有助于明确诊断。

缺血性肠炎：由于结肠某一段血供障碍引起一过性缺血所致的结肠炎症改变，如缺血时间长可造成肠坏死。缺血性肠炎主要发生于老年患者，动脉粥样硬化、糖尿病、结缔组织病是常见原因。肠镜主要表现为黏膜的充血水肿、糜烂或有浅表溃疡形成。特点是病变肠段与正常肠段之间有明显的界线，病变以左侧结肠为多见。

放射性结肠炎：腹部放射治疗引起结肠炎症改变，以直肠炎、乙状结肠炎多见，结肠有不同程度的炎性改变，表现为充血水肿、糜烂出血、溃疡形成，伴肠道狭窄甚至穿孔、瘘管形成。对急性期重症患者不宜行结肠镜检查，避免肠穿孔等并发症。

抗菌药物性肠炎：由于应用广谱抗生素后，肠道菌群失调，主要的肠道细菌被抑制，而耐药性强的难辨梭状芽孢杆菌繁殖，因此急性化脓性结肠炎可分为伪膜性肠炎和出血性肠炎。前者病变可累及全结肠，呈连续分布，以直肠、乙状结肠为主，表现为结肠黏膜充血水肿，浅表糜烂、溃疡，表面附有斑点或斑片样假膜，剥去假膜可见黏膜浅溃疡并有出血；后者以累及横结肠为主，黏膜呈急性炎症改变，并伴广泛黏膜出血。

（六）大肠出血的内镜诊断与治疗

大肠出血的原因有大肠癌、息肉、炎症性肠病、血管畸形等，结肠镜检查除能明确病因外还可进行适当的治疗。大肠癌引起的出血应予以手术治疗，但对无手术条件者可行肠镜下治疗，采用经内镜喷洒止血药，如凝血酶等。大肠息肉引起的出血可行息肉摘除术，肠腔内血管畸形或静脉破裂出血者可经内镜用 1% 乙氧硬化醇或 5% 鱼肝油酸钠直接注入病灶或其周围，止血效果较为满意。其他还有电凝、微波及 Nd：YAG 激光等方法，均可选择应用。

（七）乙状结肠扭转复位

乙状结肠扭转主要发生于乙状结肠过长者，一旦发生则表现为急性肠梗阻症状，利用结肠镜可使其扭转复位，解除梗阻。对于怀疑肠绞窄、肠坏死，甚至肠穿孔者为结肠镜复位的禁忌证。

患者取左侧卧位，肛指检查后先用温生理盐水低压清洁灌肠，按常规插入结肠镜，循腔进镜，常在距肛门 15 ~ 28cm 处见肠腔呈螺旋状闭锁，观察局部黏膜有无坏死，如无坏死可考虑行镜下复位。复位时应缓慢、少量注气以推动扭曲的肠腔，可将肠镜头端轻轻滑入扭曲的肠襻，吸引粪水和积气，切忌使用暴力，以免造成穿孔。一旦肠镜越过扭曲部位通过拉直镜身即可达到复位目的。这时可见大量粪水和气体排出，表明复位成功。

（八）术中肠镜在结肠手术中的运用

多原发大肠癌、大肠息肉与大肠癌并存在临床上并非少见，因此不能满足于某一部位息肉或癌的诊断，而应做全结肠检查。对于术前结肠肿瘤已引起梗阻而无法完成全结肠检查者，术中肠镜检查是必要的，因为术中常规探查对于较小的病变很难发现。术前钡剂灌肠检查不完全可靠，曾有 1 例患者被诊断为升结肠癌，术中探查未发现肿瘤，再做术中肠镜全结肠检查证实钡剂灌肠为假阳性。临床上也常有钡剂灌肠假阴性的结果。对于术前不能完成全结肠检查者，术中肠镜检查是有效的补救措施。对于术前诊断明确的较小的肿瘤或息肉，如果术中不能发现，术中肠镜有助于定位。结肠的息肉可直接经肠镜摘除。

术中肠镜检查可经肛门插入，其优点是不易污染腹腔，术者可协助肠镜的插入，该方法安全、方便。对于有结肠梗阻者，经肛门插入不能观察近端结肠的情况，可通过近端结肠打洞插入，但该方法容易造成污染，因此应把打洞的肠段置于腹腔外，并保护好伤口。

术中肠镜检查对微小病变的发现、出血性疾病的诊断，以及良、恶性病变的鉴别均具有重要意义，而且同样可用于术中小肠疾病的诊断和治疗。

（九）结肠镜随访的意义

我国结肠癌的发病率很高，但由于医疗条件的限制，不可能把结肠镜检查作为普查方法，但对于临床上怀疑有结肠疾病者应建议行结肠镜检查。大便隐血可作为结肠癌粗筛，因此大便隐血阳性者应接受结肠镜检查。多原发大肠癌、同时癌、异时癌等概念已被接受，大肠癌和大肠息肉常同时存在，有人认为大肠息肉的存在预示大肠内可能同时存在癌。因此对结肠癌和息肉术后患者进行结肠镜定期随访具有极其重要的意义，是及时发现肿瘤复发和再发的重要手段。

四、并发症

结肠镜检查治疗的并发症并非少见，包括结肠穿孔、结肠出血、结肠系膜撕裂、心脏血管意外及气体爆炸等，以结肠穿孔、出血最常见。主要原因是操作不当，其他因素包括结肠扭曲、肠粘连、结肠肿瘤等。

肠穿孔：肠穿孔的发生率为 0.1% ~ 0.4%，可发生于检查和治疗过程中，也可发生于治疗后数小时甚至数天。常见部位在乙状结肠。表现为剧烈的腹痛、腹胀，有弥漫性腹膜炎体征，腹部透视或平片有膈下游离气体。一经确诊应立即进行手术探查。为防止肠穿孔应避免盲目插镜或使用暴力，注气不宜过多，活检不要过深，有蒂息肉电切时稍远离蒂部，无蒂息肉电切时应在基底部注射后再行电切。圈套器一次圈套组织不宜超过 2cm。

结肠出血：结肠出血的发生率为 0.05%，主要原因包括肠道原有病变内镜插入时的损伤、暴力插镜引起的黏膜撕裂、活检过深及电切息肉时过快而电凝不足等。原有出血性疾病时对上述原因应予以避免或进行治疗。

结肠系膜裂伤：罕见，但后果严重。主要原因是在肠镜形成襻的情况下暴力插镜，如果腹腔内有粘连的情况下更易造成撕裂。因此在检查过程中要经常拉直肠镜，如果形成肠襻应及时解除。少量出血可保守治疗，大量出血导致血压下降时应剖腹探查。

心脑血管意外：原有心脏、呼吸疾病者术前要详细了解病史，检查时的过度牵拉可刺激内脏神经引起反射性心律失常，甚至心搏骤停。高血压患者检查时的紧张可加重高血压，引起脑血管意外。检查室应配备必要的抢救设备。此并发症一旦发生应马上拔出肠镜，立即进行心肺复苏抢救治疗。

气体爆炸：有报道口服 20% 甘露醇作肠道准备后，进行息肉电切时引起肠道气体爆炸。原因是甘露醇在结肠内被细菌分界产生可燃性气体氢气，当达到可燃浓度时，如进行高频电凝电切可引起爆炸。因此，目前多采用聚乙二醇（PEG）电解质溶液进行肠道准备。

第十二章

肛肠科疾病护理

第一节　炎症性肠病

炎症性肠病（inflammatory bowel disease，IBD）一词专指病因未明的炎症性肠病（idiopathic inflammatory bowel disease），包括溃疡性结肠炎（ulcerative colitis，UC）和克罗恩病（Crohn' s disease，CD）。IBD 的流行病学有两个明显的特征。一是发病率有明显的地域差异及种族差异，以北美、北欧最高，亚洲较低；同一地域的白种人明显高于黑种人，犹太人明显高于非犹太人。二是近几十年来，IBD 在世界范围内发病率有持续增高趋势。我国尚无流行病学研究报道。总的来说，UC 在我国较欧美国家少见，且病情一般较轻，但近年患病率似有增加，重症也有报道；CD 少见，但非罕见。IBD 发病高峰年龄为 15 ~ 25 岁，亦可见于儿童或老年，男女发病率无明显差异。

IBD 的病因和发病机制尚未完全明确，已知肠道黏膜免疫系统异常反应所导致的炎症过程在 IBD 发病中起重要作用，目前认为这是由多因素相互作用所致，主要包括环境、遗传、感染和免疫因素。

一、溃疡性结肠炎

（一）概述

溃疡性结肠炎（ulcerative colitis，UC）是一种病因不明的直肠和结肠慢性非特异性炎症性疾病。病变主要限于大肠黏膜与黏膜下层。病变分布呈连续性，由远端向近端发展。主要症状有腹泻、黏液脓血便、腹痛和里急后重。病程漫长，病情轻重不一，常反复发作。本病可发生在任何年龄，多见于 20 ~ 40 岁。男女发病率无明显差别。

（二）护理评估

1. 评估患者的健康史　询问患者既往病史、身体状况、家族史、饮食不洁史及最近情绪变化情况。UC 的病因不明，但其发病可能与免疫、遗传、感染（尤其是痢疾杆菌或溶血组织阿米巴感染）、精神神经因素有关。目前大多数专家认为，UC 的发病既有自身免疫机制参与，也有遗传因素为背景，感染和精神因素为诱发因素。

2. 临床症状评估与观察

（1）评估患者腹泻的症状：黏液脓血便是本病活动期的重要表现。轻者每日排便 2 ~ 4 次，便血轻或无；重者每日 10 ~ 30 次，脓血明显，甚至大量便血。粪质与病情轻重有关，多数为糊状，重者可至血水样。

（2）评估患者腹痛的症状：腹痛多为左下腹或下腹的阵发性痉挛性绞痛，可涉及全腹。有疼痛 – 便意－便后缓解的规律，常有里急后重。如并发中毒性巨结肠或炎症波及腹膜，有持续性剧烈腹痛。

（3）评估患者有无消化道其他症状：患者还可有腹胀、食欲不振、恶心、呕吐的症状。

（4）评估患者有无发热的症状：急性期多出现发热。

（5）评估患者营养状况，有无营养障碍及电解质失衡慢性腹泻、便血、食欲缺乏可致不同程度的营养不良，重症者可有毒血症及水电解质平衡失调、低蛋白血症、贫血等。

（6）评估患者有无肠外表现：UC 可伴有多种肠外表现，以关节疼为多，还有虹膜炎、口腔溃疡、皮下结节及红斑等。

3. 辅助检查评估

（1）血液检查：血红蛋白下降，中性粒细胞增多，血小板增多。血沉加快和 C 反应蛋白增高是活动期的标志。电解质紊乱，血清蛋白下降。

（2）粪便检查：肉眼见血、脓和黏液。但需排除感染性结肠炎，故需反复多次（至少连续 3 次）进行便培养、便找阿米巴、粪便集卵的检查。

（3）内镜检查：是本病诊断与鉴别诊断的最重要手段之一。内镜下可见病变黏膜充血水肿，粗糙呈颗粒状，质脆易出血。黏膜上有多发浅溃疡，散在分布，亦可融合，表面附有脓性分泌物。假性息肉形成，结肠袋变钝或消失。

（4）自身抗体检测：血外周型抗中性粒细胞胞质抗体（P-ANCA）是 UC 的相对特异性抗体。

（5）X 线钡剂灌肠检查：黏膜粗乱及颗粒样改变、多发性浅溃疡、结肠袋消失肠管呈铅管状

4. 心理社会因素的评估

（1）评估患者对溃疡性结肠炎的认识程度。

（2）评估患者的人格类型及与人交往、沟通能力。

（3）评估患者有无焦虑及恐惧心理及现在的心理状态。

（4）评估患者是否对医疗费用担心。

（5）评估患者的生活方式及饮食习惯。

5. 腹部体征的评估　左下腹或全腹部常有压痛，伴有肠鸣音亢进，常可触及硬管状的降结肠或乙状结肠，提示肠壁增厚。病变范围广泛的急性活动期患者，可有腹肌紧张。轻型病例或在缓解期可无阳性体征。直肠指诊常有触痛，指套染血。

（三）护理问题

1. 腹泻　由于炎症导致大肠黏膜对水钠吸收障碍以及结肠运动功能失常所致。
2. 疼痛　腹痛由于炎症波及腹膜或腹腔内脓肿形成、急性穿孔、部分或完全肠梗阻所致。
3. 营养失调——低于机体需要量　由吸收障碍、腹泻、食欲缺乏、摄入量不足所致。
4. 肛周皮肤完整性受损　由腹泻后肛周皮肤护理不当、皮肤营养状况差所致。
5. 体温过高　由肠道炎症、继发感染所致。
6. 活动无耐力　由营养不良、贫血所致。
7. （部分）生活自理能力缺陷　与腹泻所致体质虚弱及大量输液有关。
8. 焦虑　由于治疗效果不理想、疾病反复发作所致。
9. 有体液不足的危险　与肠道炎症致长期腹泻有关。
10. 潜在并发症——中毒性巨结肠、直肠结肠癌变、肠梗阻　与重度溃疡性结肠炎有关。

（四）护理目标

（1）患者大便次数减少，恢复正常的排便形态。

（2）患者主诉腹痛减轻或缓解。

（3）患者体重增加，无贫血现象或贫血症状得到改善，水、电解质平衡，无脱水征。

（4）患者住院期间肛周皮肤完整无破损。

（5）患者体温恢复正常，患者发热时能够得到护士有效的降温措施，舒适感增加。

（6）患者主诉活动耐力逐渐增加，生活能够自理。

（7）患者在卧床期间生活需要得到满足。

（8）患者焦虑程度减轻，能积极主动配合治疗。

（9）患者住院期间保证 24 小时机体需要量。

（10）住院期间通过护士的密切观察，能够及早发现或避免并发症的发生。

（五）护理措施

1. 一般护理

（1）为患者提供舒适安静的环境，嘱患者多卧床休息，避免劳累。

（2）定时开窗通风，保持空气清新，控制人员探视，避免感染。

（3）正确指导患者食用质软、易消化、少纤维素又富含营养、有足够热量的饮食，避免食用冷饮、水果、多纤维的蔬菜及其他刺激性食物，忌食牛奶及乳制品。

2. 心理护理

（1）患者入院时热情主动接待，为患者及家属介绍病房环境、作息时间及规章制度。

（2）耐心倾听患者倾诉，安慰患者，稳定患者情绪，放松心态，帮助患者建立信心。

（3）为患者讲解所需各项检查的目的、术前准备及术后注意事项，减少患者对检查的恐惧。

3. 治疗配合

（1）观察患者的腹痛性质、部位、持续时间及大便的量、色、性质及次数。

（2）观察患者生命体征变化，尤其是体温的变化。

（3）评估患者营养状况及皮肤黏膜情况，观察电解质变化。

（4）急性期可予流食；待病情好转后改为高营养少渣低纤维饮食。病情严重者应禁食，并予全胃肠外营养（total parentieral nutrition，TPN）治疗。

（5）准确记录 24 小时出入量。观察患者进食情况，定期测体重，监测血红蛋白、血电解质和血清蛋白的变化。根据患者的身体状况，保证 24 小时机体需要量。

（6）基础护理，保持患者清洁，生活不能自理伴高热的患者注意皮肤的护理，避免压疮的发生。协助患者生活护理。腹泻严重者注意肛周皮肤的护理，可于便后用温水洗净，软毛巾蘸干。肛周有发红者可用鞣酸软膏涂抹，烤灯局部照射 15 ～ 20 分钟，每天 2 ～ 3 次。

（7）给予患者灌肠时需注意低压灌肠，并动作轻柔，必要时可选用吸痰管灌肠，避免肠穿孔。

（8）如病情恶化、毒血症明显、高热伴腹胀、腹部压痛、肠鸣音减弱或消失，或出现腹膜刺激征，提示有并发症应立即与医师联系协助抢救。

4. 用药护理

（1）氨基水杨酸制剂。

①柳氮磺氨吡啶：对磺氨过敏者慎用，长期服药可发生恶心、呕吐、药疹、药物热、白细胞减少等不良反应。服药期间应检查血象。肝、肾病患者慎用。

②美沙拉嗪：过敏者禁用，检测肝、肾功能。服药时要整粒囫囵吞服，绝不可嚼碎或压碎。

（2）糖皮质激素：注意激素不良反应，不可随意停药，防止反跳现象。检测血象，预防感染。嘱患者饭后半小时服药，勿空腹服药，以免诱发或加重消化性溃疡，必要时遵医嘱给予保护胃黏膜的药物。

（3）免疫抑制剂：应用硫唑嘌呤或巯嘌呤时可出现骨髓抑制的表现，注意监测白细胞计数。饭后半小时服用，减轻消化道反应。治疗中监测肝功能。

5. 健康教育

（1）向患者及家属介绍溃疡性结肠炎诱因及保健知识，t 帮助患者养成良好的生活习惯。

（2）指导患者合理选择饮食，避免粗纤维多渣及辛辣生冷刺激性饮食，少食或不食牛奶或乳制品，减少肠道刺激。

（3）讲解用药的注意事项及不良反应，教会患者自我观察。

（4）指导患者放松自己、分散注意力的一些技巧，如听音乐，看报纸、杂志，参加一些力所能及的娱乐活动等。

（5）遵医嘱按时服药，如有病情变化及不适，及时来院就医。

二、克罗恩病患者的护理

（一）概述

克罗恩病（crohn disease，CD）又称局限性回肠炎、局限性肠炎、节段性肠炎和肉芽肿性肠炎，是一种原因不明的胃肠道慢性炎性肉芽肿性疾病。本病在整个胃肠道任何部位均可发病，多见于末端回肠和邻近结肠，病变呈节段性或跳跃性分布。临床表现以腹痛、腹泻、腹块、瘘管形成和肠梗阻为特点，且有发热、营养障碍等肠外表现。发病年龄多在 15 ~ 30 岁，但首次发作可出现在任何年龄组，男女患病率近似。

（二）护理评估

1. 评估患者的健康史　询问患者的既往身体状况、家族史及饮食不洁史。该病病因尚不明，可能为多种致病因素的综合作用，与免疫异常、感染和遗传因素较有关。

2. 临床症状评估与观察

（1）评估患者腹痛的症状：为最常见症状，因肠壁炎症、痉挛、狭窄所致。随病情进展多呈部分性肠梗阻特征，阵发性绞痛，伴腹胀、腹鸣，进食加重，休息、饥饿或排便后减轻。

（2）评估患者腹泻的症状：大部分患者有腹泻症状，粪便多为糊状，一般无脓血及黏液，一般每日不超过 2 ~ 6 次，间断或持续发生。如下段结肠或直肠受累可有脓血及里急后重。

（3）评估患者有无腹部包块：10% ~ 20% 的患者可见包块，为肠粘连、肠壁增厚、肠系膜淋巴结肿大、内瘘或脓肿形成所致，以右下腹、脐周多见。

（4）评估患者有无瘘管形成：见于半数病例，因病变溃疡穿壁形成。

（5）评估患者有无肛门直肠周围病变：见于半数病例，局部形成脓肿、窦道及瘘管，个别以肛门瘘管为第一征象。

（6）评估患者有无发热症状：多为低热或中度热，如继发感染或肠道炎症活动可出现弛张热或间歇热。

（7）评估患者营养状况，有无营养障碍：因慢性腹泻、食欲缺乏，可致不同程度的营养不良。

（8）评估患者有无肠外表现：约见于 20% 病例，可有关节炎、结节性红斑、皮肤溃疡等表现。

3. 辅助检查的评估

（1）血液检查：贫血，活动期白细胞计数增高，血沉增快，血清蛋白下降，血抗酿酒酵母抗体（ASCA）是 CD 特异性抗体。

（2）粪便检查：可见红、白细胞，潜血阳性。

（3）X 线及胃肠钡餐检查：X 线表现为肠道炎症性病变，钡剂检查可有跳跃征或线样征。

（4）电子肠镜检查。内镜特征可包括：①右半结肠受累为主；②直肠通常正常；③节段性损害；④慢性穿壁性炎症。

4. 心理社会因素的评估

（1）评估患者对克罗恩病的认识程度。

（2）评估患者的性格类型及与人交往、沟通能力。

（3）评估患者有无焦虑及恐惧心理。

（4）评估患者是否有医疗费用的担心。

（5）评估患者生活方式及饮食习惯。

5. 腹部体征的评估　腹痛多位于右下腹或脐周，间歇性发作，压痛明显。右下腹及脐周还可见腹部包块，固定的腹块提示内瘘形成。

（三）护理问题

1. 疼痛（腹痛）　由于肠内容物通过炎症、狭窄肠段而引起的局部肠痉挛所致。

2. 腹泻　由于病变肠段炎症渗出、蠕动增加及继发性吸收不良所致。

3. 营养失调——低于机体需要量 由于长期腹泻、吸收障碍所致。
4. 体温过高 由于肠道炎症活动及继发感染所致。
5. 焦虑 由于病情反复、迁延不愈所致。
6. 有体液不足的危险 与肠道炎症致长期腹泻有关。
7. 潜在并发症——肠梗阻 与溃疡局部充血、水肿有关。

（四）护理目标

（1）患者主诉疼痛减轻或缓解。
（2）患者主诉大便次数减少或恢复正常的排便。
（3）患者体重增加，无贫血现象或贫血症状得到改善，水、电解质平衡，无脱水征。
（4）患者体温恢复正常。
（5）患者焦虑程度减轻，能积极主动配合治疗。
（6）患者住院期间保证 24 小时机体需要量。
（7）住院期间通过护士的密切观察，能够及早发现及避免并发症的发生。

（五）护理措施

1. 一般护理

（1）为患者提供舒适安静的环境，嘱患者多休息，避免劳累。
（2）定时室内通风，保持空气清醒。
（3）腹泻次数多的患者，指导患者肛周皮肤的护理，清洁皮肤，保持干燥，便后可用柔软手纸擦拭；如有发红，可涂抹 10% 鞣酸软膏保护。

2. 心理护理

（1）患者入院时热情主动接待，为患者及家属介绍病房环境及制度。
（2）患者腹痛、腹泻时，应耐心倾听患者主诉，安慰患者，稳定患者情绪，帮助患者建立信心。
（3）向患者讲解所需各项检查的目的、术前准备及术后注意事项，减少患者对检查的恐惧。

3. 治疗配合

（1）观察腹痛的部位、性质、持续时间，腹部体征的变化，及时发现、避免肠梗阻等并发症的发生，协助患者采取舒适体位。
（2）观察患者生命体征变化，尤其是体温变化，遵医嘱应用物理降温及药物降温。
（3）观察患者大便的量、色、性状及有无肉眼脓血和黏液，是否有里急后重等症状，及时通知医生给予药物治疗。
（4）评估患者营养状况，监测血电解质及血清蛋白变化，观察患者有无皮肤黏膜干燥、弹性差、尿少等脱水表现。
（5）指导患者合理选择饮食。一般给予高营养低渣饮食，适当给予叶酸、维生素 B12 等多种维生素及微量元素。TPN 仅用于严重营养不良、肠瘘及短肠综合征者，应用时间不宜过长。
（6）指导患者合理用药，观察用药后效果及不良反应。

4. 用药护理（表 12–1）

表 12–1 炎症性肠病用药护理

清疡性结历炎、克罗恩病常用药物护理
· 氨基水杨酸制剂
柳氮磺氨吡啶：对磺氨过敏者慎用，长期服药可发生恶心、呕吐、药疹、药物热、白细胞减少等不良反应。服药期间应检查血象，肝、肾病患者慎用
美沙拉嗪：过敏者禁用，检测肝、肾功能。服药时要整粒圆圈吞服，绝不可嚼碎或压碎
· 糖皮质激素
注意激素的不良反应，不可随意停药，防止反跳现象。检测血象，预防感染。嘱患者饭后半小时服药，勿空腹服药，以免诱发或加重消化性溃疡，必要时遵医嘱给予保护胃黏膜的药物

续表

·免疫抑制剂
应用硫唑嘌呤或巯嘌呤时可出现骨髓抑制的表现，注意监测白细胞计数。饭后半小时服用，减轻消化道反应，治疗中监测肝功能
·抗菌药物
某些抗菌药物如甲硝唑、喹诺酮类物应用于本病有一定疗效。多在饭后半小时服用，与调整肠道菌群的药物（如双歧三联活菌、整肠生等）分开2小时服用。注意恶心、呕吐等消化道不良反应
·抗TNF-α单克隆抗体（英夫利昔单抗）
为促炎性细胞因子的拮抗剂，对传统治疗无效的活动性克罗恩病有效，用药期间注意监测肝功能和血象

5. 健康教育

（1）向患者及家属介绍克罗恩病的诱因及保健知识，帮助患者养成良好的生活习惯。

（2）指导患者合理选择饮食，避免粗纤维多渣及刺激性饮食。

（3）讲解用药的注意事项及不良反应，教会患者自我观察。

（4）嘱患者劳逸结合，放松心情，避免情绪激动。

（5）遵医嘱按时服药，如有病情变化及不适，及时来院就医。

第二节　肠结核

一、概述

肠结核（intestinal tuberculosis）是结核杆菌（tubercle bacillus）侵犯肠道引起的慢性特异性感染。过去在我国比较常见，随着人民生活水平的提高、卫生保健事业的发展及结核患病率的下降，本病亦逐渐减少。发病年龄为2～72岁，而以21～40岁最多，女性多于男性，约为1.85∶1。根据大体形态学表现，肠结核可分为溃疡型、增殖型和混合型。绝大多数病例继发于肠外结核病，主要是肺结核。无肠外结核病灶者称原发性肠结核，约占肠结核的10%以下。

二、护理评估

（一）评估患者的健康史及家族史

询问患者既往身体状况，尤其是近期是否患有身体其他部位的结核病，或近期是否与结核患者接触过。

（二）临床症状的评估与观察

1. 评估患者腹痛的症状　有腹痛症状者占95%以上，疼痛性质一般为隐痛或钝痛，禁食易诱发或加重，出现腹痛与排便，排便后疼痛可有不同程度的缓解。

2. 评估患者腹泻与便秘的症状　腹泻常与腹痛相伴随。大便每日数次至数十次，半成形或水样，常有黏液，重症患者有广泛溃疡可有脓血便，量多，有恶臭味。常在清晨排便，故有“鸡鸣泻”之称。小肠结核如果病变广泛，可引起吸收不良而发生脂肪泻。无腹泻而只有便秘者约占25%，腹泻与便秘交替常被认为是肠结核的典型症状。腹泻数日继而便秘，如此循环交替。

3. 评估患者有无腹部肿块　主要见于增殖型肠结核。溃疡型肠结核病有局限性腹膜炎，病变肠曲和周围组织粘连，或同时有肠系膜淋巴结结核，也可出现腹部肿块。

4. 评估患者的营养状况、有无营养障碍　因进食可诱发疼痛，患者常有食欲不振、畏惧进食，食量因而减少，肠管炎症引起的淋巴梗阻、瘀张，使肠局部蠕动异常，发生肠内容物瘀滞，加之肠道菌群失调等因素干扰了食物的消化与吸收，甚至发生脂肪泻，从而体重下降，并有贫血等一系列营养障碍的表现。

5. 评估患者有无发热症状　溃疡型肠结核有结核毒血症，表现为午后低热、不规则热、弛张热或稽留高热，体温多在 38℃，伴有盗汗，增殖型肠结核可无发热或有时低热。

6. 评估患者有无肠外表现　可有倦怠、消瘦、苍白，随病程发展可出现维生素缺乏、脂肪肝、营养不良性水肿等表现。部分患者可出现活动性肺结核的临床表现。

7. 评估患者有无肠梗阻、肠出血、肠穿孔的症状　并发肠梗阻时有腹绞痛，常位于右下腹或脐周，伴有腹胀、肠鸣音亢进、肠型与蠕动波；并发肠穿孔时，由于病变周围多有组织粘连，弥漫性腹膜炎较少见。

（三）辅助检查评估

1. 血液检查　溃疡型肠结核可有中度贫血，无并发症时白细胞计数一般正常，90% 的病例血沉明显增快。

2. 粪便检查　外观常为糊状不成形便，或有黏液，镜检见少量脓细胞或红细胞，潜血可呈弱阳性。

3. 纯化（结核）蛋白衍生物皮内试验（purified protein derivative test，PPD）　如为强阳性有助于本病的诊断。

4. X 线检查　X 线征象有：①肠蠕动过快，钡剂通过加速，有间歇性张力亢进，病变部位黏膜皱襞僵硬和增厚；②钡剂通过病变部位出现激惹现象，称为 Stierlin 征；③小肠有梗阻时有肠管扩张、钡剂排空延迟和分节现象，钡剂呈雪花样分布、边缘锯齿状；④盲肠不充盈，升结肠缩短；⑤盲肠部位扭曲，回盲瓣出现裂隙，回肠末端出现宽底三角形、底向盲肠，称为 Fleischner 征。

5. 内镜检查　内镜特征有：①回盲部为主；②肠黏膜充血、水肿；③环形溃疡、溃疡边缘呈鼠咬状；④大小、形态各异的炎性息肉，肠腔变窄；⑤病理检查可见干酪样坏死性肉芽肿或用抗酸染色法发现抗酸结核杆菌。

6. 结核菌素（简称结素）试验　目前通用的结素有两类。一是旧结素（OT），是结核菌的代谢产物，由结核菌培养滤液制成，主要含结核蛋白。OT 抗原不纯可引起非特异反应。另一类是结核菌纯蛋白衍化物（PPD），是从旧结素滤液中提取结核蛋白精制而成，为纯结素，不产生非特异性反应，故临床上广泛使用。方法：通常在左前臂屈侧中部皮内注射 0.1mL（5U），48 ~ 72 小时后测皮肤硬结直径。阴性 <5mm，弱阳性 5 ~ 9mm，阳性 10 ~ 19mm，强阳性 >20mm 或局部有水疱、坏死。

（四）心理社会因素评估

（1）评估患者对肠结核的认识程度。

（2）评估患者心理承受能力、性格类型。

（3）评估患者是否缺少亲人及朋友的关爱。

（4）评估患者是否存在焦虑及恐惧心理。

（5）评估患者是否有经济负担。

（6）评估患者的生活方式吸饮食习惯。

（五）腹部体征的评估

疼痛部位大多在右下腹部，也可在脐周、上腹或全腹部，因病变所在的部位不同而异。腹部肿块常位于右下腹，一般比较固定，中等质地，伴有轻度或中度压痛。

三、护理问题

1. 腹痛　由于病变肠曲痉挛及蠕动增强所致。

2. 腹泻　由溃疡型肠结核所致肠功能紊乱所致。

3. 便秘　由肠道狭窄、梗阻或胃肠功能紊乱所致。

4. 体温过高　由结核毒血症所致。

5. 营养失调——低于机体需要量　由于结核杆菌毒性作用、消化吸收功能障碍所致。

6. 有肛周皮肤完整性受损的危险　与腹泻有关，

7. 潜在的并发症——肠梗阻、肠穿孔　由于溃疡愈合后或腹腔粘连后出现的瘢痕收缩所致。

8. 知识缺乏　缺乏结核病的预防及治疗知识。

9. 焦虑　由病程长、疗程长所致。

10. 活动无耐力　由肠结核引起的体质衰弱所致。

四、护理目标

（1）患者主诉腹痛缓解。

（2）患者主诉大便次数减少或恢复正常的排便。

（3）患者体温恢复正常。

（4）患者体重增加，或精神状况转好、面色红润。

（5）患者在住院期间肛周皮肤完整无破损。

（6）通过护士密切观察能够及早发现梗阻或穿孔症状和腹部体征，及时给予处理。

（7）患者在住院期间能够复述肠结核的预防、保健知识。

（8）患者焦虑程度减轻，能积极主动配合治疗。

（9）患者住院期间活动耐力不断增加。

五、护理措施

（一）一般护理

（1）为患者提供舒适安静的环境，嘱患者卧床休息，避免劳累。

（2）室内定时通风，保持空气清新，调节合适的温度湿度。

（3）患者大便次数多，指导患者保护肛周皮肤，每次便后用柔软的卫生纸擦拭，并用温水清洗，以软毛巾蘸干。避免用力搓擦，保持局部清洁干燥。如有发红，可局部涂抹鞣酸软膏或润肤油。

（4）对于便秘的患者应鼓励患者多饮水、定时如厕，养成规律排便的习惯；适量进食蔬菜水果，保持大便通畅。

（二）心理护理

（1）患者入院时主动接待，热情服务，向患者及家属介绍病房环境及规章制度，取得患者及家属的合作，消除恐惧心理。

（2）患者腹痛、腹泻时，应耐心倾听患者主诉，安慰患者，稳定患者情绪，帮助患者建立战胜疾病的信心。

（3）向患者讲解肠结核的相关知识，介绍各种检查的必要性、术前准备及术后注意事项，消除患者紧张、恐惧的心理，使其积极配合治疗。

（三）治疗配合

（1）注意观察患者腹痛的部位、性质、持续时间、缓解方式，腹部体征的变化，及时发现，避免肠梗阻、肠穿孔等并发症的发生，协助患者采取舒适的卧位。

（2）注意观察患者大便次数、性状、量的变化，以及有无黏液脓血，及时通知医生给予药物治疗。

（3）注意观察患者生命体征变化，尤其是体温的变化，遵医嘱给予物理及药物降温。

（4）评估患者营养状况，监测血电解质、血红蛋白及血清总蛋白、白蛋白变化，观察患者皮肤黏膜有无干燥、皮下脂肪厚度、皮肤弹性。

（5）指导患者合理选择饮食，并向患者及家属解释营养对肠结核的重要性，与其共同制订饮食计划，选用清淡易消化、高维生素、高蛋白、高热量的食物，腹泻患者应限制纤维素、乳制品及高脂食物的摄入，便秘患者则应适量增加纤维素的摄取。

（6）指导患者合理用药，观察用药后效果及不良反应。

（7）每周测体重 1 ~ 2 次，如有腹水每日测腹围一次。

（四）用药护理

（1）抗结核药（链霉素、异烟肼、利福平、乙胺丁醇、吡嗪酰胺等）：一般采用 2 ~ 3 种药物联合应用，用药时间 2 ~ 3 年。链霉素使用前应做皮试，抗结核药宜空腹服用，服药后可有恶心、呕吐、药疹等不良反应。以上药物存在肝毒性，应定期检查肝功能（表 12–2）。

（2）有计划、有目的向患者及家属逐步介绍有关药物治疗的知识。

表 12–2　抗结核药使用注意事项

抗结核药（链霉素、异烟肼、利福平、乙胺丁醇，吡嗪酰胺等）使用注意事项：
·药物联合应用，强调早期、联合、适量、规律、全程化学治疗的重要性
·用药时间长，2 ~ 3年
·链霉素使用前应做皮试
·抗结核药宜空腹服用，服药后可有恶心，呕吐、药疹等不良反应，以上药物存在肝毒性，应定期检查肝功能
·检测有无不良反应
·注意有无巩膜黄染。肝区疼痛、胃肠不适、眩晕、耳鸣等不良反应
·切不可自行停药

（3）强调早期、联合、适量、规律、全程化学治疗的重要性，使患者树立治愈疾病的信心，积极配合治疗。督促患者按医嘱服药、培养按时服药的习惯。

（4）解释药物不良反应时，重视强调药物的治疗效果，让患者认识到发生不良反应的可能性较小，以激励患者坚持全程治疗。

（5）嘱患者如出现巩膜黄染、肝区疼痛、胃肠不适、眩晕、耳鸣等不良反应时，应与医生联系，不可自行停药。

（五）健康教育

（1）向患者和家属讲解肠结核的保健知识，加强有关结核病的卫生宣教，肠结核患者的粪便要消毒处理，防止病原体传播。

（2）患者应保证充足的休息与营养，生活规律，劳逸结合，保持良好的心态，以增强机体抵抗力。

（3）指导患者坚持抗结核治疗，保证足够的剂量与疗程，定期复查，学会自我检测抗结核药物的作用和不良反应，如有异常，及时复诊。

（4）肺结核患者不可吞咽痰液，应保持排便通畅。提倡用公筷进餐，牛奶应经过灭菌。

第三节　肠易激综合征

肠易激综合征（irritable bowel syndrome，IBS）是一种以腹痛或腹部不适伴排便习惯改变为特征的功能性肠病，经检查排除可引起这些症状的器质性疾病。本病是最常见的一种功能性肠道疾病，患者以中青年居多，50 岁以后首次发病少见。男女比例约 1 ∶ 2。

（一）常见病因

本病病因尚不清楚，与多种因素有关。目前认为，IBS 的病理生理学基础主要是胃肠动力学异常和内脏感觉异常，而造成这些变化的机制则尚未阐明。肠道感染后和精神心理障碍是 IBS 发病的重要因素。

（二）临床表现

起病隐匿，症状反复发作或慢性迁延，病程可长达数年至数十年，但全身健康状况却不受影响。精神、饮食等因素常诱使症状复发或加重。最主要的临床表现是腹痛与排便习惯和粪便性状的改变。

1. 症状

（1）腹痛：以下腹和左下腹多见，多于排便或排气后缓解，睡眠中痛醒者极少。

（2）腹泻：一般每日 3 ~ 5 次，少数严重发作期可达十数次。大便多呈稀糊状，也可为成形软便或稀水样，多带有黏液，部分患者粪质少而黏液量很多，但绝无脓血。排便不干扰睡眠。部分患者腹泻与便秘交替发生。

（3）便秘：排便困难，粪便干结、量少，呈羊粪状或细杆状，表面可附黏液。

（4）其他消化道症状：多伴腹胀感，可有排便不净感、排便窘迫感，部分患者同时有消化不良症状。

（5）全身症状：相当部分患者可有失眠、焦虑、抑郁、头晕、头痛等精神症状。

2. 体征 无明显体征，可在相应部位有轻压痛，部分患者可触及腊肠样肠管，直肠指检可感到肛门痉挛、张力较高，可有触痛。

（三）治疗原则

主要是积极寻找并去除促发因素和对症治疗，强调综合治疗和个体化的治疗原则。

1. 一般治疗 详细询问病史以求发现促发因素，并设法予以去除。告知患者 IBS 的诊断并详细解释疾病的性质，以解除患者顾虑和提高对治疗的信心，是治疗最重要的一步。教育患者建立良好的生活习惯。饮食上避免诱发症状的食物，一般而言宜避免产气的食物如乳制品、大豆等。高纤维食物有助改善便秘。对失眠、焦虑者可适当给予镇静药。

2. 针对主要症状的药物治疗

（1）胃肠解痉药抗胆碱药物可作为缓解腹痛的短期对症治疗。

（2）止泻药洛哌丁胺或地芬诺酯止泻效果好，适用于腹泻症状较重者，但不宜长期使用。

（3）对便秘型患者酌情使用泻药，宜使用作用温和的轻泻剂以减少不良反应和药物依赖性。

（4）抗抑郁药对腹痛症状重，上述治疗无效且精神症状明显者可适用。

（5）其他肠道菌群调节药如双歧杆菌、乳酸杆菌、酪酸菌等制剂，可纠正肠道菌群失调，据报道对腹泻、腹胀有一定疗效，但确切临床疗效尚待证实。

3. 心理和行为疗法 症状严重而顽固，经一般治疗和药物治疗无效者应考虑予以心理行为治疗，包括心理治疗、认知疗法、催眠疗法和生物反馈疗法等。

（四）护理

1. 评估

（1）一般情况：病人的年龄、性别、职业、婚姻状况、健康史、心理、既往史、饮食习惯等。

（2）身体状况：主要是评估腹部不适的部位、性状、时间等，了解腹泻的次数、性状、量、色、诱因及便秘的情况。

2. 护理要点及措施

（1）饮食的护理：IBS 不论哪种类型都或多或少与饮食有关，腹泻为主型 IBS 病人 80% 的症状发作与饮食有密切的相关性。因此，应避免食用诱发症状的食物，因个人而异，通常应避免产气的食物，如牛奶、大豆等。早期应尽量低纤维素饮食，但便秘型病人可进高纤维素饮食，以改善便秘症状。

（2）排便及肛周皮肤护理：可以通过人为干预，尽量改变排便习惯。对于腹泻型病人，观察粪便的量、性状、排便次数并记录。多卧床休息，少活动。避免受凉，注意腹部及下肢保暖。做好肛门及周围皮肤护理，便后及时用温水清洗，勤换内裤，保持局部清洁、干燥。如肛周皮肤有淹红、糜烂，可使用抗生素软膏涂擦，或行紫外线理疗。对于便秘型病人可遵医嘱给予开塞露等通便药物。

（3）心理护理：IBS 多发生于中青年，尤以女性居多。多数病人由于工作、家庭、生活等引起长期而过度的精神紧张，因此应该给予患者更多的关怀，自入院始尽可能给予他们方便，使他们对新的环境产生信任感和归属感。在明确诊断后更要耐心细致的给他们讲解病情，使他们对所患疾病有深刻的认识，避免对疾病产生恐惧，消除紧张情绪。耐心细致的讲解，也会使病人产生信任感和依赖感，有利于病情缓解。

3. 健康教育

（1）指导患者应保持良好的精神状态，注意休息，适当运动（如散步，慢跑等），以增强体质，保持心情舒畅。

（2）纠正不良的饮食及生活习惯，戒除烟酒，作息规律，保证足够的睡眠时间，睡前温水泡足，不饮咖啡、茶等兴奋性的饮料。

（3）如再次复发时应首先通过心理、饮食调整。效果不佳者应到医院就诊治疗。

第四节　缺血性肠炎

一、概述

缺血性肠炎（ischemic colitis）是由于肠道血液供应不足或回流受阻致肠壁缺氧损伤所引起的急性或慢性炎症性病变，轻者仅损伤黏膜，重者全层肠壁受累，病变呈节段性分布，临床主要表现为腹痛和便血。本病多见于50岁以上的中老年人，常患有心血管方面的原发病。男女发病比例约2∶1，女性多于男性。

二、护理评估

（一）健康史的评估

询问患者既往病史及起病原因，本病多见于50岁以上的中老年人，常伴有动脉粥样硬化等血管因素的疾病。本病多见于各种原因引起的肠道梗阻、肠管狭窄、肠腔压力增高、肠管蠕动增强及不适当饮食刺激、应激均可导致，评估患者的饮食习惯、睡眠情况、服药史。

（二）临床症状评估与观察

1. 评估患者的腹痛症状　90%以上的患者出现腹痛，本病腹痛主要位于中下腹或左侧腹部，呈突发性绞痛或持续性剧痛，进食后可加重，也可在睡眠中突发，因平卧时血压降低，肠系膜血流减少而加重肠缺血。

2. 评估患者便血情况　急性肠缺血者便血一般出现在腹痛后24小时。轻者黑粪或大便中带有鲜血，重者为血水样便，甚至鲜血便。慢性肠缺血者在不进食或进食少时腹痛不明显，少见便血，常伴腹胀。

3. 评估患者腹泻的程度　腹泻是大量肠液渗出、肠蠕动过快引起，腹泻次数在3～20次不等。

4. 评估患者有无发热　多为中度热，是由于坏死物质吸收、肠道细菌侵袭和炎性介质的释放引起，并发全身感染时，体温可超过39℃。

5. 评估患者有无其他消化系统症状　如腹胀、恶心、呕吐等。

（三）辅助检查的评估

1. 血液检查　血白细胞增高、血沉加快。

2. 粪便检查　可见红、白细胞，潜血阳性，便培养无致病菌生长。

3. 电子肠镜检查　可见黏膜轻度、非特异性炎症或多发性溃疡或有血痂，为本病早期诊断的关键。

4. X线及钡灌肠检查　腹平片可见局限性痉挛，随后肠腔积气、节段性扩张，病变结肠袋消失，但无特异性。一部分可见类似小肠Kerckring皱襞样的横嵴，为本病特征性X线征象之一。钡灌肠急性期特征性表现为指压痕。

5. 血管造影　炎症部位的毛细血管增生，造影剂漏出以及大肠的营养血管的分布和吻合异常、缺损等可认为是大肠缺血的间接征象。

6. 超声检查　早期可见肠壁增厚，后期出现肠腔狭窄。

（四）心理社会因素的评估

（1）评估患者对缺血性肠炎的认识程度。

（2）评估患者的性格类型及与人交往、沟通能力。

（3）评估患者现在的心理状态，有无焦虑及恐惧。

（4）评估患者是否有医疗费用的担心。

（5）评估患者的生活方式及饮食习惯。

（五）腹部体征的评估

腹部压痛，以左髂窝和盆腔部位明显。如有肌紧张、反跳痛提示出现坏疽。腹膨隆可两侧不对称，听诊时左右肠鸣音可不一致，缺血部位的肠鸣音明显减弱或消失。肛门指诊直肠周围明显压痛，指套血染。

三、护理问题

1. 疼痛　腹痛由肠壁缺血、肠肌痉挛所致。
2. 有体液不足的危险　与肠缺血坏死、肠蠕动过快所致腹泻便血、体液丢失有关。
3. 活动无耐力　由腹泻、便血引起贫血所致。
4. 体温过高　由坏死物质吸收、肠道细菌侵袭和炎性介质的释放所致。
5. 腹泻　由肠缺血坏死、肠蠕动过快所致。

四、护理目标

（1）患者主诉疼痛减轻或缓解。

（2）患者住院期间保证24小时机体需要量。

（3）患者住院期间活动耐力逐渐增加，生活能够自理。

（4）患者体温恢复正常，患者发热时能够得到护士有效的降温措施，舒适感增加。

（5）患者主诉血便次数减少或恢复正常排便。

五、护理措施

（一）一般护理

（1）为患者建立安静环境，采取舒适体位，多卧床休息，贫血患者应尽量减少下床。

（2）腹泻次数多的患者，指导患者肛周皮肤的护理，避免发红。

（二）心理护理

（1）患者入院时热情主动接待，为患者及家属介绍病房环境、作息时间及规章制度。

（2）耐心倾听患者主诉，安慰患者，稳定患者情绪。

（3）突发的腹痛便血会给患者带来紧张、恐惧的情绪。应多巡视病房，关心患者，安抚患者的紧张情绪，减轻因紧张造成的血压升高，加重病情。

（4）向患者讲解所需各项检查的目的、检查前准备及检查后注意事项，减少患者对检查的恐惧。

（三）治疗配合

（1）密切观察患者生命体征及腹部体征变化，如有肌紧张、反跳痛提示出现肠道坏疽。体温高者可遵医嘱应用物理降温和药物降温。定期测量血压，有异常及时告知医生。

（2）准确记录24小时出入量。监测患者血红蛋白及电解质变化，保持水，电解质平衡。

（3）观察大便的量、色、质及次数，恢复期患者应预防便秘。

（4）腹痛明显者可遵医嘱应用镇静、止痛药，慎用解痉、止泻药。

（四）用药护理

（1）主要用药是抗生素和改善微循环、扩张血管的药物。应用抗生素时，要询问有无过敏史，密切观察患者用药后的反应。用扩张血管的药物时，应根据患者的身体状况及药物性质，调节静脉滴注速度，监测血压，注意配伍禁忌。

（2）观察用药后作用及不良反应。

（五）健康教育

（1）饮食：定时定量，不要暴饮暴食，多吃清淡饮食，避免油腻、辛辣、过冷、刺激性食物，吃营养高含膳食纤维多的饮食。

（2）戒烟限酒。

（3）保持乐观情绪，注意休息，劳逸结合。

（4）治疗原发病，控制血压。

（5）注意观察大便，有异常及时来院检查。

（6）出院后及时遵医嘱服药，如有不适及时就医。

参考文献

[1] 李春雨. 肛肠外科学 [M]. 北京：科学出版社，2016.

[2] 倪世宇，苏晋捷，等. 实用临床外科学. 北京：科学技术文献出版社，2014.

[3] 杨玻，宋飞. 实用外科诊疗新进展. 北京：金盾出版社，2015.

[4] 高志靖. 普通外科临床经验手册. 北京：人民军医出版社. 2014.

[5] 蔡元坤. 肛肠疾病咨询. 上海：上海交通大学出版社，2013.

[6] 贾山. 肛肠外科手术操作技巧. 北京：人民军医出版社，2012.

[7] 姜洪池. 普通外科疾病临床诊疗思维. 北京：人民卫生出版社，2012.

[8] 魏东，高春芳. 现代结直肠肛门病学. 西安：西安交通大学出版社，2016.

[9] 王雅芹. 肛肠病防治简明教程. 石家庄：河北科学技术出版社，2015.

[10] 刘仍海，韩平. 肛肠疾病诊疗讲座. 北京：人民军医出版社，2013.

[11] 刘仍海，姜春英，韩平. 肛肠疾病研究进展. 北京：中医古籍出版社，2012.

[12] 于永铎. 中国肛肠病诊治彩色图谱大全. 沈阳：辽宁科学技术出版社，2015.

[13] 陈少明. 肛肠病诊疗新技术图解. 沈阳：辽宁科学技术出版社，2015.

[14] 陈希琳. 肛肠疾病外科病理学图谱. 北京：人民卫生出版社，2016.

[15] 李银山，薛钜夫. 肛肠病门诊局麻治疗. 北京：中国中医药出版社，2016.

[16] 张书信. 肛肠疾病安全用药手册. 北京：科学出版社，2015

[17] 高峰. 肛肠外科并发症诊疗学. 长春：吉林科学技术出版社，2015.

[18] 席作武. 肛肠病临床诊疗实训大全. 西安：西安交通大学出版社，2015.

[19] 安阿玥. 肛肠病学. 北京：人民卫生出版社，2015.

[20] 李春雨，汪建平. 肛肠外科手术学. 北京：人民卫生出版社，2015.

[21] 赵刚，金鹤，李贵鑫，等. 常见肛肠病图谱. 北京：人民军医出版社，2014.

[22] 卢灿省，解伟华，石健. 肛肠病答疑. 合肥：合肥工业大学出版社，2014.

[23] 金黑鹰，章蓓. 肛瘘诊治新视点. 上海：上海科学技术出版社，2015.

[24] 李承惠，谭静范. 肛肠疾病防治知识问答. 北京：人民卫生出版社，2013.

[25] 肖振球，吴和木，田建利. 肛肠疾病的诊疗及微创技术. 上海：第二军医大学出版社，2012.